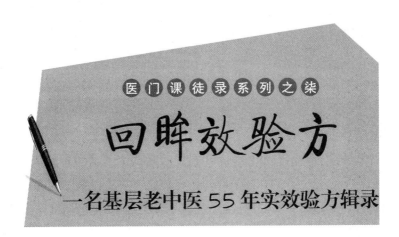

医门课徒录系列之柒

回眸效验方

一名基层老中医 55 年实效验方辑录

周正祎　著

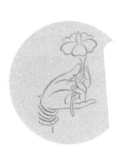

中国中医药出版社

·北　京·

图书在版编目（CIP）数据

回眸效验方：一名基层老中医 55 年实效验方辑录 / 周正祎著 . — 北京：中国中医药出版社，2019.10

（医门课徒录系列）

ISBN 978 - 7 - 5132 - 5526 - 4

Ⅰ.①回…　Ⅱ.①周…　Ⅲ.①验方 - 汇编　Ⅳ.① R289.5

中国版本图书馆 CIP 数据核字（2019）第 063666 号

中国中医药出版社出版

北京经济技术开发区科创十三街 31 号院二区 8 号楼

邮政编码　100176

传真　010-64405750

赵县文教彩印厂印刷

各地新华书店经销

开本 710×1000　1/16　印张 15.5　字数 269 千字

2019 年 10 月第 1 版　2019 年 10 月第 1 次印刷

书号　ISBN 978 - 7 - 5132 - 5526 - 4

定价　48.00 元

网址　www.cptcm.com

社 长 热 线　010-64405720

购 书 热 线　010-89535836

维 权 打 假　010-64405753

微信服务号　zgzyycbs

微商城网址　https://kdt.im/LIdUGr

官 方 微 博　http://e.weibo.com/cptcm

天猫旗舰店网址　https://zgzyycbs.tmall.com

如有印装质量问题请与本社出版部联系（010-64405510）

章 序

秦巴山区杏林宿儒周正祎老先生，字文仪，号怡石翁，出生于医圣仲景故里，为祖传世代中医名家，其父周明序曾享誉一方。周先生自小遵从慈父治病济世之鸿愿，不断研学中医药典籍，酷爱岐黄之术，对于《黄帝内经》《伤寒论》等经典名著，所下功夫颇多，凭借对中医的热忱，结合日常临床实践，认真研究每一味中药、每一则病例。业精于勤，勤于临证，屡有心得，先生集平生之所学，历经寒来暑往，集大量心血，多番整理，几经波折，终成《医门课徒录》系列丛书，将陆续面向广大读者推出。此举抛弃俗世名利，实为正医道之风气，改医患之偏见，行医者之仁心，传经验于后世，寄希读者从中获益。余读此书，言简意赅，深入浅出，为不可多得之良书，所载方药，乃其反复实践所得，因而多显效。

先生从医五十余年，坚持诲人不倦。常年在临床一线为病人服务，还以弘扬传承祖国传统医学为己任，传道、授业、解惑而乐此不疲，积极开展名中医师带徒，手把手向年轻中医师无私传授家藏常效之膏、丹、丸、散制作技术，介绍临床经验。如一李姓军转患者，在1976年唐山地震时，因长期浸入水中而形成下肢溃烂，三十多年来历经多家知名医院诊治无效而慕名找到先生。先生带领年轻医师开展疑难病例讨论，年轻医师见证了先生亲自为患者配制内服、外敷药，月余基本治愈。余也曾亲见黄某、秦某、徐某等外伤感染引起骨髓炎的患者，在某大医院皆欲截肢，经先生诊治后纯用中药而治愈。可以说，先生为提升本院知名度和中医药服务水平做出了突出贡献。

先生临证注重望闻问切，四诊合参，常将兵法用于指导辨证用药，师古而不泥古，随机应变，融会贯通。为人、处事、行医无不设身处地为他人着想，不分亲疏贵贱，急他人之所急，体恤患者疾苦，以仁爱之心、大医之术对待每一位病人，凡经老先生诊治的患者无不感激他的德厚仁心。先生又常用周边药食果蔬之物，以简便廉验之法屡获奇效，自悬壶行医以来活人无数，为广大患者带来健康福音，实为秦巴山区医界之翘楚。先生德高望重，方圆百里妇孺皆知，声名远播，上海、广东、香港、新疆等地的众多患者千里迢迢前来求诊，山东、浙江、湖南、黑龙江等地的医学同仁也不辞辛劳前来拜会。

先生酷爱诗画，崇尚传统文化，畅游古今典籍，与花草树石为友，为其暇余雅兴。先生为人低调谦逊，谨遵古圣先贤教诲，常入深山采药，不辞辛劳，渴饮山涧水，饿食树梢果，考证药物生长环境与疗效，惟妙惟肖地描绘所见药物图形四百余种，并以诗词形式简要描述药物功效、主治、生长环境、药用部位等，撰成《百草吟》一书，为医者了解中草药习性与真伪打开了一扇方便之门。

吾辈才疏学浅，实难表述先生所学、所用、所书之苦辛，仅作此序，以感谢周老先生为中医药事业和西苑医院发展做出的贡献。为表敬意，谨以此序向周老先生致敬！

章先斌

2019 年 4 月 26 日于黄龙

目　　录

卷一　内科常见病症效验方

每一病症下第一方，为个人用方经验化裁，以下诸门皆同，仅供参考。医案前书多有，此集为治验方梳理，篇幅所限，案例省略。

四季感冒，外寒里热，荆防败毒散合银翘散加减

组成：荆芥、防风、柴胡、黄芩各 15g，金银花 18g，桔梗 12g，玄参、板蓝根、淡豆豉各 15g，甘草 3g。水轻煎，温服，或取微汗，三煎适温泡足，以助疏散表邪、解肌退热之功。

功能：疏风解表，清热解毒。主治：外感风寒，内有积热，肌表畏寒，咽干舌燥，发热，头痛，体强等症。适用于暖冬温春，天干少雨，气温偏高的冬春外感里热外寒证。近 30 年于此季节感冒者，大多如此。除外感暑湿，或燥气伤肺，或内外俱寒（极少见）感冒外，此方随症略作加减，或照搬运用，治疗四季"寒包热"感冒，一般都能药到病轻，三五剂治愈。应用数十年之久，效果较为稳妥。

方解：荆、防、柴、豉疏风解肌；黄芩、金银花、玄参、板蓝根清热解毒；桔梗、甘草利咽，用于里热外寒感冒。

加减：如表寒重而鼻塞声重者，用葱白 3 茎、生姜 3 片为引，寒甚去豆豉、玄参，换苏叶、白芷。如肌热甚而口渴者加生石膏、葛根；表寒无汗、身痛脊强者去金银花、玄参，加白芷、紫苏；咳嗽加杏仁、炙桑白皮；痰多加浙贝母、半夏；纳差加陈皮、砂仁；咽喉红肿加牡丹皮、薄荷；便秘加酒制大黄；溺赤加木通、淡竹叶；津液不足咽干者加沙参、麦冬；脾肺气虚，动则自汗者，加西洋参；表卫不固自汗者酌加生黄芪、白术，余随症加减。

除治疗"寒包热"经验方外，以下备选诸方，皆为常用于治疗外感时邪之剂，要在诊断无误、对证施治。无论"寒感冒""热感冒"，代表方俱有，以备临

证选用。但单纯"寒感""热感"的，临证十分少见，故在选用下方时，务必诊断、辨证无误，对证加减，应用方效。

【常用成方】**麻黄汤**（《伤寒论》）　麻黄 6～9g，桂枝 9～12g，生姜 15～30g，大枣 3～6 枚，甘草 3～9g（个人常用量，下同）。主治伤寒太阳证，发热无汗，头痛脊强，恶寒恶风，胸满而喘，脉象浮紧。

桂枝汤（《伤寒论》）　桂枝、芍药、生姜、大枣、甘草（用量参考上方）。治太阳中风，发热头痛，自汗恶风，恶寒鼻鸣，干呕，脉迟汗出，微寒而表未解者。

升麻葛根汤（《小儿药证直诀》）　升麻 9g，葛根、芍药各 6g，甘草 3g，生姜 3 片。治阳明伤寒中风，头痛身痛，发热恶寒，无汗口渴，目痛鼻干，以及阳明发斑，欲出不出等症。头痛加川芎、白芷；身痛脊强加羌活、防风；热不退，春加柴胡、黄芩、防风，夏加黄芩、石膏；头面肿加防风、荆芥、连翘、白芷、川芎、牛蒡子、石膏；咽痛加桔梗；斑出不透加紫草茸；脉弱加人参；胃虚食少加白术；腹痛倍芍药和之。

九味羌活饮（《此事难知》）　羌活 9g，防风、苍术各 12g，细辛 3g，川芎、白芷各 9g，生地黄、黄芩各 12g，甘草 6g，生姜 3 片、葱白 3 茎为引。治外感风寒，憎寒壮热，头痛身痛，项痛背强，吐呕口渴等症。

香苏饮（《太平惠民和剂局方》）　炒香附 15g，紫苏 18g，陈皮 9g，甘草 6g，生姜 5 片，葱白 5 茎，水煎温服，发出微汗。治四时感冒，头痛发热，或兼内伤，胸膈满闷，嗳气恶食。伤食加消导药如陈皮、炒莱菔子；咳嗽加杏仁、桑白皮；有痰加半夏；头痛加川芎、白芷；伤风鼻塞头昏加羌活、荆芥；心中卒痛加延胡索、酒 1 杯。

银翘散（《温病条辨》）　连翘 15g，金银花 24g，桔梗、薄荷、竹叶各 15g，甘草 6g，荆芥、淡豆豉各 15g，牛蒡子、鲜芦根各 24g。治温病初起，头痛咽干，全身酸楚，流涕喉痒，烦渴干咳等症。

桑菊饮（《温病条辨》）　杏仁 12g，连翘 15g，薄荷、桑叶、菊花各 18g，苦桔梗 12g，甘草 6g，芦根 24g。治风温咳嗽，身微热微渴，热伤脉络，热而不甚者。气粗似喘，燥在气分者，加石膏、知母；舌绛暮热，邪初入营，舌燥，加玄参、犀角（用水牛角代，下同）；在血分者，去薄荷、芦根，加麦冬、细生地、玉竹、牡丹皮；肺热甚加黄芩；渴加天花粉（与银翘散方加减略同）。

清营汤（《温病条辨》）　犀角 18g，生地黄、玄参、竹叶、麦冬各 15g，丹参 18g，黄连 9g，金银花 18g，连翘 15g。主治热入营分，身热夜甚，口渴谵语、心烦不寐，或斑疹隐隐，舌绛，脉数。

清宫汤（《温病条辨》）　玄参 15g，莲子心 6g，竹叶卷心、连翘各 15g，犀角尖 18g，麦冬 15g。热痰壅盛加竹沥、梨汁；咯痰不清加瓜蒌皮；热毒盛加金汁、人中黄（或金银花、黄连亦可）；渐欲神昏加石菖蒲、金银花、鲜荷叶（或连翘、胆南星、天竺黄，或万氏牛黄清心丸均可）。主治热入心包，烦渴不宁，甚则谵语狂乱，水不足、火有余之证。

大定风珠（《温病条辨》）　生白芍 18g，阿胶 9g，生龟甲 12g，干地黄 18g，火麻仁、五味子各 6g，生牡蛎 12g，麦冬 18g，炙甘草 12g，生鸡子黄 2 个，生鳖甲 12g。水煎去渣，再入鸡子黄、阿胶搅匀令化，分次温服。气虚而喘者加人参；自汗加龙骨、人参、小麦；心悸加茯神、人参、小麦。主治温热伤阴，阴虚风动，久热不已，或经汗、下后，神疲瘛疭，脉虚弱，舌绛苔少。

普济消毒饮（《东垣试效方》）　黄芩、黄连各 9g，牛蒡子 15g，大黄 6g，橘红 9g，玄参 15g，生甘草 6g，连翘、板蓝根、马勃各 15g，川芎、防风、僵蚕、升麻、柴胡、薄荷、桔梗各 9g。治疫疠瘟毒，初起憎寒恶热体重，次传头面肿盛，目合喉喘，舌干口燥，俗云"大头伤寒"，诸药莫治。东垣云："身半以上，天之气也，邪热客于心肺之间，上攻头面而为肿耳。"便秘可加酒炒大黄适量。

【**小单方**】风寒感冒，头痛发热，畏寒无汗，打喷嚏流清涕，初起用葱白三五茎，生姜三五片，水煎热服，取暖发出微汗，病轻者多可速愈。或用紫苏叶 15g，葱白 3 茎，生姜 3 片，大枣 3 枚，水煎温服，亦可速愈。体质不虚者感冒风寒，喝白开水、吃生萝卜、喝葱姜汤等，亦能发出微汗而愈。

风热感冒，咽干头痛畏热，肢体酸楚者，用桑叶 30g，淡豆豉、薄荷各 15g，水煎温服，初起者即可速愈。或单用荆芥 15 ~ 24g 水煎温服，或单用牛蒡子 30g 水煎温服，俱可。流感用板蓝根、金银花、爵床（俗称小青草）各 15 ~ 30g，水煎当茶饮，或加贯众 15g，可起到防治作用。咽痛加玄参、桔梗各 15g，或开口箭根 6g，鲜竹叶 15g；口渴加麦冬、芦根各 15g；尿黄加淡竹叶、车前草各 15g；大便秘结加酒炒大黄 6 ~ 9g；纳差加炒谷芽 15g，陈皮 9g。

小方很多，略举一二常用者，以供选用。

夏秋外感，干咳体倦，六和汤合沙参麦冬汤加减

组成：藿香、厚朴各 12g，薏苡仁 18g，白术、苍术各 12g，沙参、麦冬各

15g，桔梗、黄芩各 12g，党参 18g，佩兰、滑石各 15g，甘草 3g。

功能：祛暑化湿，养阴润燥。主治：夏秋季节，外感暑湿，或燥气伤肺，胸闷倦怠，肌热身痛，食少神疲，咽干舌燥，干咳无痰，渴不思饮，或溺赤便秘，暑湿化热，咽喉微痛等症。

暑邪为患，伤于阴暑者十之八九，伤于阳暑者，十不一二。临证所见者，大都为伤于阴暑，症见发热不高，肢体困倦，渴而不思饮，不像中暑大汗壮热，烦渴引饮。故选药多祛暑化湿和胃、益气养阴生津之味。

方解：藿、朴、佩兰、二术祛暑解肌，燥湿健脾；薏、芩、滑石渗湿利水清热；沙、麦、桔、草生津润燥解毒；党参益脾肺之气。诸药合用，以奏清暑益气、生津润燥之功。用以治疗伤于阴暑，暑伤元气，或暑湿化热，燥热伤肺等症。此为夏秋季节常用经验方。加鲜荷叶 30g，以清暑气，可增强疗效。

加减：伤于阴暑，发热无汗，体强倦怠者，去麦冬、沙参、白术，加香薷、苍术加量，以解表发汗，促使暑湿之邪化解。

伤于阳暑，壮热汗出，脉象洪大者，去藿、朴、二术、佩兰，加石膏 30 ~ 120g，竹叶 15g，鲜荷叶、粳米各 30g，以清心退热，益肺养阴。

暑伤元气，心悸倦怠者，去芳香耗散之味，如厚朴、苍术、佩兰等，酌加黄芪、龙眼肉、朱茯苓各适量，以益气养血，清心宁神。

暑湿困脾，倦怠乏力，口淡食少，或便溏，或尿少淋沥，缠绵时日者，原方白术量加至 15g，另加生姜 3 片，粳米 10g，大枣 5 枚。余随症加减。

按语：此方为夏秋季节感受暑湿，发热或不发热，胸脘痞闷，四肢倦怠，渴不思饮，或心悸眩晕，身体倦怠等症常用方，运用得当，应手奏效。此方已用五十余年，对证加减，其效更稳。

【常用成方】香薷饮（《太平惠民和剂局方》）香薷、厚朴、白扁豆各 15g。治暑湿伤脾，头痛身重，发热脘痞。《类证活人书》加黄连，以治热盛口渴心烦。加茯苓、甘草名"五物香薷饮"，以清暑利湿。加木瓜名"六味香薷饮"，以治湿盛转筋。六味香薷饮加人参、黄芪、陈皮、白术，名"十味香薷饮"，以治内伤外感，发热倦怠，脘腹痞闷，食少气短。

三仁汤（《温病条辨》）杏仁 12g，滑石 15g，通草 12g，白豆蔻 9g（后下），竹叶、厚朴各 12g，薏苡仁 24g，法半夏 9g，甘澜水煎服。暑伤元气加人参 9g，麦冬 15g。主治湿温初起，邪踞气分，尚未化热，脉无定体，症始恶寒，后但热不寒，汗出胸痞，苔白或黄，渴不引饮等症。此方用于湿温初起，夏秋感受暑湿，胸脘痞闷，食少倦怠等症，疗效佳。

大顺散（引自《成方切用》）　干姜、桂心各9g，甘草6g。治冒暑伏热，饮水过多，脾胃受湿，水谷不分，清浊相干，阴阳气逆，或吐或泻，脏腑不调。

六和汤（《太平惠民和剂局方》）　砂仁6g，藿香、厚朴、杏仁各9g，半夏6g，扁豆、木瓜、人参、白术、赤茯苓各9g，甘草3g，生姜3片、大枣3枚为引。治夏月饮食不调，内伤生冷，外感暑气，寒热交作，或吐或泻，以及伏暑烦闷，倦怠嗜卧，口渴溺赤，中酒伤脾等症。功近藿香正气汤，尤祛暑湿。

六一散（《黄帝素问宣明论方》）　滑石180g，甘草30g，共为细末，阴阳水（多指清净的长流水、井泉水各半；或滚开水、井泉水各半；或储藏的雪水、滚开水各半）调服。或用灯心草适量煎水调服。加飞净朱砂少量名"益元散"，以镇心神而泻热。主治中暑表里俱热，烦躁口渴，小便赤涩，泻痢臭秽，酒毒，热淋等症。

白虎汤（《伤寒论》）　石膏30～90g（先煎），知母12～24g，甘草6～9g，粳米15～30g。治阳明经证，气分实热，烦渴壮热，口干舌燥，面赤恶热，大汗出，脉洪有力。中暍，伤于阳暑，出现脉洪有力、目赤、大汗淋漓者，此方或下方"竹叶石膏汤"，均可考虑应用。

竹叶石膏汤（《伤寒论》）　竹叶18g，石膏30～90g，半夏6～12g，人参9～18g，麦冬15～30g，炙甘草6～9g，粳米15g。治热伤气阴，呕逆烦渴，口干唇燥，喉干呛咳，胸闷心烦，舌红苔少。

【小单方】伤于阴暑，胸闷体倦，纳差乏力，病情轻者，速用香薷、藿香、厚朴各9～15g，水煎温服，多可速愈。肢体沉重，胸脘痞闷者，用白豆蔻9g，薏苡仁30g，苍术12g，水煎温服。或用佩兰一味水煎服，功用相近。尿黄者用香薷9g煎水冲服六一散6～9g。病情较重者，对证选用香薷饮、六和汤等方。

伤于阳暑，即中暍，头痛烦渴，壮热汗出等症，速用鲜荷叶一张，生石膏60～120g，煎水冲服益元散（六一散加朱砂）6～12g，以清泻暑热。汗出气短者可加服中成药生脉饮，1次1～2支，一般都能迅速解暑退热。病情轻者，仅用鲜荷叶、鲜竹叶各15～60g，开水冲泡当茶饮，亦能清除暑热。此为伤暑、中暑病情较轻者言，病情较重的不可用小方，以免延误病机。

按语：外感六淫为常见时病，简化则能够分清寒热表里、虚实兼夹，治之多可速愈，亦少有遗留后患者。繁之则按《伤寒论》《温病条辨》《温热经纬》《时病论》等书，可就是十分复杂了，有时使人莫衷一是，甚至诚惶诚恐。繁简之用，在于因时论病，总以用药对证，速祛其邪，正气无损为要。病能早去一日，人能少受一日之害，则不失为良法。但无规矩则不成方圆，从简之法，源于用古方变通以治今病，不过是随变应变而已，绝无悖道取捷之意。

六淫时邪，变化莫测，邪去愈速，变症则少，非但病愈速，而且预后良。反之，变症蜂至，甚至高热不退，危及生命者有之。时病又是许多杂症进入的"门户"，不能及时治愈，导致肺炎、肺痨、肝病、肾病、高热神昏影响心脑的，亦不为少见。吴鞠通说："治外感如将，兵贵神速……盖（邪）早平一日，则人少受一日之害。"故时病是常见病，而不是无所谓的小病，早治速愈为上，切勿消极待之！

若遇到高热不退，热入心包，神昏烦躁者，清营汤、清宫汤、大定风珠及中成药紫雪丹、安宫牛黄丸、万氏牛黄清心丸等，都可对证选用，务必尽早清除邪热入营、入血、入心包，而致神昏谵语或发斑等症。然后对证调治，以清余邪，恢复正气。熟读《伤寒论》及《温病条辨》，时症温热传变治法，尽详其中。

肺热干咳，咽痛咯血，百合固金汤加减

组成：百合、知母各18g，川贝母9g（研为细末，分3次吞服，汤药送下），麦冬、玄参各15g，沙参30g，桔梗12g，黄芩15g，金银花24g，牡丹皮、天冬各15g，鱼腥草18g，甘草6g。水煎温服，药渣再煎泡足。饮食清淡，戒烟忌酒，勿熬夜，防感冒。

功能：润肺养阴，清热解毒。主治：用于肺肾阴虚火旺，咽痛干咳，胸燥口渴，甚或喑哑，咯吐血丝等症，属于阴虚肺热者。

方解：百合、知母、川贝母、玄参、沙参、牡丹皮、麦冬、天冬、黄芩清热养阴润肺；桔梗清热化痰利咽，载药上行；金银花、鱼腥草清热解毒，消肿止痛；甘草清热化痰，调和诸药。诸味组合，以成润肺养阴、清热止咳之功。

加减：脾虚纳差，胃脘痞闷者，加白术、陈皮各9g；睡眠不佳，精神恍惚者，加灵芝、酸枣仁各15g；身体羸弱，气息不足者，加西洋参6～9g；胸络不舒或闷痛者，加丝瓜络30g，瓜蒌皮9～15g；非肺痨及其他大病而咳血者，加花蕊石、白及各适量，余随症加减。

【常用成方】炙甘草汤（《伤寒论》）炙甘草6～15g，生姜15～30g，桂枝6～9g，人参9～15g，阿胶9～15g（烊冲），生地黄、麦冬、火麻仁各12～24g，大枣3～9枚。治伤寒脉结代、心动悸，以及肺痿，涎唾多，心中温

温液液者。燥热伤肺，此方主之。

桑杏汤（《温病条辨》） 桑叶 15g，杏仁、象贝各 12g，沙参 30g，栀子皮 15g，香豉 9g。治肺燥伤津，咽干喉痒，干咳少痰，甚或肺热咯血等症。舌质红，脉小数者，可去香豉之性温，加甘草、桔梗、黄芩、玄参、玉竹以清润之。

沙参麦冬汤（《温病条辨》） 沙参 30g，麦冬、玉竹各 18g，桑叶 15g，生扁豆、天花粉各 12g，甘草 6g。或加地骨皮 15g。治秋燥伤肺，温热耗阴，肺热久咳，或咳吐黄痰，或咽痛咯血等症。

清燥救肺汤（《医门法律》） 桑叶 15g，石膏 24g，甘草 6g，人参 9g，胡麻仁、阿胶各 9g，麦冬 15g，杏仁 9g，炙枇杷叶 15g。治诸气膹郁，诸痿喘呕。痰多加贝母、瓜蒌；血枯加生地黄；热甚倍石膏。

清咽宁肺汤（《统旨方》） 桔梗、前胡各 9g，桑白皮 15g，象贝 9g，甘草 6g，知母、黄芩、栀子各 12g。治痰热交阻于肺，声音重浊，痰多黄稠，口苦喉干，舌苔黄腻，脉象滑数。

琼玉膏（《丹溪心法》） 熟地黄 2000g，茯苓 360g，人参 180g，白蜜 1000g。如法熬膏，适量化服。治干咳，有声无痰，肺肾津枯火郁者，可与逍遥散间服。

泻白散（《小儿药证直诀》） 桑白皮 5g，地骨皮 3g，甘草 2g，粳米 3g（1 岁小儿个人常用量），水煎食远温服。治肺热咳喘，皮肤蒸热，洒淅恶寒，日晡潮热，舌红苔黄，脉象细数等症。

人参蛤蚧散（《卫生宝鉴》） 川蛤蚧 10 对（酒浸、酥炙。色白形如守宫者真，剖开如鼠皮者假），知母（酒炒）、川贝母（去心）、桑白皮（姜汁和蜜炙）、茯苓各 30g，人参、炙甘草各 90g，杏仁（去皮尖）15g，为散，每服 9g，茶清或蜜水调服不拘时。治肺痿失音，咳唾脓血，或面上生疮等症。

却劳散（《太平惠民和剂局方》） 熟地黄 6g，当归身 3g，白芍 1.5g，人参 3g，黄芪 6g，甘草、阿胶各 3g，五味子 9g，半夏 3g，为散，每服 9～12g，加姜、枣煎，空腹服。治肺痿咳嗽，痰中有红线，盗汗发热，热过即冷。

按语：喻嘉言曰："肺痿者，其积渐已非一日，其寒热不止一端，总由胃中津液不输于肺，肺失所养，转枯转燥，然后成之。……于是肺火日炽，肺热日深，肺中小管日室，咳声以渐不扬，胸中脂膜日干，咳痰艰于上出，行动数武即喘鸣，冲击连声，痰始一应。……大要缓而图之，生胃津，润肺燥，下逆气，开积痰，止浊唾，补真气，以通肺之小管。散火热，以复肺之清肃。"肺虽燥而多不渴，勿以其不渴而用燥热之药，此肺痿用药之大法。

肺寒咳嗽，痰多清稀，二陈汤合三子养亲汤加减

组成：姜半夏 9～12g，橘红 15g，茯苓 18g，甘草 6g，苏子、白芥子、莱菔子各 9～15g，干姜 6～9g，五味子 3～6g，海浮石 15～30g，水煎温服。宜饮食温和，注意保暖，谨防感冒。

功能：温肺化痰止嗽。主治：肺寒痰多，咳吐清稀白痰，胸痞膈闷，时欲恶心呕吐，头眩心悸，舌苔白腻，脉滑或迟。

方解：二陈祛寒痰，三子宽胸膈，干姜温肺，五味子止嗽，海浮石除上焦热痰。主要用于肺寒痰多咳嗽，老年气实咳逆，咳痰不利等症。此方我已用五十余年，肺寒咳嗽痰多，胸脘痞闷喘逆而气不虚者，屡用皆验。

加减：咳嗽日久而甚者加炙款冬花、炙紫菀各 12～18g；喘加炙麻黄、杏仁各 6～9g；纳差食少加焦白术 15g，砂仁 9g（后下）；气虚酌加人参适量。余随症加减。

【常用成方】苓甘五味姜辛汤（《金匮要略》） 茯苓 18g，甘草、干姜各 9g，细辛、五味子各 3g。治痰饮内停，咳嗽痰稀，喜唾。

温肺汤（《张氏医通》） 人参 9g，甘草 6g，半夏 9g，生姜 3 片，橘红、木香各 9g，钟乳石 12g。治痰气郁结，胸胁满闷，气急作痛，湿痰咳嗽，喘逆呕吐，以及梅核气，咽中如有物阻，咯吐不利等症。

止嗽散（《医学心悟》） 紫菀、百部各 6g，桔梗 5g，白前 6g，陈皮 2g，荆芥 3g（1～2 岁小儿个人常用量）。治风寒犯肺，咳嗽咽痒，微恶风寒或发热。

冷哮热哮，虚喘实喘，主方十首经验方四首

◎冷哮主方及经验方

经验方一：射干麻黄汤合小青龙汤加减方（主冷哮）

组成：射干 9～12g，麻黄 3～9g，生姜 3～9g，细辛 1～3g，姜制半夏 6～12g，茯苓 9～15g，杏仁、桔梗各 6～12g，炙款冬花、炙紫菀各 9～18g，橘红 9～12g，甘草 3～9g。先煎麻黄数沸去沫，再入群药同煎，温分三服。

功能：温肺散寒，降逆平喘。主治：咳逆哮喘，喉中若水鸡声，胸满痞闷，或夹畏寒头痛，脉浮或紧，或弦滑细迟，舌质淡，苔白滑。

方解：麻黄、细辛、生姜发散寒邪；半夏燥湿祛痰降逆；茯苓渗湿利水；射干、紫菀、款冬花、桔梗、杏仁、橘红、甘草涤痰利咽，止咳平喘。诸药和合，

以成温肺散寒、祛痰平喘之功。或加大枣以益脾胃而和营，常用于哮喘二证属于寒实或夹外感风寒者，对证加减，每获显效。

射干麻黄汤（《金匮要略》）（主方一）　射干 12g，麻黄 9g，生姜 5 片，细辛 3g，五味子 3g，姜半夏 9g，炙款冬花 18g，炙紫菀 18g，大枣 3 枚。先煮麻黄两沸，去上沫，纳诸药煎煮，分 3 次温服。主治咳而上气，喉中有水鸡声。

麻黄、细辛温肺散寒以解表；射干开结消痰以利咽；款冬花、紫菀温润涤痰，下气止嗽；半夏、生姜散寒行水，降逆化痰；五味子收敛肺气而涩肾精；大枣益脾养胃而和诸药。9 味和合，以成温肺祛痰、下气止咳之功。用以治疗咳逆上气、喉中水鸡声之冷哮，当为首选之方。

小青龙汤（《伤寒论》）（主方二）　麻黄 9g，芍药 12g，干姜 6g，炙甘草 6g，桂枝 9g，五味子 5g，制半夏 9g，细辛 3g。先煮麻黄，去上沫，纳诸药，煎服法同上方。治伤寒心下有水气，咳而微喘，此方主之。

周禹载曰："素常有饮之人，一感外邪，伤皮毛，蔽肺气，停于心下，而上下之气不利焉，喘满咳呕，相因而见。于是以五味收金，干姜散阴，半夏祛饮，而尤妙在用细辛为少阴经表药，且能走水。人之水气，大致发源于肾，故少腹满，小便不利，因而作喘，安知少阴不为遗害？乃以细辛搜豁伏邪，走而不留，而后以上主散之药，皆灵动也。"

◎热哮主方及经验方

经验方二：越婢汤合定喘汤加减方（主热哮）

组成：麻黄 3 ～ 9g，石膏 9 ～ 60g，半夏 3 ～ 9g，贝母 6 ～ 12g，茯苓 9 ～ 15g，紫苏子 6 ～ 12g，桑白皮 9 ～ 15g，桔梗 9 ～ 12g，黄芩 9 ～ 12g，白果仁 6 ～ 9g，厚朴 9 ～ 12g，甘草 3 ～ 9g。水煎，温分三服。药渣不可弃之，宽水煎开，待温泡足，仍有解表散寒、和里化湿、缓解喘促之功。

功能：解表清里，降逆平喘。主治：哮喘属于热证者。肺有胶黏宿痰，外感非时之气，引动宿痰，令人喘促。或由寒束于表，阳气并于膈中，不得泄越，故膈热气逆声粗为哮，内外气并，气逆失降，肺失宣畅，而为喘哮。治宜宣散降逆，化痰平喘。肺虚热实者，此方加减用之。

方解：麻黄温散，通九窍，开毛孔，治咳逆喘哮，乃肺家之专药；石膏辛寒，解肌热，生津液，为诸经气分之主药；半夏温燥，具燥散滑润之性，有开郁、祛痰、降逆、消痞之功，用于咳逆头痛、胸脘痞闷等症，非此不能；贝母苦寒，润肺化痰，劳热咯血，咳嗽上气，皆可用；茯苓淡渗，紫苏子温降，桑白皮泻肺热而利水；桔梗利咽，载药上行；黄芩清三焦实热；白果仁甘苦而温，敛肺祛痰，而定痰哮，敛喘嗽，亦治带浊；厚朴苦降泻实，辛散湿满，而止反胃呕逆、喘咳泻痢；甘草甘平，生用泻火，炙则温补，协和诸药，使之不争，用于止咳平喘之方，且能化痰止咳，利咽平喘。

越婢加半夏汤（《金匮要略》）（主方三）　麻黄 9g，石膏 18g，生姜 5 片，甘草 6g，大枣 5 枚，加半夏 9g。煎服法同射干麻黄汤。治咳而上气，此为肺胀。其人喘，脉浮大者，此方主之。

麻黄辛热以泻肺，石膏甘寒以清胃，肺主通调水道，胃主分别水谷，甘草佐之，使风水从毛孔中出，又以半夏、姜、枣为使，行水而散逆气，调和营卫，不使其太发散耗津液。用以治热哮喉中有鸣声，作为主方，或称经方。

定喘汤（引自《张氏医通》）（主方四）　麻黄 9g，紫苏子 12g，甘草 6g，款冬花 18g，杏仁 12g，桑白皮 18g，黄芩 15g，半夏 9g，白果仁 12g，厚朴 12g，加生姜、大枣，水煎温服。治肺虚感寒，气逆膈热而作哮喘。膈有胶固之痰，外有非时之感，则令人哮喘。由寒束于表，阳气并于膈中，不得泄越，故膈热气逆声粗为哮，外感之有余也。气促为喘，肺虚而不足也。

表寒宜散，麻黄、杏仁、桑白皮、甘草，辛甘发散，泻肺而解表；里热宜清，款冬花温润，白果仁收敛，善化浊痰，定喘而清金；紫苏子降肺气，黄芩清肺热，半夏燥湿痰，共成散寒疏壅之功。

◎实喘主方及经验方

经验方三：麻杏石甘汤合三子养亲汤、七气汤加减（主实喘）

组成：麻黄 3 ~ 9g，杏仁 6 ~ 12g，石膏 15 ~ 60g，莱菔子、白芥子、苏子、厚朴、枳壳各 9 ~ 15g，桑白皮 9 ~ 18g，海浮石 9 ~ 15g，桔梗 6 ~ 12g，甘草 3 ~ 9g。水煎，温分三服。末煎宽水，待温泡足。

功能：宽胸降逆，祛痰平喘。主治：喘实证肺气壅盛者。哮喘咳逆，胸闷憋气，哮吼喘急之表实证。或痰嗽日久，胸闷气急等症，亦可用之。

方解：此方将麻杏石甘汤、三子养亲汤、七气汤合而加减，用以治疗肺气壅盛，胸满气急，喘逆不息之实证，以宽胸降逆，畅肺平喘，为临证常用经验方。麻杏石甘汤主汗出而喘，七气汤主咳喘攻冲，三子养亲汤主老年气实、痰盛喘满而属实证者。待喘哮平息后，再辨其寒热虚实，易以对证之方，标本兼治。此方虚人慎用。

加减：加枳壳宽胸利气；桑白皮泻肺润肺；海浮石清肺化痰，软坚散结，可去肺中老痰；桔梗清咽利喉，载药上行，而助本方宽胸利气、平喘降逆之功。

麻黄汤（《伤寒论》）（主方五）　麻黄9g，桂枝9g，杏仁12g，甘草6g。治伤寒太阳证，邪气在表，发热头痛，身痛腰痛，骨节痛，项背痛，恶风恶寒，无汗而喘，脉浮而紧。亦治太阳阳明合病，喘而胸满，亦治哮证。煎服法同射干麻黄汤。热服，覆盖取微汗，中病即止，不必尽剂，无汗再服。

麻黄中空，辛温气薄，肺家专药，而走太阳，能开腠散寒；桂枝辛温，能引营分之邪，达之肌表；杏仁苦甘，散寒而降气；甘草甘平，发散而和中。经曰：寒淫于内，治以甘热，佐以苦辛是已。

麻杏石甘汤（《伤寒论》）（主方六）　麻黄汤除桂枝，加石膏，即为本方。麻黄9g，杏仁12g，石膏18g，甘草6g。煎服法同射干麻黄汤。仲景曰："发汗后，不可更行桂枝汤，汗出而喘，无大热者，可与麻黄杏仁甘草石膏汤。"方中行曰："不可更行桂枝汤，则是已经用过也。桂枝固卫，寒不得泄，而气转上逆，所以喘益甚也。无大热者，郁伏而不显见也。以伤寒之表犹在，故用麻黄以发之，杏仁下气定喘，甘草退热和中，本麻黄正治之佐使也。石膏有彻热之功，尤能助下喘之用，故易桂枝以石膏。诚为太阳伤寒误汗转喘之主治也。"或问发汗后不可更行桂枝汤，桂枝既不可行，麻黄可行耶？无大热，石膏可行耶？喻嘉言曰："治伤寒先分营卫，麻、桂二汤，断无混用之理。此证太阳之邪虽从汗解，然肺中热邪未尽，所以热虽少止，喘仍不止。故用麻黄发肺邪，杏仁下肺气，甘草缓肺急，石膏清肺热。即以治足太阳之药，通治手太阴经也。倘误行桂枝，宁不壅塞肺气，而吐痈脓乎？"

三子养亲汤（《韩氏医通》）（主方七）　紫苏子（沉水者良）12g，白芥子9g，莱菔子12g，各微炒研，煎服，或等份，或看病所主而定君药。治气实痰盛，喘满懒食。痰不自动，因火而动，气有余便是火，气盛上壅，故喘。痰火塞胸，故懒食。

白芥子除痰，紫苏子降气，莱菔子消食，然皆行气豁痰之药，气行则火降而痰消矣。吴鹤皋曰："治痰先理气，此治标尔。终不若二陈能健脾去湿，有治本之功也。"李士材曰："治病先攻其甚，若气实而喘，则气反为本，痰反为标矣。是在智者神而明之。若气虚者，非所宜矣。"

七气汤（《三因极一病证方论》，亦名四七汤）（主方八）　半夏（姜汁炒）9g，厚朴（姜汁炒）12g，茯苓15g，紫苏12g，生姜3片，大枣3枚。主治七情气郁，痰湿结聚，咯不出，咽不下，胸痞喘急，或咳或喘，或攻冲作痛。气郁则痰聚，故散郁必以行气化痰为先。

半夏辛温，除痰开郁；厚朴苦温，降气散满；紫苏辛温，宽中畅肺，定喘消痰；茯苓甘淡，渗湿益脾，交通心肾。痰去气行，则结散郁解，诸症得平。

◎虚喘主方及经验方

经验方四：平喘汤经验方（主久嗽哮喘属于肺脾肾俱虚者）

组成：人参 12g，黄芪 15g，茯苓 12g，姜半夏 9g，橘红、杏仁、紫苏子各 12g，炙麻黄 6g，鹿衔草 18g，桔梗 9g，甘草、白果仁各 6g，核桃仁 12g，蛤蚧粉 3g（分 2 次吞服）。水煎温服。

功能：宣肺化痰，止咳平喘。主治：咳嗽气喘，遇冷即发，久治不愈，肺脾肾三脏俱虚，肢冷畏寒，气息不接，哮喘抬肩，动则喘息。未发与发作时均可服。

方解：参、芪益气，苓、夏祛痰，杏、苏、橘、麻宣肺平喘，鹿衔、白果、核桃、蛤蚧温肾纳气，桔梗载药上行，甘草和诸药而化痰止咳。诸味配伍，以成祛痰止嗽、益气平喘之功。用参、芪者，益其脾肺之气也，气旺则呼吸自然通畅；加以祛痰平喘、涩精纳气之味，用于肺脾肾三脏俱虚、正气羸弱之哮喘，若能随症加减，常获显效。

此方较为温和，标本兼治，用于久病哮喘，寒热不甚明显之人，加以外贴药饼或三建膏，谨忌发病之物，注意保暖，慎避风寒，勿过于劳累，治之多可明显控制复发。青少年病久体虚用之，效果较为显著。

生脉饮（引自《成方切用》）（主方九） 人参 12g，麦冬 15g，五味子 3g。治热伤元气，气短倦怠，口渴多汗，肺虚而咳。肺主气，火热伤肺，故气短；金为火制，不能生水，故口渴、气少、倦怠；肺主皮毛，肺虚故汗出；虚火乘肺，故咳。李东垣曰："津者，庚大肠所主。三伏之时，为庚金受囚，若亡津液汗大泄，湿热亢甚，燥金受囚，风木无制，故风湿相搏，骨节烦痛，一身尽痛也。凡湿热大行，金为火制，绝寒水生化之源，致肢体痿软，脚敧眼黑，最宜服之。"

肺主气，肺气旺则四脏之气皆旺，虚故脉绝气短也。人参甘温，大补肺气而泻热为君；麦冬甘寒，补水源而清燥金为臣；五味酸温，敛肺生津，收耗散之气为佐。盖心主脉，而百脉皆朝于肺，补肺清心，则气充而脉复，故曰生脉。夏月火旺克金，当以保肺为主。清晨服此，能益气而御暑也。

李东垣曰："大肠主津，小肠主液，大肠小肠受胃之阳气，乃能行津液于上焦，灌溉皮毛，充实腠理。若饮食不节，胃气不充，大肠小肠无所禀气，故津液涸竭焉。"又曰："夏月加黄芪、甘草服之，令人气力涌出。"用于肺气虚耗，或夏月汗出，津液不足，气阴虚羸，以致脉代或虚散，咳而喘息，以保肺复脉，平定喘息。

金匮肾气汤加蛤蚧五味方（经验方）（主方十）　熟地黄 12 ~ 24g，泽泻、茯苓、牡丹皮、山药、山茱萸各 9 ~ 15g，附子、肉桂各 1 ~ 6g，加蛤蚧粉1 ~ 3g（分 2 ~ 3 次吞服），五味子 3 ~ 9g。先煎附子半小时，再入群药同煎，温分三服。末煎宽水，待温泡足。

功能：温肾助阳，纳气平喘。主治：喘证属于肾气虚损、失于摄纳而喘者，于未发时服。命门火衰，不能生土，以致脾胃虚寒，饮食少思，泄泻腹痛，或元阳虚惫，阳痿精寒，脐腹疼痛，夜多漩溺，膝酸腰软，眼目昏花等症，此即所谓"益火之源，以消阴翳"是也。尺脉弱者益之，脉象假有力者亦效。用于哮或喘日久不愈，肺脾肾俱虚，动则喘息，畏寒怕冷，气阳不足，或哮或喘，时发时止，时轻时重，动则喘息，经年累月，缠绵不愈。或肺脾肾虚寒，久嗽不愈，嗽时喘息者，用于未发时调理，此方亦主之。

此方主治在化元，取润下之性，补下治下制以急，茯苓、泽泻之渗泻，正所以急之，使直达于下也。肾阴失守，虚火炀燎于上，欲纳之复归于宅，非借降泻之势，不能收摄宁静，故用茯苓之淡渗，以降阴中之阳；用泽泻之咸泻，以降阴中之阴也；桂、附与火同气而味辛，能开腠理，致津液，通气道，补其窟宅，而招之诱之，同气相求，火必下降矣。熟地黄滋阴补肾，生血生精；山茱萸温肝逐风，涩精秘气；牡丹皮泻君相之伏火，凉血退蒸，时珍谓之伏火即阴火、相火也；山药清虚热于肺脾，补脾固肾而涩精；茯苓非但渗泻，且能交通心肾；泽泻亦非仅能渗泻，尚可聪耳明目。吴鹤皋曰："肾中水火俱亏者，此方主之（肾气汤）。"加五味子、蛤蚧，乃取其温肾涩精纳气之功，用于哮喘日久，肺脾肾俱虚者，固根本，纳正气，即可减少复发，加以配合治标，收效增益，寄希效良。

以上十方，为治哮、喘二证之主方。其中变证及其兼夹症候，必因其变而变，因其夹而加，勿失四诊，细心辨证，对证施治。急则标而本之，缓则本而标之，标本兼治，方为良法。不可执泥某病某方，按程式法治之。须知前贤是因病制方，因变加减，皆以证定。而非先制其方，以俟病来。故方药之用，皆因病证言也。病证之变，又无一定，古人今人，禀赋移异，病因所受亦各不同，故不能以程式法硬定某病某方，必以临证所见为凭，病变方亦变，方免误漏，即所谓辨证施治、病变药亦变是也。常用内服经验方四首，为个人运用经方合专方加减，即俗称经验方，主治冷哮、热哮、实喘、虚喘各一方。

◎**外用敷贴方**

热敷药饼（经验方）　白芥子 90g（微炒），轻粉、白芷各 9g，共为细末混匀，玻璃瓶收贮备用。最好即用即配，以防白芥子走油，影响功效。

于病未发时，或在病发前，最好热天敷贴。先用凤仙花连根带叶熬出浓汁，趁热蘸汁在后颈、背上用力擦洗，冷则随换，以擦至感觉极热为度。如无凤仙花，可用生姜擦之。用上药末，以熟蜂蜜调做饼，厚约 0.5cm，宽约 3cm，于火上烘热，贴后颈高骨下缘处。贴时热痛难忍，正是拔动病根，务必极力忍耐，切勿轻易揭去，但要防止烫伤起疱。冷则将药饼取下烘热，翻面再贴，可连贴二三日，至多五七日。无论病愈未愈，多备药饼换贴，不可间断。病情轻者贴二三日，重则贴五七日，1 次贴 2 小时以上。

在贴药饼前，需要视其病程长短、寒热虚实，对证加服汤药 5 ~ 15 剂。症状平息后，注意饮食禁忌，加强自我调养，病程三五年，年龄在 30 岁左右，治愈后随访 10 年以上，未见有复发的。有人患哮喘三十余年，连续敷 5 日，服药 15 剂，随访 10 年未再复发。小儿及青少年效果更佳。无论寒热虚实、冷热哮喘皆治，我家视之为宝。药味不可加减，并治痰气结胸及寒痰咳嗽胸闷。

药饼可正、反使用，多备药饼贴之更妙，敷贴时间长者佳。贴后谨避风寒，勿劳累，忌食荤腥海鲜、酱醋泡菜卤菜及一切寒凉油腻发病之物 3 年以上，以巩固疗效。此方我家已使用过百年，无论长幼，如法贴之，内服药调之，皆得治愈，复发者几无。但要如法敷贴，对证用药，方保无失。

经我亲手如法调治者，最小年龄 5 岁，最大年龄 40 岁，治愈后随访 10 年以上，皆得疗效巩固，未再复发。年龄大、病程长、身体弱或兼有其他疾病者，用之亦有显效，虽然难以断根，但可减轻哮喘症状。用法不可随意变更，切勿只图简单省事，包括忽略饮食禁忌等，以免影响疗效。

又治喘药饼（经验方）　白芥子（微炒）180g，白芷 12g，白胡椒 3g，轻粉 12g，麝香 1g（后 2 味另用擂钵研极细粉，和于群药）。共研细粉，混匀，密贮。最好随用随配，不可存放过久，因白芥子易出油，油出则降低功效。用法基本同上方。不详大椎穴位置者，即贴颈后高骨微下处便可。若无麝香亦可。

专治久嗽哮喘。应配合对证内服方，待症状减轻时，再用此饼外贴，功效同上方。于夏季或病未发作时贴之，即所谓冬病夏治，效果较佳。

用以上方药治疗哮喘，忌口千万不可大意！尤其是荤腥油腻、烟酒刺激、生冷油腻及发病之物，包括酱卤偏咸食品，必须谨忌3年以上，以巩固疗效。

我家上代用此方治疗哮喘，屡治屡验，我用此方加内服经验方平喘汤亦超过50年，治愈病程最长者三十余年，短者数月及三五年者居多，小儿及青壮年治愈后少有复发，中老年可减轻症状，减少复发，效果较为理想。

二白和蛋清调敷法（经验方） 白芥子、白胡椒各等份研细末，鸡蛋清适量调厚糊，敷于大椎、肺俞穴处，一日一换，连敷数日，再加内服汤药，温肺散寒，祛痰平喘。主治冷哮及寒嗽久不愈者。证属寒包热者慎用。

马兜铃末敷法（经验方） 马兜铃一味研为细末，生姜汁或鲜竹沥调糊，厚敷肺俞、百劳、膻中等穴，内以麻杏石甘汤对证加减与服，加以外敷，以提高疗效。主治哮喘久嗽属于热证者。

三建膏（《张氏医通》） 天雄、附子、川乌各1枚，桂心、官桂、桂枝、细辛、干姜、蜀椒各60g，各药切片，用麻油2斤浸泡，春5、夏3、秋7、冬10日，煎熬至药焦枯时，离火滤净药渣，再熬至滴水不散，每药油1斤（500g），下炒黄丹210g，不住手搅，丹化尽药油呈现黑褐色即可，放7日以去火毒，用棉布或厚纸摊成膏药备用。阴疽以葱汤洗净，贴患处。腹痛少食泄泻，膏药加丁香末少许贴脐中及中脘，下元虚冷贴脐中及丹田穴。冷哮加麝香少许贴肺俞、华盖、膻中等穴位。治冷哮喘促，胸痞痰多清稀，顽痰寒喘，阴疽歹肉不化，冻疮木痒等症，均可用此膏外贴患处。

外贴方（《张氏医通》） 白芥子净末、延胡索净末各30g，甘遂、细辛各15g，麝香1.5g。上药共为细末，后入麝香再研、再杵，令极匀，入瓷瓶内密贮。用时以生姜汁调糊，厚涂于肺俞、膏肓、百劳穴。涂后麻木疼痛，切勿便去，候三炷香足，方可去之。10日后涂1次，如此3次，病根去矣。在夏月三伏病未发之时，涂之为妙。涂后忌食鱼腥厚味等一切发病之物，以防旧疾复发。治哮喘时发时止，年久不愈，遇寒及劳累则甚，或饮食失度便发。

引痰法（《验方新编》） 主治小儿痰嗽喘急，有升无降，喉中如拉锯声，甚至口张目瞪，势甚危急者。白矾30g（为细末），面粉少许，米粉亦佳。用好醋和做两小饼，贴患儿两足心，布包扎紧，一宿其痰自下，喘促即平。

暖痰法（《验方新编》） 生附子1枚，生姜30g，同捣极烂，炒热，布包熨背心及胸前，熨定，将药捻作一饼，贴于胃口良久，其痰自下。治小儿胸有寒痰，不时昏厥，醒则吐出，如绿豆粉色青，此为寒极之痰。上方不能散，不能引下者，用本方暖之。

此二方，一治热痰（引痰法），一治寒痰（暖痰法），临证多用于 3～5 岁以下小儿，成人用之，亦有一定疗效，宜辨明寒热痰嗽哮喘用之。待痰气下行，症状平息或减轻后，须用适证之方调理，以图根治。

【常用成方】加味导痰汤（《张氏医通》） 姜半夏 9g，茯苓 15g，陈皮 9g，炙甘草 6g，南星 9g，枳实 12g，人参 9g，白术、黄芩各 12g，黄连、瓜蒌霜、桔梗各 9g，大枣 3 枚，生姜汁 20mL（分 2 次兑服），乌梅肉 6g，竹沥 30mL（分 2 次兑服）。水煎，空腹温服。治湿热痰饮，眩晕痰窒喘急。

麻黄定喘汤（《张氏医通》） 麻黄（去节）3g，杏仁（泡去皮尖，研）14 粒，姜厚朴 3g，款冬花（去梗）、炙桑白皮、紫苏子（微炒研）各 9g，甘草生、炙各 3g，黄芩、姜半夏各 6g，煎成去渣，以生白果仁 7 枚，捣烂入药，绞去渣，趁热服之，去枕仰卧，暖覆取微汗效。治寒包热邪，哮喘痰嗽，遇冷即发。

冷哮丸（《张氏医通》） 麻黄、生川乌、细辛、蜀椒、生白矾、猪牙皂（去皮弦子，酥炙）、半夏曲、陈胆星、杏仁、甘草、紫菀茸、款冬花各 30g，为细末，姜汁调神曲末打糊为丸，每遇发时，临卧生姜汤服 6g，羸者 3g，更以三建膏贴肺俞穴，服后时吐顽痰，胸膈自宽。服此数日后，以补脾肺药调之。气虚少食，痰中见血，营气受伤者禁用。因其专司疏泄耳。治背受寒气，遇冷即发喘嗽，顽痰结聚，胸膈痞闷，倚息不得卧。

钟乳丸（《张氏医通》） 滴乳石（酒湿研 7 次，水飞 7 次，甘草汤煮三伏时，蘸少许捻开，光亮如蠹鱼为度）、麻黄（醋汤泡，焙干）、杏仁（拣去双仁，泡去皮尖）、炙甘草各等份，共为细末，炼白蜜丸，弹子大，五更、临卧各嚼化 1 丸，去枕仰卧，勿开言，数日效。此即麻黄汤去桂枝，麻杏甘石汤去石膏，而易以钟乳石，互换一味，寒热天渊。本草言服钟乳人，一生忌术，以石药剽悍，白术壅滞，犯之恐有暴绝之虞。而《千金要方》有二味并用者，又非庸工可以测识也。治冷哮痰喘，但有血者勿服。

以上诸方，临证可根据不同病情，适证选用。

颈椎病变，眩晕指麻，天麻钩藤汤合血府逐瘀汤加减

组成：天麻、钩藤、蔓荆子各 18g，桂枝 9g，羌活 15g，赤芍 18g，姜黄 9g，生牡蛎 30g，酒炒生地黄 24g，红花、苏木各 12g，当归、川芎、丹参各 30g，甘草 3g。

功能：息风通络，活血止痛。主治：颈椎病变，头痛眩晕，颈强指麻，或脊

强肩臂疼痛，上肢活动不便等症。

方解：天麻、钩藤、蔓荆子、川芎、羌活祛风通络止痛；生牡蛎平肝潜阳；生地黄、丹参凉血活血；当归、赤芍、苏木、红花活血散瘀；姜黄、桂枝和营血而行肩臂瘀阻；甘草调和诸药，以成平肝息风、活瘀止痛之功。用于治疗肝风上扰、肝血失活、脉络阻滞而致的头痛眩晕，颈强指麻，甚至脊背强痛，活动不便等症，有息风通络、活血止痛之功。

加减：阳亢血热甚者去桂枝、羌活，酌加水牛角、生白芍、地龙各适量。

我数十年来用此方治疗症状如上所述颈椎病，临证因人因症略作加减，效果较为显著。对于"脑梗"头痛眩晕颈强者，用之亦有显效。

【常用成方】羚角钩藤汤（《通俗伤寒论》）　羚羊角片3g（另煎兑服），桑叶15g，川贝母9g，鲜生地、钩藤、滁菊花、茯神、白芍各15g，生甘草6g，竹茹15g。治肝风内动，手足瘛疭。

天麻钩藤汤（《医学衷中参西录》）　天麻15g，石决明24g，杜仲、益母草、黄芩、牛膝、桑寄生、首乌藤、茯神各15g。治肝阳上亢，肝风上扰，头痛眩晕，心烦失眠等症。

镇肝熄风汤（《医学衷中参西录》）　怀牛膝、生赭石各15g，生龙骨、生牡蛎各24g，生龟甲、生白芍、玄参、天冬各15g，川楝子9g，生麦芽、茵陈各18g，甘草6g。治肝阳上亢，脑中热痛，目胀耳鸣，面色如醉，头重脚软，或口眼㖞斜，眩晕跌仆，昏不知人，脉弦长有力。

半夏白术天麻汤（《脾胃论》）　姜半夏9g，麦芽、神曲、白术各12g，苍术、人参各9g，黄芪15g，陈皮6g，茯苓、泽泻、天麻各12g，干姜、黄柏各6g。水煎服，或为末服。治脾胃内伤，眼黑头眩，头痛如裂，身重如山，恶心烦闷，四肢厥冷，谓足太阴痰厥头痛。

雷头风方（《验方新编》）　防风、羌活各15g，天麻、甘菊花、薄荷各18g，甘草6g，新荷叶一大张。水煎服。治雷头风头痛响鸣，目胀，头皮作痒等症。

通窍活血汤（《医林改错》）　赤芍、川芎各3g，桃仁、红花各9g，老葱3根，生姜3片，大枣（去核）7枚，麝香0.15g绢包，黄酒半斤，将药煎取一盅，再入麝香，又煮三沸，卧时服，酒不可少。治瘀阻头痛，眩晕耳聋，脱发，面色青紫而暗，妇女经闭，以及干血痨等症。亦有用白芷代替麝香者。可用于治疗脑震荡后遗症头痛眩晕，有一定疗效。

【小单方】一味芋儿七散　芋儿七，亦名头顶一颗珠，为白花延龄草的块根。此药味甘辛，性微温。功能祛风疏肝，活血止血。主治顽固性头痛，头昏头痛，跌打损伤，腰腿疼痛，劳伤体痛等症。对于高血压头痛、脑供血不足头痛、顽固性头痛等，都有一定疗效。民间习惯用于治疗头痛眩晕，每用适量研细末，每服 1～3g，日服 2 次，饭后半小时用温开水送服。

活血通脉散（民间验方）　三七、水蛭（焙焦）各等份，共为细末，每服 2～6g，1 日 2 次，淡黄酒或温开水送服。此方加丹参（量为上 2 味的 5 倍）、白芷、川芎、降香、檀香各适量。功能活血散瘀止痛。主治脑血管硬化、脑梗及血瘀头痛等症。除治疗头痛外，尚可治疗气滞血瘀引起的胸闷憋气、胸背胀痛等症，有明显止痛作用。

肝阳上亢，头痛耳鸣，镇肝熄风汤合龙胆泻肝汤加减

组成：生赭石、磁石、生龙骨、生牡蛎各 15～30g，生龟甲、生白芍、生地黄各 12～24g，栀子、黄芩、龙胆草、地龙、川牛膝各 9～15g，丹参 30～60g，蔓荆子 12～18g，甘草 3～9g。水煎温服。四煎药渣宽水，煎开后加陈醋适温泡足。注意饮食清淡，保障睡眠，心情平和，劳逸适度。

功能：平肝潜阳，凉血泻火，降压镇鸣。主治：肝气盛实，阳亢血热，头痛目赤，心烦易怒，耳鸣口苦，以及高血压、高血脂、脑梗血热血瘀盛实证。分量较大，脾胃虚弱、正气不足者慎用。

方解：方中生赭石、磁石、生龙骨、生牡蛎、生龟甲、生白芍重镇潜阳；生地黄凉血益阴；黄芩、栀子、龙胆草清热泻火；地龙、蔓荆子、丹参、牛膝凉血息风，活血通经；甘草清热，调和诸药。诸味配合，可谓大方重剂。用以平肝镇逆，以治血热头痛、肝气上逆耳鸣口苦等症，常收显著疗效。

此方与上方天麻钩藤汤合血府逐瘀汤加减有近似之处，但上方重在息风通络止痛；此方重在平肝潜阳、重镇降逆。故其所主病情不同。上方主治颈强指麻，头痛眩晕，以颈椎病变为主；此方主治肝阳上亢，头痛、目赤、口苦等症，重在治疗肝阳上亢、肝气盛实之头痛目赤、烦躁易怒、耳鸣口苦等症。

加减：目赤肿痛甚者可加羚羊角粉 3～6g（分 2～3 次吞服，汤药送下），菊花 15～24g，薄荷、青葙子各 9～18g；大便秘结者酌加酒大黄 6～12g（后下）；失眠加朱砂 3g（分 2 次吞服），酸枣仁 15g；食少加白术 12g，陈皮 9g。余随症加减。

【常用成方】玉女煎（《景岳全书》）　石膏 60g，生地黄、麦冬各 30g，牛膝

18g。治胃火伤阴，头痛，牙痛，烦热口渴，舌红，脉数者。火盛而实者加栀子、地骨皮，石膏倍量；汗多而渴者加甘葛、五味子；小便淋涩而痛者加赤茯苓、泽泻、竹叶；气阴不足者加沙参、石斛、玉竹；头痛甚者加薄荷、藁本、蔓荆子；血热加生地黄、白芍、牡丹皮。余随症加减。

凉膈散（《太平惠民和剂局方》）　大黄（后下）、芒硝（分2次冲服）各9g，生甘草6g，栀子、薄荷叶、黄芩、连翘各15g，水煎服、为末服均可。治中上焦实热，烦躁口渴，面赤唇焦，胸膈烦热，口舌生疮，咽痛吐衄，便秘溺赤，胃热发狂，舌红苔黄，脉数有力。

龙胆泻肝汤（引自《医方集解》，略有加减）　龙胆草、柴胡、黄芩、栀子、泽泻各12g，生地黄18g，当归、木通各12g，滑石15g，甘草6g。治肝胆经实火湿热，胁痛耳聋，胆溢口苦，筋痿阴汗，阴肿阴痛，白浊，溲血等症。

大定风珠（方见冬春感冒下）　治虚阳上扰、肝风内动而由于阴血不足者，即所谓虚火上炎引起的头痛眩晕等症，此方为宜。

头身震颤，不由自主，天麻钩藤汤合撮风散加减

组成：天麻、钩藤各15～24g，黄芪30～90g，防风、秦艽、蝉蜕、僵蚕各9～15g，蝎尾6～9g，蜈蚣1～3条，生地黄、当归、白芍各12～24g，丹参30～60g，地龙6～12g，龙齿、伸筋草各15～30g。水煎温服。四煎药渣宽水，煎开后加陈醋半斤，适温泡足。

功能：息风镇痉，活血通络。主治：主要用于震颤，近似于帕金森症，不自主头摇身晃、四肢颤动，甚至生活不能自理，穿脱衣服、端碗拿筷困难等。

方解：方中天麻、钩藤、防风、秦艽、蝉蜕、僵蚕、蜈蚣、蝎尾、地龙、伸筋草平肝息风，舒筋活络；黄芪、当归、生地黄、白芍、丹参益气补血，荣养经脉；龙齿镇痉安魂。诸味配合，以成平肝息风、舒筋活络、荣养血脉、止颤定痉之功。用于肢体震颤摇晃、状似帕金森症者，疗效较为满意。无论病程长短，都有明显的减轻震颤作用，治愈率过半。经过十余年数十例疗效验证，截止2016年3月底，仅有一例服药后基本无效的反馈。

加减：体弱气虚，容易出汗者，黄芪量可加至90g，另加人参、白术各12～24g；肝血不足，面色失荣者加龙眼肉、山茱萸各15g；肾虚腰酸者加杜仲、续断、菟丝子各18～30g；止颤效果不明显者，天麻、全蝎量可适当增加。

按语：吴鞠通的"大定风珠"、张锡纯的"镇肝熄风汤"等方，都有息风潜

阳、滋阴养血而止震颤瘛疭之功。主治阴虚风动，久热不已，或经汗、下后，神疲瘛疭，脉气虚弱，舌绛苔少，可对证选用。

鼻渊鼻塞，时流浊涕，辛夷散加减

组成：辛夷 18g，细辛 3g，白芷 12g，薄荷、桔梗、黄芩、牡丹皮、浙贝母、桔梗各 12～15g，苍耳子、升麻各 12g，甘葛 15g，藁本 12g，甘草 6g。水煎温服。三煎药渣宽水，煎开后适温泡足。饮食需要温和，谨防感冒。

功能：疏散风湿，清热通窍。主治：鼻塞声重、额痛浊涕之鼻渊。

方解：方中辛夷、细辛、白芷、甘葛、薄荷、升麻、苍耳子、藁本味辛而散，解肌退热而通九窍；牡丹皮凉血止血，泻血中伏火；桔梗泻肺散寒，载药上行；浙贝母清肺化痰；黄芩泻三焦湿热；甘草甘平，可清可温，可升可降，调和诸药。用于鼻渊（各种鼻炎）鼻塞声重，头痛脑胀，呼吸不畅，时流浊涕等症，效果较为显著。

加减：痰多清稀，咳嗽胸闷，可加半夏、茯苓、陈皮；血热鼻衄，去白芷、细辛、升麻，加侧柏叶、白茅根、大蓟；咽痛干咳者，去白芷、细辛，加山豆根、蜜炙桑白皮；血热头痛（包括高血压），去升麻，加蔓荆子、地龙、生地黄。余随症加减。

【常用成方】辛夷散（《济生方》） 辛夷花、升麻、白芷、防风、藁本各 12g，细辛 3g，川芎、木通各 9g，甘草 3g。水煎服。主治肺经湿热上蒸于脑，而生鼻渊，时流稠涕，头痛鼻窒，或鼻生息肉等症。肺热甚者加金银花、鱼腥草、黄芩、玄参等。

苍耳散（《济生方》） 白芷 30g，薄荷、辛夷各 15g，苍耳子 8g，共研细末。每服 6g，食前用葱茶汤调下。主治同上方。

川芎茶调散（《太平惠民和剂局方》） 薄荷 24g，川芎、荆芥各 12g，炙甘草、羌活、白芷各 6g，防风 5g，细辛 3g，共为细末。每服 9g，茶水调服。治诸风上攻，偏正头痛，恶风有汗，憎寒壮热，鼻塞痰盛，头连目痛等症。一方加菊花 3g，僵蚕 1g，名菊花茶调散，治头目风热。

鼻渊鼻塞，不闻香臭，或肝肺湿热偏重者，可加黄芩、龙胆草、苍术、辛夷各适量，以清热燥湿通窍；或伴浊涕过多、气浓，再加浙贝母、桔梗、鱼腥草、海浮石，以清肺化浊。水煎服、为末服均可。

透顶散（《验方新编》） 细辛 3g，甜瓜蒂 7 枚，丁香 7 粒，赤小豆 7 粒，冰片 1g，麝香 0.1g，前 4 味杵为散，入冰片、麝香同研极细而匀，密贮。令病人口含清水，随左右，嗒药粉少许于鼻孔中，良久涎出即安。不愈，3 日后再嗒。治偏正头痛夹脑风，并治鼻塞，不闻香臭。

【小单方】辛夷 6 ～ 9g，薄荷 9 ～ 15g，开水冲泡当茶饮。有辛凉通窍作用，用于鼻渊偏于风热者。

细辛 2 ～ 3g，苍耳子、白芷各 6 ～ 9g，宽水轻煎当茶饮。有辛温通窍功效，用于鼻渊偏于湿浊者。

辛夷、藁本各 6 ～ 12g，服法同上。用于鼻渊鼻塞头痛者。病情轻者，单用辛夷 1 日 6 ～ 15g，服法同上，亦有减轻或控制症状之功。

此患欲其根治，尚需因人因症，辨别寒热虚实或湿痰壅阻等，以针对性标本兼治，加以自我调理，治愈后不再复发者不在少数。

肺热鼻衄，风火头痛，桑菊饮合小蓟饮子加减

组成：薄荷 12g，桑叶 18g，连翘 15g，芦根 24g，桔梗 12g，小蓟 18g，栀子、黄芩各 12g，侧柏叶 12g，藕节 24g，牡丹皮、玄参各 15g，甘草 3g。水煎温服。

功能：疏风清热，凉血止血。主治：素有肺热，或复感风热，以致肺热愈甚，血热妄行，上出肺窍而为鼻衄。或兼见头痛恶热，干咳少痰，鼻窍干燥，咽痛微渴等症，舌苔薄黄，脉象浮数。治宜辛凉疏表，凉血止血。此方主之，多可速愈。但要饮食清淡，谨防重复外感。

方解：薄荷、桑叶疏风清热；连翘、黄芩、栀子清热泻火；芦根、玄参凉血生津；小蓟、藕节、牡丹皮、侧柏叶凉血止血；桔梗利咽，载药上行；甘草清热，调和诸药。用于肺热鼻衄，多能三五剂治愈，可谓屡验之方。

加减：头痛加蔓荆子；口渴加天花粉、麦冬；小便黄赤加淡竹叶、木通；大便秘结加大黄；血热甚，出血量多，口鼻灼热者加生地黄、水牛角片、白及；肺热干咳加浙贝母、鱼腥草。余随症加减。

【常用成方】小蓟饮子（引自《成方切用》） 小蓟（大蓟根止血更良）、炒蒲黄、滑石各 15g，木通 12g，生地黄 15g，栀子、淡竹叶、当归各 12g，甘草梢 6g，藕节 15g。水煎服。功能凉血止血。主治热结血淋、吐衄，加药引即可。吐衄去木通、滑石，加薄荷、黄芩、仙鹤草、桔梗、玄参等味。

十灰散（《十药神书》） 小蓟、大蓟、荷叶、侧柏叶、芦根、茜草根、栀子、

大黄、牡丹皮、棕榈皮各等份。共烧存性为末，每服 6～15g，用鲜藕汁或鲜莱菔汁，磨京墨半砚，调服药末。功能凉血止血。主治呕血、吐血、咯血、咳血、衄血、尿血、便血、妇女崩漏。此系治标之方，待血止住，需对证续调。

四生饮（《济生方》） 生荷叶、生艾叶、生地黄、生侧柏叶各等份，捣烂，丸如鸡子大，每服 1 丸，滚汤化服。功能清热凉血。主治血热妄行之吐血、衄血、崩漏等症。此方先治其标，而后因人对证调治，以巩固疗效。

四阴煎（《类证治裁》） 生地黄 15g，麦冬、白芍、百合、沙参、贝母、阿胶（烊冲）各 9g，茯苓 12g，天花粉 9g，甘草 6g。治阴虚火旺，咳血、咯血、鼻衄，血色鲜红，口干咽燥，颧红烦躁，舌红少苔，脉象细数。

【小单方】 单味大蓟 15g，小蓟 30g，鲜侧柏叶 15g，鲜白茅根 30g，断血流 60g，苎麻根 30g，鲜生地汁 30mL，鲜藕节汁 60mL，土大黄根 15g，茜草根 15g，血余炭 15g，真京墨 6g 磨汁，花蕊石 15g，三七粉 6g，白及 15g 等，均为一日量，选择任何一味水煎服或直接饮用（汁类）、温开水送服（粉类），都有应急止血之功，仓促间单味应用，均有及时止血作用。

若能配合清热泻火凉血药，如牡丹皮、栀子、黄芩、黄连、黄柏、大黄（大便秘结者用）、连翘、玄参、鲜竹叶、鲜荷叶、川牛膝、鲜芦根、凤尾草、金银花、鱼腥草等味之一二种或三四种各适量，止血效果更良。

胃热齿衄，唇红口臭，清胃汤合玉女煎加味

组成：大黄、黄连、黄芩（3 味俱酒炒）各 6～12g，石膏 30～90g(先煎)，生地黄（酒炒）15～30g，知母、麦冬、川牛膝各 12～24g，龙胆草、花蕊石、牡丹皮、栀子各 9～12g，三七粉 3～6g（分 2 次吞服，汤药送下）。水煎温服。

功能：清胃泻火，凉血止血。主治：用于素体胃火炽盛，或因肝火犯胃，以致胃脘疼痛嘈杂，口干咽燥，烦渴引饮，尿黄便秘，甚则呕血、吐血等症，舌质红绛，苔少乏津，脉象弦数有力者宜之。

方解：三黄、石膏、知母、龙胆草、栀子清泻肝胃实火；麦冬、生地黄、牡丹皮、牛膝凉血益阴；花蕊石、三七粉祛瘀活血止血。肝火犯胃，或素体胃火炽盛呕血、吐血者，此方效果显著。凉血止血药之藕节、白茅根、仙鹤草、当归、海螵蛸、血余炭等均可对证选用。但要排除胃痛、胃穿孔等暴急症候。

【常用成方】 一贯煎（《柳洲医话》） 沙参、生地黄各 30g，枸杞子 15g，麦冬 24g，当归 15g，川楝子 12g。功能滋阴清热。主治阴虚阳亢，鼻衄，吐血，

头痛眩晕，口干易怒，舌质红，脉弦数。心烦不寐，口干口渴者，酌选加牡丹皮、栀子、连翘、鲜芦根、朱灯心、玄参、茯神、酸枣仁等味。

清胃汤（《医宗金鉴》） 石膏 30 ~ 90g，生地黄 15 ~ 30g，牡丹皮、黄芩各 9 ~ 15g，黄连、升麻各 6 ~ 9g。功能清热凉血。主治胃火上升，齿龈红肿，齿衄色红，吐血，苔黄，脉数者宜之。便秘口臭加大黄、芒硝；心烦不宁溺赤酌加朱灯心、朱连翘、绿豆衣；烦渴引饮加天花粉、甘葛、鲜芦根、麦冬等味。

湿热下迫，便血如溅，槐花散加味

组成：槐花、侧柏叶、炒荆芥、炒枳壳、地榆、当归各 9 ~ 15g，酒炒黄连、黄芩、牡丹皮各 9 ~ 12g，生地黄、赤石脂各 15 ~ 30g，赤小豆 9 ~ 15g。水煎温服。

功能：清热凉血止血。主治：便血因于饮食厚味，滋生湿热，留恋肠中，扰动营血，下注而出如溅，不夹粪便，血色鲜红，舌质暗红，舌苔黄腻或黄糙，脉象滑数或兼弦。

此方以清热利湿、凉血止血为主，适宜于素体肠胃积热，湿热下注，迫血妄行，而致大便出血如溅等症。止血效果较佳之红药子、断血流、土大黄、仙鹤草、藕节、血余炭等味，均可对证选用，以增强止血作用。待血止后，尚须对证调治，以巩固疗效。其中饮食注意、劳逸适度等俱不可忽略。

便血因于饮食不节或劳倦过度，以致脾虚不能摄血，血色晦暗乏泽，面色失华，神疲懒言，或兼腹痛，舌质淡，脉虚弱者，治宜益气养血，宜用归脾汤、黄土汤等方为主，对证加减。

【常用成方】归脾汤（《济生方》） 人参 9g，白术、茯神、酸枣仁各 12g，黄芪 18g，当归、远志各 12g，木香、炙甘草各 6g，龙眼肉 15g，生姜 3 片，大枣 5 枚。功能益气养血。主治思虑过度，劳伤心脾，食少倦怠，脾虚不能摄血等症。

黄土汤（《金匮要略》） 白术 15g，附子（先煎）9g，甘草 6g，干地黄 18g，阿胶（烊冲）12g，黄芩 12g，灶心土 90g（水煎去渣澄清，用此水煎药）。功能温阳益阴。主治阴结血虚，便后出血等症。

茜根散（《景岳全书》） 茜草根 30g，黄芩 15g，阿胶 9g（烊冲），侧柏叶、生地黄各 18g，甘草 6g。功能滋阴止血。用于心火内炽，口舌生疮，齿衄，尿血。

尿血可参考"血淋"相关方，咳血参照"肺热咳嗽"方，功能主治相近。

胸阳不振，胸痛自汗，黄芪生脉饮合枳实薤白汤加减

组成：生黄芪 18～30g，人参、麦冬各 12～15g，五味子 3～6g，枳实、厚朴各 9～15g，薤白 9～15g，桂枝 6～12g，瓜蒌皮 9～15g，丹参 15～60g，川芎、红花各 9～12g，三七粉 6～9g（分 3 次吞服，汤药送下），降香 6～9g，炙甘草 3～9g，大枣 3～5 枚（9～30g），生姜 3～5 片（9～18g）。水煎温服。

功能：温通心阳，行气活血，宽胸止痛，补虚止汗。主治：心阳不振，气滞血涩，胸闷刺痛，连及背部，甚则心悸自汗，睡不能平卧等症。冠心病属于气滞血瘀、自汗胸痛者，此方亦可参考使用。

方解：参、芪、麦、味益气养阴止汗；丹参、川芎、红花、三七、降香活血散瘀止痛；枳实、厚朴、瓜蒌皮宽胸理气降逆；薤白、桂枝、生姜宣通心阳散寒；炙甘草、大枣和营缓急，调和诸药。诸味相合，有温通心阳、益气止汗、理气活血、开郁止痛之功。用于治疗冠心病胸痹刺痛，心脾阳虚、气滞血涩而致的心悸自汗，胸闷憋气，痛而背胀等症，效果较为显著。若能对证加减，其效更稳。

加减：心悸自汗甚者加朱茯苓、龙骨、牡蛎；心血不足者加龙眼肉、当归身；心阴不足者去桂枝、生姜、薤白，加龟、阿二胶；心阳不足，胸痹畏寒者去麦冬、瓜蒌皮，加炮附子（先煎）；失眠不寐者加酸枣仁、灵芝、龙齿。余随症加减。补心丹、救心丸、虚汗停等中成药，亦可根据病情选用。

【常用成方】枳实薤白桂枝汤（《金匮要略》） 枳实、厚朴各 12g，薤白 24g，桂枝 9g，瓜蒌皮 15g，加煨姜 5 片，水煎服。或为细末，少量温黄酒送服。治胸痹心中痞结，胁下逆抢心。

瓜蒌薤白白酒汤（《金匮要略》） 瓜蒌皮 9～18g，薤白 15～30g，煎汤，少加白酒或老黄酒适量温服。治胸痹，喘息咳唾，胸背痛短气，寸口脉沉迟，关上小紧数。加半夏名瓜蒌薤白半夏汤，治胸痹不得卧，心痛彻背。

千金前胡汤（《千金要方》） 前胡、桂心、半夏、芍药各 6g，黄芩、当归、人参、甘草各 3g，生姜 3 片，大枣 3 枚，竹叶一握。水煎去渣，日三服。一方无竹叶，多茯苓、麦冬、胶饴。治胸中逆气，心痛彻背，少气不食。张璐说："方以前胡取名，取其下气，气下则寒热诸邪解散无余，并开通经络，使气从外

分解。心手之灵若此，非拘于绳墨者之可测识也。"

丹参饮（引自《汤头歌诀正续集》） 丹参 30g，檀香、砂仁各 3g，百合 30g，乌药、金铃子（川楝子）、延胡索各 9g，共为细末。每服 6～9g，用少量温黄酒送服，或温开水送服亦可。治胸痛、胃痛、痛经及一切气滞血瘀痛症。古人治痛，多用通法，后调气和血，或调血和气。此方药味不多，配合得宜，用治心胃诸痛，屡用皆验。

玉屏风散（《丹溪心法》） 黄芪、防风各 30g，白术 60g，共为细末。每服 9g，日服 2～3 次，米饮或白汤下。治自汗不止，气虚表弱，易感风寒。阳虚则不能卫外，故津液不固而易泄，此与外感伤风不同，彼责之邪实，此责之表虚。

参附汤（《引自《汤头歌诀正续集》） 人参 30g，熟附片 15g，水煎服。功能温肾止汗。治阳虚自汗。喻嘉言曰："肾中之阳浮游而自汗，则用参附。"

术附汤（《引自《汤头歌诀正续集》） 白术 30g，熟附片 15g，水煎服。功能补脾止汗。喻嘉言曰："脾中之阳遏郁而自汗，则用术附。"

芪附汤（《引自《汤头歌诀正续集》） 黄芪 30g，熟附片 15g，水煎服。功能固表止汗。喻嘉言曰："卫外之阳不固而自汗，则用芪附汤。……凡属阳虚自汗，不能舍此三方为治。三方之用大矣。"

牡蛎散（《太平惠民和剂局方》） 煅牡蛎、黄芪、浮小麦各 30～60g，麻黄根 15g。功能固表止汗。治阳虚自汗，心悸倦怠，舌淡，脉细。

劳伤心脾，失眠健忘，归脾汤合枕中丹加减

组成：炙黄芪 18g，当归（酒洗）、龙眼肉各 15g，酸枣仁（微炒）18g，焦白术、人参、茯神、远志（去心）各 15g，白莲子、龙骨各 18g，龟甲（酥炙）15g，木香、炙甘草各 6g，煨姜 3 片，大枣 5 枚。水煎温服。四煎药渣宽水，煎开后适温泡足。

功能：引血归脾，益气安神。主治：思虑过度，劳伤心脾，失眠健忘，或惊悸盗汗，潮热体倦，食少神疲，或脾虚不能摄血，致血妄行，以及妇人经带，或心脾伤痛，嗜卧体痛等症。

方解：《医贯》曰："心生血，脾统血，肝藏血，凡治血证，须按三经用药。远志、枣仁补肝以生心火；茯神补心以生脾土；参、芪、甘草补脾以固肺气；木香香先入脾，总欲使血归脾耳。"用于劳伤心脾，血不营心，失眠健忘，神疲倦怠，精力欠佳之人，加以自我调养，常获显效。

【常用成方】**孔圣枕中丹**（《千金要方》）败龟甲（酥炙）、龙骨（研末入鸡腹煮一宿）、远志、石菖蒲各等份为细末。每服 3g，酒调服，日 3 次。治读书善忘，心血不足，痰火上扰等症，久服令人聪明。

归脾汤（《济生方》）参见前"便血"条下。治思虑过度，劳伤心脾，怔忡健忘，盗汗潮热，倦怠食少，不寐，或脾虚不能摄血，致血妄行，以及妇人经带，淋沥不净，或心脾伤痛，肢体疼痛等症。

酸枣仁汤（《伤寒论》）酸枣仁 18g，川芎、茯苓、知母各 15g，甘草 9g。治虚烦不眠，心悸盗汗，头晕目眩，口燥咽干等症。

柏子养心丸（《体仁汇编》）柏子仁、枸杞子、麦冬、当归、石菖蒲、茯神、玄参、熟地黄各 30g，甘草 9g。为丸，每服 6g，日分 3 次服。治阴血不足，心肾失济，神情恍惚，头晕健忘，心悸怔忡，失眠多梦，夜寐多汗等症。

千金茯神汤（《张氏医通》）茯神、茯苓、人参各 30g，石菖蒲 15g，赤小豆 40 粒，水一斗，煮取二升半，分 3 次温服。治心虚神气不宁，烦热惊悸。

天王补心丹（《张氏医通》，张璐方）人参、麦冬各 30g，五味子 9g，熟地黄、茯苓、茯神、远志、菖蒲、玄参、丹参、柏子仁、酸枣仁、天冬、百部、当归、杜仲各 30g，桔梗 15g，甘草 9g（原方无定量），共末，蜜丸，朱砂为衣，空腹龙眼、大枣汤下 6 ~ 9g。治心肾虚耗，怔忡不宁。

人参养荣丸（《太平惠民和剂局方》）黄芪 18g，人参、炙甘草各 9g，白术、茯苓各 12g，橘皮 9g，熟地黄、当归、芍药各 12g，肉桂 3g，远志 12g，五味子 3g，水煎服。治心脾虚寒，惊悸怔忡等症。

【小单方】鸡矢藤 15 ~ 30g，缬草 9 ~ 15g，开水冲泡当茶饮或水煎服俱可。功能舒郁和血，安神止痛。用于失眠头痛、胸脘痞闷等症，效果显著。

灵芝 6 ~ 18g，首乌藤 15 ~ 30g，服法同上。主治失眠。

合欢花、小麦各 15 ~ 30g，大枣 3 ~ 5 枚，服法、主治同上方。

龙齿 15 ~ 30g，真琥珀 6 ~ 9g，朱砂 2g（分 2 次吞服），水煎温服。功能重镇安神。主治多梦惊悸，心神不宁，失眠健忘等症。

麦冬（去心）、茯神各 15g，朱灯心 3 ~ 6g，水煎温服。功能清心宁神。主治心烦不寐，小便黄短等症。

龙眼肉 6 ~ 15g 煎汤，送服酸枣仁末 3 ~ 9g，1 日 2 次。功能养血安神。主治心血不足，面色失华，失眠心悸等症。再加莲子 15 ~ 30g 与龙眼肉同煎，可增强疗效。

朱连翘、朱茯神各 9 ~ 15g，酒炒黄连或莲子心各 3 ~ 6g，水煎温服。功能清心泻火安神。主治心火偏旺，心烦不寐。

珍珠母 30g，柏子仁 15g，水煎温服。功能养心安神。主治心悸失眠。

以上 8 方，皆为临证常用有效、简便易行之法。能够对证选用，多有一定安神作用。经过数十年使用，均为安全有效之方。

脾肺气虚，中气下陷，补中益气汤个人常用方

组成：炙黄芪 15 ~ 30g，人参 9 ~ 15g，炙甘草 6 ~ 9g，白术 9 ~ 15g，陈皮 6 ~ 9g，当归 9 ~ 15g，升麻、柴胡各 6 ~ 9g，生姜 3 ~ 5 片，大枣 3 ~ 5 枚，水煎温服。需要配合饮食温和而有营养，劳逸适度，保障睡眠，精神减压。

功能：补中益气，升阳举陷。主治：烦劳内伤，身热心烦，头痛恶寒，懒言恶食，脉洪大而虚，气短而渴，或阳虚自汗，或气虚不能举元，致疟痢脾虚，脱肛、子宫下垂等症，久不能愈，一切清阳下陷、中气不足之症。

方解：方中黄芪补肺固表为君；脾者肺之母，人参、甘草补脾益气、和中泻火为臣；白术燥湿强脾，当归和血养阴为佐；升麻、柴胡升阳散火，清阳升则浊阴降；用陈皮者，以通利其气；生姜辛温，大枣甘温，用以调和营卫，开腠理，致津液。诸虚不足，先建其中，中者何？脾胃是也。

加减：加炒芩、神曲，名益胃升阳汤，治妇人经水不调，或脱血后食少水泻；去白术，加草蔻、神曲、半夏、黄柏，名升阳顺气汤，治饮食劳倦所伤，满闷短气，不思食，不知味，时恶寒；加苍术倍份，半夏、黄芩、益智仁各三分，名参术益胃汤，治内伤劳倦，燥热短气，口渴无味，大便溏黄；除当归、白术，加木香、苍术，名调中益气汤，治脾胃不调，胸满肢倦，食少短气，口不知味，及食入反出；加白芍、五味，亦名调中益气汤，治气虚多汗，余治同前；加羌活、防风、细辛、川芎，名调营养卫汤，治劳力伤寒，头痛身热，恶寒微渴，汗出身痛，脉浮无力；加白芍、细辛、川芎、蔓荆，名顺气和中汤，治清阳不升，头痛恶风，脉弦微细；加黄柏、生地，名补中益气加黄柏生地汤，治阴火乘阳，发热昼甚，自汗短气，口渴无味（引自《成方切用》）。

本方加减为治气陷头晕，身体倦怠，食少无力，以及胃下垂、脱肛、子宫脱垂、劳倦潮热等症之良方。脾虚气陷、劳伤倦怠等症，可谓屡用皆验。

【常用成方】补中益气汤（《脾胃论》，原方用量） 炙黄芪 4.5g，人参、炙甘草各 3g，白术、陈皮、当归各 1.5g，升麻、柴胡各 1g，生姜 3 片，大枣 2 枚，

水煎服。中成药每次服 6g，日服 2 次。治虚劳内伤，身热心烦，头痛恶寒，懒言恶食，心悸气陷，气短而渴，或阳虚自汗，或气虚不能举元，致疟痢脾虚，久不能愈，脱肛，子宫脱垂，一切清阳下陷、中气不足之证，脉大而虚者宜之。

升阳益胃汤（《脾胃论》）黄芪 60g，半夏、炙甘草、人参各 30g，炒白芍、羌活、独活、防风各 15g，陈皮 12g，白术（净黄土炒）、茯苓（小便利，不渴者，勿用）、泽泻（无淋者勿用）、柴胡各 9g，黄连 6g，共为粗末，每服 9g，加姜、枣煎服。治脾胃虚弱，怠惰嗜卧，身重骨节痛，不思饮食，食不知味，阳气不升等症。原治秋燥，似为欠妥。

脾虚呃逆，胃寒呕嗝，丁香柿蒂汤加减

组成：人参、白术各 9～18g，紫苏子、厚朴、半夏、砂仁各 6～9g，赭石 6～15g，丁香 3～9g，柿蒂 9～18g，甘草 3～9g，生姜 3～5 片，大枣 3～9 枚，粳米 15g，水煎温服。保持心情平和，饮食温和，劳逸适度，注意保暖。

功能：益气和胃，降逆止呕。主治：脾胃虚寒，心下痞闷，呃逆气嗝，反胃呕哕，或胸背胀痛等症。

方解：方中参、术益气补脾，苏、朴、夏、砂、赭温中降逆；丁香、生姜温胃散寒止呕；柿蒂涩敛以治虚逆；甘草、枣、米调和诸药而养胃和胃。用以治疗脾胃虚寒，心下痞满，呃逆气嗝，或病后胃气虚弱（去赭石，换竹茹或藿香），脾胃虚寒，痰湿壅阻，或肝胃失和，气逆不降，以致胸脘憋闷，呃逆呕嗝等症。

加减：胃热去生姜、半夏，丁香减量，加竹茹、芦根；气不虚去人参；胸背胀痛，时或胁腹气胀疼痛，加乌药、木香、香附；泛酸胃痛加煅牡蛎、海螵蛸；痛甚加延胡索、五灵脂。余随症加减。

此方用治脾虚呃逆呕嗝，无论新起或病久，能对证稍作加减，或照方应用，都有较好的健脾益气、和胃降逆作用。用治无数例男女呃逆呕嗝，均有显效，并可治愈。

【常用成方】丁香柿蒂汤（《症因脉治》）丁香 6～12g，柿蒂 9～18g，人参 9～15g，生姜 15～30g，水煎温服。治久病呃逆，因于寒者。一方加陈皮、半夏、茯苓、甘草、高良姜，治同。

旋覆代赭汤（《伤寒论》）旋覆花 15g（包煎），甘草 6g，半夏 9g，人参 12g，代赭石 15g，生姜 15g，大枣 5 枚。治伤寒发汗，若吐，若下，解后心下痞硬，噫气未除。并善治反胃、噎食，气逆不降。

橘皮竹茹汤（《金匮要略》） 橘皮 15g，竹茹 18g，甘草 6g，人参 15g，生姜 30g，大枣 5 枚。治久病虚羸，呕逆不已。亦治吐、痢后，胃虚哕逆。

四磨汤（《济生方》） 槟榔、沉香、乌药、人参各 12g，为粗末，煎三四沸，温服。治七情气逆，上气喘急，妨闷不食等症。一方人参易枳壳，加枳实、木香，名五磨饮，治暴怒气逆、气厥憋闷等症。

丁香煮散（《张氏医通》） 丁香 7 粒，建莲子 7 粒，生姜 7 片，黄秫米 30g，煮熟去姜，啜粥服。治反胃呃逆，呕哕泄泻。

【小单方】丁香 3 ~ 6g，竹茹 15g，赭石 30g，水煎服。无论寒热呃逆呕嗝均可应用。或单用柿蒂 9 ~ 18g，研为细末，分 2 次吞服。胃寒者用生姜 3 ~ 5 片煎水调服；胃热者用竹茹或芦根各 15 ~ 30g，煎水送服，功用相同。

砂仁、厚朴各 6 ~ 12g，共研细末，分 2 ~ 3 次用温开水送服。功能宽胸降逆，和胃止呃。用于胸脘痞闷，呃逆呕嗝。单用去壳砂仁或白豆蔻 3 ~ 9g，分 2 次嚼服或为末温开水送服，亦可减轻呕嗝，并可开胃进食。病情单纯者，小方亦有显效。

奔豚气上，脐下动悸，茯苓桂枝甘草大枣汤为主

组成：茯苓 18g，桂枝 9g，甘草 6g，大枣 9 枚。水煎温服。

功能：温阳行水，理气降逆。主治：用于脐下动悸，逆气上冲，心慌不安，形寒肢冷，舌质偏淡，舌苔白腻，脉象弦紧或沉迟。由于心阳不足，下焦素寒，而致水寒上逆，发为奔豚。其症多为气从小腹上冲，可至胸咽，腹痛气急，甚至心悸惊恐，抽搐厥逆，气顺则止，俗称"起梁"，状若奔豚，乃七情所伤，气机失和，或寒饮凌心，心肾阳气不振所致。寒气上逆所致，属湿热气滞者极少。能对证施治，多可痊愈。

方解：喻嘉言曰："汗本心之液，发汗后脐下悸者，心气虚而肾气发动，肾邪欲上凌心，故脐下先悸。取用茯苓、桂枝，直趋肾界，预伐其邪，所谓上兵伐谋也。"茯苓、桂枝为主，温阳化水，以止逆气；甘草、大枣培土制水，而从中焦和其气逆，以止奔豚复作。此症多属心阳不振，脾虚，肾寒，寒气上逆所致，属湿热气滞者极少。能对证施治，多可痊愈。

加减：胃寒时吐清水、纳差食少倦怠者，酌加煨姜、白术、陈皮、砂仁、党参；小腹冷痛、腰膝畏寒、夜尿过多者，酌加益智仁、乌药、附子；小腹隐痛、睾丸坠胀者，酌加小茴香、沉香、橘核等味；胸咽憋胀、上气呕嗝者，酌加赭

石、丁香、厚朴等味；奔豚从小腹至两胁、郁闷胀痛者，酌加柴胡、香附、郁金、川楝子等味。余随症加减。

【常用成方】奔豚方（《金匮要略》） 甘草、川芎、当归各 2 两，半夏 4 两，黄芩 2 两，生葛 5 两，芍药 2 两，生姜 4 两，甘李根白皮 1 升，水煎温服。治奔豚气上冲胸，腹痛，往来寒热。

桂枝加桂汤（《金匮要略》） 桂枝 15g，芍药 9g，甘草 6g，生姜 5 片，大枣 5 枚。文火水煎温服。此方即桂枝汤桂枝加重剂量，与姜、枣相配，以振奋心阳，降逆平冲。

附子粳米汤（《金匮要略》） 附子（先煎）、半夏各 6～12g，甘草 6～9g，大枣 3～9 枚，粳米 6～15g。加水煮至米熟，去渣，温服。治腹中寒气，雷鸣切痛，胸胁逆满，呕吐。加减同茯苓桂枝甘草大枣汤下。

噎膈脘闷，食物难下，启膈散合丁香透膈散加减

组成：人参、白术、茯苓各 9～15g，佛手、白豆蔻（后下）、神曲、藿香、厚朴、郁金各 12g，荷蒂 15g，丁香、姜半夏、沉香各 6～9g，炙甘草 6g，粳米 15g。1 剂药文火缓煎 3 次，药汁混合一处，分 3 次饭后半小时温服。药渣再煎，适温泡足。保持精神舒缓，饮食以温和容易消化为要，注意保暖。

功能：健脾醒胃，宽胸降逆。主治：噎膈饮食难下，胸脘胀痛，以及食管癌不能手术及放化疗患者，身体虚弱，胃脘疼痛，饮食难下难消等症。

加减：食管癌可酌加野葡萄根或藤 15～30g，八月札 15g，蒲公英根 15～30g，以增强清热解毒、消肿散结之功。

此方常用于治疗胃气失于和降而致噎膈，以及食管癌体弱饮食难下等症，可以减轻症状，渐能进食，甚至还有治愈者，效果较为理想。

上二方合而加减，其实以四君子汤补脾益气，以下诸药多为芳香醒脾、宽胸降逆之味，故用于饮食难下者，多可见效。若胃阴不足，口干或渴者，可减去香燥的丁香、半夏等，或减小用量，并加入沙参、玉竹等味，以养阴生津。按照张鸡峰的说法："噎膈是神思间病，惟内观自养者可治。"说明情绪舒缓，精神愉悦，加以各方面调养，用药方能有效。如果出现滴水不入、二便闭塞，是谓胃气已绝，乃是最后严重阶段，治之已难见效。

早期正气不虚，饮食并无大碍者，蟾皮、守宫、急性子、白花蛇舌草、半枝莲、龙葵等药，亦可对证适量选用，以加强清热解毒、软坚散结之功。用此方为

主加减，已临床治愈 3 例胃癌、2 例食管癌中晚期患者，年龄在 50 岁左右，随访 5 年以上，未见复发。其余多数患者，也都有不同程度的症状减轻，能够续进饮食，噎膈减轻。但要完全有效，或者有多大把握治愈此患，此方还远远力不能济。个人经验，仅供参考。

【常用成方】五膈宽中散（《张氏医通》）　厚朴（姜汁炒）60g，炙甘草 30g，木香 15g，白豆蔻 9g，共为细末。每服 9g，加生姜 3 片，入盐少许，和渣服。治七情郁结，痰气痞塞，遂成五膈。

丁香透膈散（《张氏医通》）　五膈宽中散加丁香、沉香各 6g，半夏、草果、人参、白术、香附、砂仁各 9g，生姜 5 片，大枣 3 枚，水煎服。一方多青皮、陈皮、神曲、麦芽各 9g，水煎服。或研细末，每服 6～9g，日服 2 次，用温开水送服。功用主治同五膈宽中散。

廓清饮（《张氏医通》）　枳壳、厚朴、大腹皮、白芥子、陈皮、茯苓、莱菔子、泽泻各 9g，水煎服。治三焦壅滞，胸膈胀满，气道不清，小水不利，年力未衰，通身肿胀，或肚腹单胀，气实非水等症。

开关利膈丸（《张氏医通》）　木香、槟榔各 21g，人参、当归（酒洗）、藿香、炙甘草、炒枳实各 30g，大黄（酒蒸）、厚朴（姜制）各 60g，共为细末，水泛为丸梧桐子大。每服三五十丸，食后米饮下。治肠胃壅滞，噎膈不通，大便燥结。此方热壅膈塞者用之适宜。"然噎膈之燥结，皆由五志抑郁，伤耗精气而成，非有热邪留结，可攻下而除也，用方者审诸。"（《张氏医通》）

千金五膈丸（《张氏医通》）　麦冬（去心）90g，甘草 60g，蜀椒（炒去汗）、远志肉、桂心、细辛、炮姜各 30g，炮附子 1 枚，人参 60g，共为细末，炼蜜为丸弹子大。先食，含 1 丸，细细咽之，喉中胸中当热，药丸稍尽，再含 1 丸，日 3 夜 2 服。治饮食不得下，手足冷，上气喘息。

上文脾虚呃逆、下文虚寒反胃及气滞脘胀等诸方，均可相互参考，对证选用。

虚寒反胃，脘痞食少，藿香安胃散加味

组成：藿香 12g，陈皮、丁香各 9g，人参、焦白术各 15g，砂仁（后下）、姜厚朴各 9g，炒神曲 15g，高良姜 9g，粳米 15g，生姜 5 片，水煎温服。

功能：温中散寒，健脾益气。主治：脾胃虚寒，纳差脘痞，饮食难消，或时欲反胃呕吐等症。

方解：方中藿香、砂仁、厚朴、陈皮、神曲和胃消食；人参、白术、粳米健脾益气；丁香、二姜温中散寒。诸药相合，以成健脾和胃、温中止呕之功。用于脾胃虚寒，饮食难消而致的反胃呕吐等症，屡获稳验。

【常用成方】藿香安胃散（《张氏医通》）藿香、橘红各 15g，丁香 9g，人参 30g，为散。每服 6g，用生姜 3 片，水煎温服，食前和渣服。功能和中止呕。主治脾虚胃寒，时欲反胃呕吐。

平胃散（《太平惠民和剂局方》）苍术 15g，厚朴、陈皮各 9g，甘草 3g，生姜 3 片、大枣 3 枚为引。水煎温服。治脾有停湿，痰饮痞膈，宿食不消，满闷呕泻，以及感受山岚瘴气，不服水土，脘腹痞闷，时欲呕吐等症。伤食加炒神曲、炒麦芽，或加炒枳实；湿盛加薏苡仁、五苓散；痰多加半夏；疲倦不思饮食加人参、白术、炒山药、砂仁；痞闷加枳壳、木香；便秘加大黄、芒硝；小便黄赤加赤茯苓、泽泻；外感头痛加葱白、淡豆豉取微汗。

【小单方】煨姜 15 ～ 30g，丁香 3g，黄小米 30 ～ 90g，加水适量煮至米化，去丁香、煨姜，分 2 次温服。功能和中温胃止呕。主治脾胃虚寒，时欲呕吐，胃脘怕冷，得温则舒等症。

烧柴泥土灶心土（伏龙肝）煎水，取中间清者适量，煎煨姜 6 ～ 15g，取汁饮。功用同上，止呕甚良。

人参、焦白术各 60g，陈皮、砂仁、干姜各 30g，共研细末，每服 6 ～ 9g，饭后半小时用温开水送服。功能健脾温中，和胃止呕。主治脾胃虚寒，饮食难消，时欲反胃呕吐等症。

单味生姜适量嚼服，亦有温胃止呕作用。或同陈皮适量水煎温服，亦可温胃行滞，消食止呕。再加砂仁适量，效果更佳。

止呕小方很多，仅举最为常用显效者数方，以供临证选用。

气滞脘胀，泛酸胃痛，四君子汤合金铃子散加牡蛎海螵蛸

组成：党参 15 ～ 30g，白术、茯苓各 12 ～ 18g，佛手 9 ～ 15g，木香、砂仁、川楝子肉（麦麸炒）、延胡索（酒炒）各 9 ～ 12g，海螵蛸 15g，煅牡蛎 30g，甘草 6g，大枣 5 枚，粳米 9g，水煎温服。或去大枣、粳米，共为细末，每服 6 ～ 9g，用温开水或枣、米煮粥调服，日 2 次。服药期间，忌食绿豆、萝卜、茶水及酒类、辛辣、寒凉、油腻等滞胃伤胃、发病之物。饮食需要温和容易消化、有规律，勿饥饱无度、暴饮暴食，劳逸适度，谨防感冒。

功能：健脾和胃，制酸止痛。主治：饮食失度，脾胃虚弱，或者辛辣刺激，脾胃屡伤，以致日久脾虚气滞，胃脘胀痛，嗳腐吞酸等症。胃镜检查，多为胃炎、溃疡、红肿糜烂。

方解：参、术、苓、草为四君子汤，以健脾益气；佛手、木香、砂仁、川楝子、延胡索理气止痛；海、牡收敛制酸；枣、米安中养胃，以助诸药之力。用于泛酸胃痛属于脾虚气滞者，效果较为稳妥。

加减：饮酒过度，湿热偏盛，耗伤津液，胃痛烦渴者，加甘葛、芦根各15～30g，以生津止渴，解酒缓痛；胃脘刺痛如针扎，是为瘀滞所致，可加郁金、五灵脂各9～15g，以散瘀活血止痛（五灵脂与党参同用可增其止痛之功，勿虑"十九畏"，根据来自李东垣《药性赋》，临证应用数十年证明，二药同用，效果甚佳）；中焦湿热，气滞便秘，加黄连、大黄各酒炒9～12g，以清热燥湿通便；气虚甚者，党参换人参9～15g，加炙黄芪15～30g；胃镜检查有红肿糜烂而胀痛者，加蒲公英15～30g，以消肿散瘀；食少脘痞者，加炒神曲、炒谷芽、炒鸡内金各9～15g。余随症加减。

此方用于治疗脾虚气滞胃痛，或兼胃酸过多，胃脘刺痛等症，无论何种胃炎，或者糜烂、溃疡，用之皆效。保守点言，已治万余例胃脘痛者，无效的甚少。但前提是：患者必须忌口，凡酸辣生硬之物皆得注意，要养成良好饮食习惯，加之用药对证，方能保障疗效。反之，虽然有效，但很难治愈。反复复发者亦不鲜见。此方不用加减，用之亦效，但无对证加减效果显著。

【常用成方】四君子汤（《太平惠民和剂局方》）　人参6～15g，白术9～18g，茯苓9～15g，甘草3～9g。治一切阳虚气弱，脉来虚软，脾衰肺损，饮食少思，四肢倦怠等症。

加陈皮名异功散，用以调理脾胃；再加半夏名六君子汤，功能燥湿除痰；加香附、砂仁名香砂六君子汤，主治虚寒胃痛；六君子汤加竹沥、麦冬，治四肢不举；六君子汤加乌梅、草果、姜、枣煎服，名四兽饮，治五脏气虚，七情兼并，或感受山岚瘴气，状似疟疾寒热脘痞等症；六君子汤加柴胡、葛根、黄芩、白芍，名十味人参散，治潮热体倦；加黄芪、山药，亦名六君子汤，为病后调理，助脾胃而进饮食；加木香、藿香、甘葛，名七味白术散，治脾虚肌热，泄泻作渴；合四物汤（当归、川芎、芍药、地黄）名八珍汤，治气血两虚；八珍汤加黄芪、肉桂，名十全大补汤，以治虚羸之症。四君子汤为补气助阳总剂，因症加减，方名甚多，总不离补脾助阳、益气调中之用。如为气血两虚，则可与相须之味配合，以阴阳同调，气血双补。

良附散（《良方集腋》）　高良姜（酒炒）、香附（醋炒）等份，共为细末。每服 3～9g，食远温开水送服。功能温中散寒，理气止痛。治心胃诸痛，胸腹疼痛，属于胃寒气滞者。

家传胃痛方　五灵脂（酒炒）、延胡索（醋炒）、郁金各 30g，沉香、檀香、砂仁、木香各 15g，煅海螵蛸、煅牡蛎、焦白术各 30g，佛手 15g，炙甘草 9g，共为细末。每服 6～9g，日服 2～3 次，饭后半小时用稀粥调服。功能健脾理气，活血止痛。主治气滞血瘀，时或泛酸，胃脘胀痛或刺痛。畏寒者（尿清便溏，或胃部畏寒、时吐清水等症）用煨姜 6～15g 煮稀粥送服；胃热者（小便黄，大便秘，时或烦渴等症）用芦根 30g，酒大黄 3～6g，开水冲泡，取汁送服。寒热不明显者用温开水送服。此方治胃痛屡验。

心胃气痛验方（《验方新编》）　真海南沉香、木香、公丁香、制乳香、制没药、五灵脂、前胡各 3g，麝香 0.3g，共为细末，密贮。每服 2～3g，温开水送下。专治男妇心胃各种气痛，虽痛极难忍者，服之皆效。孕妇禁服。此方真海南沉香及麝香难买到，止痛效果虽良，配制颇难。

治心胃虫疾作痛方（《验方新编》）　饮水入口即吐，或口渴饮水不止，或口吐清水者皆是。川椒 3～6g，乌梅 6～15g，生姜 3～5 片，煎服即止。

治酒食凝滞攻冲作痛方（《验方新编》）　川楝子（去核，酒炒）1.5g，延胡索、血灵（五灵脂褐色成块者）、桃仁（去皮尖，研）、蒲黄各 3g，水煎服，甚效。

又方（《验方新编》）　枳壳（麦麸炒）30g，炒食盐 9g，共为细末，每服 3g，治心胃气痛，效验甚速。

【小单方】金果榄研细末，每服 3～6g，日服 2～3 次，饭后半小时温开水送服。功能清热泻火，消肿止痛。主治胃热胃痛，因于平素嗜食辛辣刺激之物，或者饮酒过度，引起胃痛胃燥，口干口渴，舌苔黄厚乏津，湿热气滞，胃脘胀痛或刺痛等症，此方屡用皆验。胃寒者慎用。

红木香（五味子的粗壮藤茎皮及根皮，去净泥土杂质晒干）研为细末，每服 6～12g，日服 2 次，饭后用稀粥或温开水调服。功能理气活血，行滞止痛。用于胃脘气滞胀痛，效果明显。

鸡矢藤 30g，延胡索、佛手各 15g，共为细末，每服 6～9g，日服 2 次，饭后半小时用温开水送服。主治同红木香方。

陈香橼皮 15g，郁金 9g，丹参 30g，水煎温服。功能理气解郁，活血止痛。

主治同红木香方，而止痛作用更强。

红蚤休（支柱蓼的连珠状褐红色根茎，草医称"算盘七""算珠七"，去须根泥土晒干）研为细末，每服 3 ～ 9g，日服 2 次，饭后用稀粥或温开水送服。功能清热解毒，消肿止痛。民间常用于治疗胃脘痛，胃镜检查有红肿糜烂而胃脘刺痛者，用之有止痛效果。

酒炒大黄 90g，海螵蛸 120g，煅牡蛎 300g，酒炒延胡索 90g，蒲公英根 180g，共为细末。每服 6 ～ 9g，日服 2 次，饭后半小时用稀粥或温开水送服。功能清热解毒，活血消肿，收敛止痛。主治胃脘痛属于红肿糜烂或溃疡，缠绵日久，胃脘胀痛或刺痛，时伴便秘色黑等症。

以上 6 方，皆是从长期临证应用、遴选其安全有效者小结而来，能够对证选用，多有较好效果。切勿嫌其药物简单而弃之。

积滞脘胀，饮食难消，平胃散合保和丸加减

组成：炒苍术、焦白术各 15g，姜厚朴、陈皮、炒山楂、炒麦芽、茯苓、炒山药、炒莱菔子、连翘、炒神曲各 12g，木香 9g，甘草 3g，煨姜 3 片。水煎温服，或为末每服 6 ～ 9g，日服 2 ～ 3 次。

功能：健脾和胃，消食导滞。主治：饮食积滞不消，脘腹胀满或疼痛，时欲呕嗝泛酸，或小便黄短，大便秘结等症。

方解：二术、茯苓、山药健脾燥湿；厚朴、陈皮、木香行气宽胀；麦芽、山楂、神曲、莱菔子消食导滞；连翘、甘草清热；煨姜温中。诸药和合，以成健脾燥湿、消食导滞之功。用于饮食积滞腹胀，时或欲呕，泛酸吐腐等症，屡获显效。

加减：大便秘结加酒炒大黄 9g；小便黄短加车前子 15g。

【常用成方】小承气汤（《伤寒论》）　酒炒大黄 6 ～ 12g（以大便通畅为度），厚朴、枳实各 9 ～ 15g。治便秘谵语，潮热而喘，以及杂病上焦痞满不通，饮食积滞，大便秘结，腹胀腹痛等症，而属于热结里实证者。此方下之，续用上加减方及保和丸等方对证调之。

保和丸（引自《成方切用》）　山楂肉、炒神曲、茯苓各 30g，半夏、陈皮、连翘各 18g，神曲 60g，糊为丸，麦芽汤下，或加麦芽亦可。治食积停滞，腹痛泄泻，痞满吐酸，积滞恶食，食疟，下痢等症。

加减圣效散（东坡方，引自《成方切用》）　炒莱菔子、砂仁、槟榔、陈皮、

延胡索各 24g, 厚朴、防风、苍术、藁本、藿香叶、柴胡、独活、石菖蒲、泽泻、枳壳、细辛各 15g, 草豆蔻 10 个, 共为粗末。每服 15g, 水盏半, 煎至半盏, 去渣温服不计时, 取遍身微汗即愈。时气不和, 空腹饮之, 可辟时疫。若能对证加减, 其效更良。此方与"午时茶"的配伍药味及功效相似, 有成药供应, 服用方便。治内伤饮食, 外感时邪, 内寒外热, 或内热外寒, 肢节拘急, 头痛脊强, 恶寒发热, 呕逆胸闷, 肠鸣腹痛, 饮食不消, 以及痧症腹痛等症。

健脾丸（引自《成方切用》）焦白术、人参、炒麦芽、陈皮各 60g, 山楂肉 45g, 枳实 90g, 共为细末, 神曲糊和为丸。每服 9g, 米饮下。治脾虚气弱, 饮食不消。

【小单方】炒莱菔子研末, 量体质强弱、病情轻重, 每服 6～30g, 温开水适量送下。伤于面食加炒麦芽等量; 伤于肉食加炒山楂等量; 大便不通加酒大黄; 腹痛加木香; 发热加紫苏叶、柴胡; 欲呕加藿香、砂仁、生姜; 饮食不消加焦白术、陈皮。伤食初起, 脘胀腹痛较轻者, 及时治之, 多可速愈。

伤于肉食积滞而体实者, 用炒山楂 30g, 草果 12g, 水煎服。大便秘结不通加酒炒大黄 9～15g, 以通为度; 小便黄赤加川木通 9～15g; 腹胀腹痛加枳实、厚朴各 9～15g; 积滞日久, 手足心热或身体潮热, 加醋制鳖甲 9～15g; 脘痞纳差加白术 15g, 砂仁（后下）9g; 时欲呕吐加藿香 9～15g, 生姜 3～5 片; 心烦口渴加麦冬、朱连翘各 15g。以 2 味为主加减, 新食积久, 用之皆验。

民间习惯单用二丑炒研末, 拌以红糖适量食之, 用量多较偏大, 用于"打食"消胀, 确有立竿见影之功。但用于小儿"打食", 切不可用量过大, 不然, 食积虽下, 但脾胃受伤, 反而造成运化失常, 消化无力, 容易反复积滞, 甚至影响以后健康。诚望小儿家人: 切不可执拗任性, 只图一时之快, 而随意使用攻法太过之味。保赤散、保和丸、平胃散、健脾丸等中成药, 适证用之, 多能消食导滞, 健脾和胃, 见效虽缓而稳妥。

脾肾阳虚, 泄泻日久, 理中汤加味

组成: 人参 15g, 焦白术 24g, 茯苓、炒山药各 18g, 酒炒白芍、煨木香各 9g, 炮附子（先煎）、炮姜各 3～9g, 肉豆蔻、诃子各 12g, 炙甘草 6g, 大枣 5 枚, 粳米 15g。水浓煎（冷水煎开后小火再煎半小时以上）, 温服。服药期间忌食绿豆、茶水、生冷油腻及一切难以消化之物, 注意保暖。

功能: 温肾健脾, 涩肠止泻。主治: 脾肾两虚, 命火不足, 以致完谷不化,

腹痛久泻。或本脾肾阳虚，复伤于生冷油腻；或脘腹直接受寒，腹痛泻下清稀，缠绵不止，一般止泻药无效者，此方服之，立见显效。泻利初起，脾肾不虚，夹杂实邪者忌用。

方解：参、术、苓、草（四君子汤）及山药补脾益气；姜、附温中祛寒；木香、酒芍、诃、蔻理气缓痛，涩肠止泻；大枣、粳米和营益胃。常用于脾肾阳虚，完谷不化，久泻不止者，此方用之，效果显著。

加减：若泻利久不止者，加赤石脂、乌梅、石榴皮等味，以增强涩肠止泻之功。如属泻利初起，或夹湿热积滞者，此方禁用。婴幼儿泄泻日久者，大多1剂药即可治愈，但用量、药味需要酌减。

【常用成方】理中汤（《伤寒论》）　焦白术15～30g，炮姜9～15g，炙甘草6～9g，人参9～18g。治伤寒太阴病，自利不渴，寒多而呕，腹痛便溏，脉沉无力，或厥逆拘急，或结胸吐蛔，以及感寒吐泻，中宫虚寒，气不能理诸症。自利腹痛加木香；腹不痛、泻多者倍白术；渴者倍白术；倦卧沉重，利不止加附子；腹满去甘草；呕吐去白术，加半夏、姜汁；脐下动气，去术加桂；悸加茯苓；发黄加茵陈；寒实结胸加枳实。本方蜜丸名理中丸，治同。

四神丸（引自《成方切用》）　补骨脂120g（酒浸炒），吴茱萸30g（盐水炒），肉豆蔻（面裹煨）、五味子（炒）各90g，大枣百枚，生姜240g。上4味共为细末，姜、枣同煮至枣烂，去姜，取枣肉和药末捣为丸。每服6g，临卧淡盐汤下。药服若早，至夜力减，不能敌一夜之阴寒。主治脾肾两虚泄泻，或称五更泻。

九炁丹（引自《成方切用》）　熟地黄15g，附子6g（先煎），肉豆蔻9g，吴茱萸、炮姜各6g，补骨脂15g，荜茇、五味子、炙甘草各6g。气虚加人参9g，脾虚加焦白术15g，水煎服。主治脾肾虚寒，飧泻惊泻，或伤于寒冷，或酒湿伤脾，痛泻无火等症。

参苓白术散（引自《成方切用》）　人参9g，白术、茯苓各15g，炙甘草9g，炒山药15g，白扁豆9g，炒薏苡仁、白莲子各15g，陈皮、砂仁、桔梗各6g，水煎服。治脾胃虚弱，饮食不消，或吐或泻等症。

胃苓汤（引自《时病论》）　猪苓、云茯苓、白术、泽泻各9g，肉桂3g，厚朴6g，苍术、陈皮各9g，甘草6g。如夹食积者，可加山楂肉9g。治中暑伤湿，腹痛泄泻。

【小单方】雄黄连（即红药子之色黄如黄连者，功同红药子，但止泻作用较色红之红药子强。无则用红药子亦可。红药子，十堰亦称朱砂七、朱砂莲）

15 ～ 30g（最大剂量可用至 60g），同粳米 15g、煨姜（干姜亦可）3 ～ 9g（脾胃虚寒甚者可用至 15g），水煎至米化，去净药渣，分 3 次温服。止泻作用显著，亦治红白痢疾日久不愈。但此药不可生用及单味研末吞服，因为气味涩而微苦，脾胃恶之，因而服后出现呕哕反应。加姜、米水煎去渣服，则无此弊。对于久泻、久痢不止，用之屡验。初起者慎用，恐止涩太早滞邪，泻止后腹胀。

老鹳草 9 ～ 15g，黄小米 6 ～ 15g，水煎 2 次，去渣分 2 次温服，止泻利作用亦很显著。用于久泻不止，或者便溏、痢下日久，用之皆验。

大蒜瓣 9 ～ 30g 捣烂，开水冲泡，取汁分 3 次微温或冷服，止泻作用甚速。胃部糜烂或溃疡者慎服，以防刺激而致胃痛。

野荞麦根（开金锁、开银锁）9 ～ 30g，粳米等量，文火煮至米化，去渣分 2 次温服，止泻功效亦良。

石榴皮 6 ～ 15g，水煎温服，止泻亦佳。脾胃弱者同黄小米、炒谷芽各 9 ～ 30g，陈皮 6 ～ 9g 同煎；胃寒者同煨姜 9 ～ 15g 同煎。

以上 5 方，止泻作用俱佳。曾治很多泄泻日久，几乎百药无效，用之多可一二次泄泻即止，未见有不良反应或留有后患者。小儿及体弱者用量酌减。泻痢止后再对症调理，以促进身体康复。

肠胃湿热，泄泻痢疾，白头翁汤合参苓白术散加减

组成：白头翁、秦皮各 12g，茯苓、白术各 15g，薏苡仁、赤石脂各 18g，砂仁、山药、白芍（酒炒）、乌梅各 15g，木香 9g，炙甘草 6g，粳米 15g，煨姜 3 片，大枣 3 枚，水煎温服。

功能：清热利湿，健脾止泻。主治：泄泻、痢疾。此为个人治疗泄泻、痢疾的基本方，效果较为满意。若能辨证施治，则效果更稳。

方解：白头翁味苦性凉，主治热毒血痢；秦皮苦涩性寒，主治湿热下痢；茯苓甘温淡渗，益脾止泻；白术甘温，燥湿健脾；薏苡仁甘淡微寒，渗湿益脾，以治泻痢热淋；砂仁、煨姜辛温，温中醒脾；山药、粳米甘平，补脾肺，止泻痢而固肠胃；白芍微寒，以治泻痢后重，脾虚腹痛；乌梅酸涩而温，敛肺涩肠；木香辛苦性温，升降诸气，以治泻痢里急后重，下坠腹痛；炙甘草甘温，调和诸药，而解百毒。诸味相合，用以治疗泄泻、痢疾，疗效稳验。

加减：因寒泄泻，利下清稀，完谷不化，口淡腹痛者，去白头翁、秦皮之苦寒，煨姜换炮姜，加人参、肉豆蔻，以温中祛寒，益气涩肠。火泻，黄赤臭秽，

原方或加黄连、黄芩，去芍药、乌梅之酸敛，以免滞邪。或夹暑湿之邪，胸脘痞闷，食少倦怠等症，可酌加藿香、厚朴、白扁豆；食积不消，加山楂、神曲适量；痢下脓血，加当归、生地黄、地榆、金银花等味；气虚加人参、炙黄芪；脾肾阳虚用上方"理中汤加味"，其余随症。红白痢疾日久不愈者，雄黄连方用之止痢效果极佳。

【常用成方】**白头翁汤**（《伤寒论》）　白头翁 9 ～ 18g，黄柏、黄连、秦皮各 9 ～ 12g，腹痛后重加木香 6 ～ 9g，入糯米 9 ～ 15g。腹痛后重加木香，少入糯米，水煎温服。治热毒泻痢，下痢脓血，里急后重，肛门灼热，身热心烦，渴欲饮水，舌红苔黄，或腻或燥，脉弦数或沉滑者。

芍药汤（《素问病机气宜保命集》）　芍药、当归、黄连、槟榔各 9g，木香、甘草、大黄各 6g，黄芩 9g，官桂 3g。水煎，食后温服。治湿热泻痢，腹痛便血，里急后重，赤白下痢，肛热溺赤，舌红苔腻，脉象滑数者。

香连丸（《仁斋直指方》）　木香、黄连共为细末，醋糊为丸，米饮下。治下痢赤白，脓血相杂，里急后重者。

真人养脏汤（罗谦甫方）　罂粟壳（去蒂，蜜炙）108g，诃子（面裹煨）36g，肉豆蔻（面裹煨）15g，木香 72g，肉桂 24g，人参、焦白术、当归各 18g，炒白芍 48g，生甘草 54g，共为细末。每服 12g，日服 2 ～ 3 次，米饮或姜、枣煎汤送服。脏寒加附子。一方无当归。治泻痢日久，赤白已尽，虚寒脱肛，亦治下痢赤白，脐腹疼痛，日夜无度。

诃子散（《兰室秘藏》）　罂粟壳（去蒂，蜜炙）3 ～ 6g，诃子（煨，去核）、炮姜、橘红各 9 ～ 15g，水煎，空腹温服。治虚寒泄泻，水谷不化，肠鸣腹痛，脱肛及便脓血，日夜无度。

胃关煎（《时病论》）　熟地黄、怀山药各 18g，干姜、吴茱萸各 9g，白扁豆 12g，白术 18g，炙甘草 6g，水煎，食远温服。治脾肾两虚作泻，久泻，腹痛不止，冷痢等症。

姜茶饮（《时病论》）　生姜、细茶叶各 9g，水浓煎服。治寒热疟及赤白痢。

倪涵初痢疾三方（引自《验方新编》）　通治痢疾，对证选用，疗效稳妥。

初服方：黄连（去芦）、条芩、生白芍、山楂肉各 3.6g，陈枳壳（去穰）、紫朴（去外皮，姜汁拌炒）、槟榔、青皮（去穰）各 2.4g，当归、甘草、地榆各 1.5g，红花 0.9g，桃仁（去皮尖，研如粉）3g，南木香 0.9g（磨），兑水二碗，煎一碗，空腹服，渣再煎服。此方或红或白，里急后重，身热微痛者皆可服。若单白痢者去地榆、桃仁，加橘红 1.2g，木香 0.9g；若大便滞涩甚者，加大黄 6g（酒拌炒），三五日内甚效。

第二方：川黄连、黄芩、白芍各酒炒 1.8g，山楂肉 3g，橘红、青皮、槟榔、地榆各 1.2g，炙甘草 0.9g，当归 1.5g，桃仁粉 1.8g，红花 0.9g，木香（磨，兑服）0.6g，水一碗，煎一碗，空腹服，渣再煎服，十日半月内效。

第三方：痢延日久，脾胃弱而滑者，法当补理，宜用此方。日延一月不愈者，用川黄连、条芩各酒炒 1.8g，芍药（酒炒）1.2g，橘红 1.8g，全当归、人参（无则高丽参、党参均可）、焦白术、炙甘草各 1.5g，水煎空腹服。渣再煎服。上为原方药味用量，可根据病情加减。

【小单方】泄泻下雄黄连等 5 小方，亦可参考应用，特别是雄黄连方，治痢下赤白，日久不止者，用之效果甚速，并不留后患。

马齿苋不拘多少，洗净泥土杂质，去水气，开水烫之，再以大蒜瓣捣汁、加食盐少许拌匀，适量食之，治痢下红白，亦有一定疗效。

痢下红白兼有黏冻臭腐，里急后重，尿黄者，鲜马齿苋 60～120g，白头翁 15g，金银花 30g，甘葛 15g，车前草 30g，木香 12g，粳米 15g，宽水煎 2 次，药汁混合一处，分 3 次温服，止痢效果亦佳。加减法同经验方下。

肝经湿热，胁痛口苦，柴胡疏肝散加减

组成：柴胡（醋炒）、青皮（醋炒）、川芎各 12g，白芍、枳壳、香附（醋炒）、栀子、黄芩、龙胆草各 15g，大黄（后下）6～15g，郁金、延胡索（醋炒）各 12g，甘草 6g。水煎 2 次，饭后半小时温服。吐血或鼻衄，加童便（12 岁以下健康男童的尿）1 杯入汤药服。三煎药渣宽水，煎开后加陈醋半斤，适温泡足。需要饮食清淡，心情平和，戒烟酒，勿熬夜，劳逸适度。

功能：疏肝解郁，泻火通滞。主治：肝经湿热，口苦，胁满胁痛，心烦易怒，大便滞涩，饮食乏味，肢体强滞等症。

方解：柴胡、香附、青皮、枳壳疏肝理气解郁；白芍凉肝养阴；川芎活血理气；栀子、大黄、黄芩泻火利湿通便；郁金、延胡索活血止痛；甘草清热解毒，调和诸药。诸药合用，清泻肝火，解郁行滞，理气止痛，常获显效。

加减：小便黄赤加木通 12g，车前子 30g；头痛加石决明 30g，蔓荆子 15g；夜寐不宁加朱砂 2g（分 2 次吞服），连翘 15g；胆囊炎、胆结石、胆囊息肉或脂肪肝肝区胀闷疼痛者加丹参 30～60g，赤芍 15～24g，红花 9～15g；妇女痛

经加茺蔚子、泽兰各 15 ~ 24g；口渴欲饮加麦冬、鲜芦根各 15 ~ 30g；鼻衄加鲜侧柏叶、小蓟、生地黄各 15 ~ 30g，干品减半；饮食乏味加白术、炒山楂各 15g，炒谷芽 30g；会阴部潮湿或夜寐汗出，加糯稻根 30 ~ 90g，黄柏、知母各 9 ~ 15g；眼黄、尿黄加茵陈蒿、垂盆草各 30 ~ 90g，或三颗针根 9 ~ 15g，藤梨根 30 ~ 90g。余随症加减。此为个人治疗以上诸症之经验方，效果多较显著。

【常用成方】龙胆泻肝汤 见阳亢头痛下。

小柴胡汤（《伤寒论》） 柴胡、黄芩各 15g，人参 9g，甘草 6g，生姜 5 片，半夏 9g，大枣 5 枚。治伤寒少阳证，寒热往来，胸胁痞闷，心烦喜呕，或胁下痛，或腹中痛，或渴或利，或耳聋口苦，脉弦，或午后余热不解等症。

清营汤（《温病条辨》） 水牛角、生地黄、玄参、竹叶、麦冬、丹参各 15g，黄连 9g，金银花、连翘各 15g。治热入营分，身热夜甚，口渴谵语，虚烦不眠，或斑疹隐隐，舌绛脉数。肝经血热可加生白芍、牡丹皮、栀子适量。

逍遥散（《太平惠民和剂局方》） 柴胡、当归、白芍、白术、茯苓各 9 ~ 15g，甘草 3 ~ 6g，煨姜 3 ~ 5 片，薄荷 6 ~ 12g。血虚气郁，肝胆郁火，胁痛头眩，妇女郁怒伤肝，致血妄行等症，用此方加减治之。盖木郁则火郁，火郁则土郁，土郁则金郁，金郁则水郁，逍遥散治木郁，诸郁皆解。加牡丹皮、栀子，名丹栀逍遥饮，治肝经血热，头痛目暗，经血妄行等症。

温胆汤（《集验方》） 姜半夏 9g，茯苓 15g，陈皮 9g，甘草 6g，枳实 9g，竹茹 15g，生姜 3 片，大枣 3 枚，水煎服。治胆胃不和，痰热上扰，眩晕呕吐，嘈杂心悸，口苦微渴，胁满不寐等症。

越鞠丸（《丹溪心法》） 香附、苍术、川芎、神曲、栀子等份为末，曲糊为丸。每服 6g，日服 2 次，用温开水送服。湿郁加茯苓、白芷；火郁加青黛；痰郁加南星、半夏、瓜蒌、海浮石；血郁加桃仁、红花；气郁加木香、槟榔；食郁加麦芽、山楂、砂仁；夹寒加吴茱萸。各与上五味等量。

胁痛者，多与肝气不舒有关，而肝气不舒原因较多，以上诸方能够辨证施治，对证加减，用之皆验。

【小单方】柴胡 12g，丹参 30g，酒大黄 6g，为 1 日量，水煎当茶饮。用于肝经湿热，气郁血滞，右胁胀痛或刺痛，大便解时不畅，包括慢性胆囊炎肝区胀闷或痛，用此方以解郁、活血、通便，有明显舒郁止痛作用。痛甚者加郁金、延胡索各 12g；胀气明显者加川楝子、木香各 9g，或青皮、枸橘各 6 ~ 9g；口干口苦加黄芩、龙胆草各 9g；大便秘结加大黄适量；小便黄赤加栀子、木通、淡竹叶各9～15g；饮不止渴加麦冬15～30g，天花粉9～15g。小方应用对证，对于病情不重者，亦有较好疗效。

三颗针根6～15g，赤芍9～18g，香附9～15g，水煎温服。清利肝胆湿热、活血舒郁止痛作用亦良。

湿热阳黄，二便涩秘，茵陈蒿汤加味

组成：茵陈60g，栀子15g，大黄9g（后下，以大便通畅为度），垂盆草、藤梨根、丹参、凤尾草各30g，泽泻、茯苓各15g，生薏苡仁30g，甘草3g。水煎温服。三煎药渣宽水，煎开后加陈醋适温泡足。注意饮食清淡，适当休息。

功能：清热解毒，利湿退黄。主治：肝胆湿热引起的阳黄，眼黄、尿黄、肤黄，色如成熟橘皮，大便涩秘，胁腹痞闷，全身倦怠，厌油恶食，或口苦烦躁，小便黄短，大便秘结，属于肝胆湿热盛实者。阴黄尿清、便溏、畏寒者禁用。

方解：方中茵陈、栀子、垂盆草、藤梨根、凤尾草清热解毒，利湿退黄；大黄通便，荡涤积滞；丹参凉血活血；泽泻、茯苓、生薏苡仁渗湿利水以通水道；甘草清热，调和诸药。

加减：纳差食少加白术、炒山楂各15g，陈皮9g。

按语：此方治疗湿热黄疸初起者，退黄之功屡用速效。大多都能在5～10天"三黄"明显消退，厌油、体倦减轻，半月左右治愈者为多数。

【常用成方】茵陈蒿汤（《伤寒论》）茵陈30～90g，大黄（后下）9～15g，栀子9～15g。治伤寒阳明病，但头汗出，腹满口渴，二便不利，湿热发黄，脉沉实者。大黄易黄连，名茵陈二物汤，治同。茵陈蒿汤加厚朴、枳实、黄芩、甘草、生姜、灯心草，名茵陈将军汤，治同。

甘露消毒丹（引自《汤头歌诀正续集》）水飞滑石450g，茵陈330g，淡黄芩300g，石菖蒲180g，川贝母、木通各150g，藿香、射干、连翘、薄荷、白豆蔻各120g，共为细末。每服9g，温开水调服，日二三次。治长夏暑热下逼，地湿上蒸，人受其气，而发热倦怠，胸闷腹胀，肢酸咽干，面色深黄，口渴溺赤，或便秘，或吐泻，或发温毒等症。

黄连解毒汤（《肘后方》）黄连、黄芩、黄柏、栀子各9～15g。治三焦火毒，湿热盛实，心烦口燥，咽干不寐，或吐衄发斑，痈疖肿毒，脉数有力。

【小单方】藤梨根30～90g，三颗针根6～12g，水煎温服。功能清热解毒，利湿退黄。主治湿热阳黄，便秘溺赤，心烦口苦，脘胁胀闷等症。

凤尾草、垂盆草、车前草各 30 ~ 90g，水轻煎，当茶频饮，功用、主治同上方。

垂盆草鲜品一味不拘多少，去净杂质泥土，捣取自然汁半碗，加入白砂糖 25g，开水冲搅至糖化温服，1 日 2 ~ 4 次（日 3 夜 1），功用、主治同上方。

茵陈 30 ~ 60g，虎杖 15g，服用法及主治同上方。

脾肾不足，阴黄倦怠，茵陈术附汤加减

组成：茵陈 30g，白术、茯苓各 18g，陈皮、砂仁（后下）各 12g，党参 24g，鸡内金 15g，薏苡仁 30g，附子（先煎）、干姜、肉桂各 9g，甘草 6g，粳米 15g，水煎温服。

功能：温补脾肾，渗湿退黄。主治：阴黄脾肾阳虚证，食少倦怠，二便不实，肤色黄如烟熏，或面色㿠白，畏寒肢冷，胁满，自汗。如阳黄过用寒凉，戕伤脾肾阳气，以致脾失运化，肾阳不振，或者肝脾失和，肤色萎黄，脘痞胁胀，二便不实，神疲倦怠者，亦可作阴黄治，此方为主，对证加减。

加减：胁满胀痛加柴胡、香附各醋炒 9 ~ 15g；肝血失活加赤芍 15g，丹参 30g，红花 9g；肝血不足加当归、白芍（酒炒）各 9 ~ 15g；肾虚腰酸加枸杞子、淫羊藿、菟丝子各 15 ~ 24g。余随症加减。

【常用成方】茵陈术附汤（《医学心悟》） 茵陈 15 ~ 30g，白术 12 ~ 24g，附子、干姜、肉桂、甘草各 6 ~ 9g。治阴黄脾肾阳虚证，症见精神委靡，面色萎黄或㿠白，畏寒肢冷，时或自汗，胸胁胀满痞闷，纳少无味，背困腿沉，阳痿跗肿，小便清长，大便溏薄，舌苔薄白，脉象沉缓。

暖肝煎（《景岳全书》） 肉桂 9g，小茴香、茯苓、乌药、枸杞子、当归各 15g，沉香 6g，生姜 5 片。寒甚者加吴茱萸、干姜；再甚者加附子。治肝肾阴寒，胁腹冷痛等症。脾胃虚弱加焦白术、党参；纳差胃胀加陈皮、砂仁、炒山楂；尿多色黄，肤色、白睛暗黄加茵陈、铃茵陈。

益肾暖肝健脾方（经验方） 熟地黄 18g，当归 15g，枸杞子 18g，五味子 6g，党参 18g，白术、茯苓各 15g，陈皮、砂仁（后下）各 12g，附子（先煎）、干姜各 6g，茵陈、鸡骨草各 30g，甘草 6g，粳米 15g，水煎温服。治脾肾虚寒，肝血不足，肤色熏黄，大便不实，小便量多淡黄，纳差食少，肢体倦怠，脉象沉缓或弦涩者。

伐木丸（引自《本草备要》，张三丰方） 苍术 1000g（米泔水浸，黄酒、面

曲各 120g 拌炒），绛矾 500g，醋拌晒干，入瓶，火煅为末，陈醋煮糊为丸绿豆大。每服 6 ~ 9g，温黄酒送服。能入血分，伐肝木，燥脾湿，治肿满。即所谓"懒黄病""黄胖病"属阴黄者。

绿矾丸（经验方） 绿矾 180g（米醋适量拌湿，阴干），大枣 500g，苍术、白术各 90g，陈皮、木香、厚朴各 60g，鳖甲（醋炒）120g，甘草 30g。上药除大枣外，余药共研细末；用大枣煮糊去皮核，和药末为丸豌豆大。每服 6 ~ 9g，日服 2 ~ 3 次，用稀粥送服。功能柔肝健脾，燥湿和营。主治黄胖病，腹满脘痞，食少倦怠，面浮足肿等症（包括慢性肝炎肝脾失和，腹胀胁满，或脾大、早期肝硬化等病症）。

肝脾失和，脘胁胀痛，茵陈蒿汤合血府逐瘀汤加减

组成：茵陈蒿 30g，山栀子 15g，酒制大黄 9g，当归、赤芍、生地黄各 15g，丹参 30g，柴胡、醋制香附、桃仁、红花各 15g，白花蛇舌草 30g，半枝莲 18g，甘草 3g。水煎温服。

功能：清热利湿，活血化瘀。主治：黄疸湿热偏盛，气郁血瘀，烦渴脘闷，溺赤便秘，以及慢性肝炎时日延久，反复肝功指标异常，而致肝硬化早期，肝区隐隐刺痛，或慢性胰腺炎反复发病，或慢性坏死性胰腺炎、胰腺癌等。

方解：前 3 味为茵陈蒿汤，清热利湿退黄，用于湿热阳黄；当归、赤芍、生地黄、丹参凉血活血；柴胡、香附疏肝理气；桃仁、红花、白花蛇舌草、半枝莲、甘草清热解毒，消肿散结。用以治疗湿热偏盛、肝气郁结、肝血失活之湿热黄疸、早期肝硬化、慢性胰腺炎、胰腺癌等，对证加减，均有一定疗效。

加减：脾胃虚弱酌加党参、白术；纳差食少加陈皮、砂仁；气滞脘胀加木香、厚朴；热盛烦渴，便秘溺赤加芦根、麦冬、车前子；肝功异常，肝区胀闷隐痛加红木香（五味子根）、矮地茶、石见穿（紫参）、铃茵陈；肝硬化加醋制鳖甲、三棱、莪术；有腹水加醋制大戟、甘遂等味，此 2 味禁止与甘草同用！非肝硬化腹水，不可轻易使用，亦不可用量过大及常服。

按语：此方曾治愈一例"胰腺癌"，跟访 8 年无异常。治疗多例慢性胰腺炎反复复发者，有减少复发次数及减轻不适症状作用。治疗慢性肝炎肝功反复偏高，并出现早期肝硬化者多人，也有一定控制腹水、减轻肝硬化程度等效果。但要辨证无误，因人加减，方能有效。加减应用经验，仅供参考。

【常用成方】所主病症近似于癥瘕、积聚、臌胀、疟母等病症。

鳖甲煎丸（《金匮要略》，中成药）　鳖甲、乌扇、黄芩、柴胡、鼠妇、干姜、大黄、芍药、牡丹皮、瞿麦、桂枝、葶苈子、石韦、厚朴、紫葳、半夏、人参、䗪虫、阿胶、蜂巢、赤硝、蜣螂、桃仁。治癥瘕疟母。今用于治疗肝硬化及癌肿等，有软坚散结功效。《千金要方》有海藻、大戟二味，无鼠妇、赤硝，主治相同。

舟车丸（《丹溪心法》）　甘遂、芫花、大戟（上3味均需醋制）各3g，大黄（酒制）、黑丑（炒）、木香、陈皮、橘红各9g，轻粉0.5g。法制为丸，每服1g，小便通利肿消，立即停服。治水湿内聚，触之有波动感，小便少，甚则胸满喘逆，用此消肿行水。此症日久，腹大日增，面色萎黄乏泽，形体消瘦，舌质红绛或花剥，为湿热蕴结，蓄血内着，肝脾两伤，水湿停聚所致。此方暂用，以缓标急。

外用行水消肿法（经验方）　大戟15～30g，研为细末，清水调为稠糊，厚敷于神阙穴（肚脐正中）；另用生甘草3～9g，水煎温服。用于臌胀（肝硬化腹水）水肿，胸脘胀闷，甚至呼吸气急、服药困难者，此法有行水消肿作用，可暂缓标急之症。但不可合用内服，因为二药药性相反，内服产生剧毒。亦不可将甘草外用、甘遂内服，使用相反，危象立见！

健脾益肾软坚法（经验方）　黄芪、党参各18～30g，白术、茯苓、山药各15g，佛手、砂仁（后下）各12g，山茱萸、枸杞子、益智仁各15g，柴胡（醋炒）、香附（醋炒）各12g，丹参30g，红花、赤芍、醋炒鳖甲各12g，干蟾皮（醋炒）9g，炙甘草6g，粳米15g，大枣5枚，煨姜5片，水煎温服。四煎药渣宽水，煎开后加陈醋半斤，适温泡足。功用同方名。主治"慢肝"日久，肝脾失和，水湿内聚，出现臌胀腹水，食少倦怠，身体消瘦等症，使用峻下行水消肿后，接服此方，以标本兼调。如面色暗黄，可加茵陈30g；大便溏稀，或小便清长，四肢畏寒者，加炮附子、肉桂、煨姜易炮姜各6～9g，以温里祛寒，回阳救逆。

按语：反复出现腹水，身体日渐羸弱者，欲其治愈，实属不易。但能辨证无误，标本兼治的，亦有奇迹出现。亲见先辈治疗腹大如鼓、通身水肿、他医已不治者数人，经过精心调治，后又活30年、十余年者，不为鲜见。要在胆大心细，用药对证，标本兼治，药物精到，以及患者密切配合等，方能取得显效。所谓事在人为，不无道理。

风寒湿痹，肢痛腰酸，独活寄生汤加减

组成：独活 15g，桑寄生 18g，细辛 3g，当归、熟地黄、续断、杜仲各 18g，金毛狗脊、巴戟天各 30g，牛膝、川芎、千年健各 15g，甘草 6g，水煎温服。

功能：祛风除湿，补益肝肾，通利腰膝。主治：肝肾不足，风湿留恋，腰膝无力，关节强痛，甚或屈伸不利，以及骨刺、"椎突"、腰及坐骨神经疼痛、麻木、活动不便等症。

方解：独活、细辛、千年健、金毛狗脊祛风除湿，通络除痹；归、地、续断、寄生、杜仲、巴戟天益肾养血，强壮腰膝；川芎、牛膝活血止痛，通利关节；甘草甘缓，调和诸药。诸味和合，用以治疗肝肾不足，风湿留恋，腰膝疼痛，筋骨不利等症，有除湿通痹、强腰壮膝、通利关节、活络止痛之功。数十年用以治疗上述诸症，常收满意效果。若能辨证加减，其效更稳。

加减：头项强痛加天麻、羌活各 12～18g，以祛风除湿，息风活络；肩臂疼痛麻木加桂枝、姜黄各 9g，以活血散寒止痛；肝阳上亢、血热头痛者，熟地黄换生地黄 30g，加地龙 9g，蔓荆子 15g，丹参 30g，以凉血活血止痛；脾肾虚寒者加附子、肉桂各 3～9g，补骨脂 15～30g，以温肾助阳，祛寒止痛；湿寒重者加制川乌、制草乌各 3～6g（先煎），以祛湿散寒，活血止痛；加鸡矢藤 30～90g，止痛效果甚佳；或加制乳香、制没药各 9g，止痛作用亦良；气滞血瘀，经脉不通者加苏木、三七、穿山甲各 3～9g，以活血祛瘀，通络止痛；风湿痹痛加穿山龙，此药用于治疗风湿痹痛及大骨关节病，价廉效良，用量 30～90g。余可随症增减。

加大米 15～30g 同煎，意在护胃养胃，以减少祛风湿药对胃的刺激。药渣切勿弃之，1 剂药渣加陈醋、高度白酒各约 1 两，拌匀加热，装入预先准备好的布袋（切勿用塑料袋），趁热敷痛处，冷则加热再敷，1 次敷 1～2 个小时，1 日敷 1～2 次，或不计时热敷，以增强通络止痛功效。凡使用者，无不反映效果良好，且见效甚速。敷时注意避免烫伤，勿着凉感冒。内服外敷，可明显提高疗效，勿嫌麻烦。药渣热敷后，还可加热水适温泡足，仍有调理阴阳气血、舒展经脉、缓解疲劳等功效，用过自知其妙。

按语：风湿痹痛不仅是肝肾不足、风湿留恋而致肢体腰膝疼痛，尚有行痹（侧重于风邪，游走性疼痛）、着痹（湿重，重着沉困或麻木）、痛痹（寒重，疼痛不移）、热痹（热重，灼热疼痛，关节红肿）及尪痹（关节僵硬，肌肉萎缩，

久治不愈之"类风湿")等诸多类型。本方为常见风湿日久，肝肾不足而致腰膝关节疼痛的经验方。

【常用成方】独活寄生汤（《千金》方，引自《成方切用》） 独活、桑寄生、秦艽、防风、细辛、当归、芍药、熟地黄、杜仲、牛膝、人参、茯苓、甘草、桂心各等份，共为细末，每服12g，或水煎服。治肝肾虚热，风湿内攻，腰膝作痛，冷痹无力，屈伸不利等症。

薏苡仁汤（引自《成方切用》） 薏苡仁60g，当归18g，芍药、桂心、麻黄各9g，甘草6g，苍术24g，加生姜15～30g，水煎服。治痹在手足，湿留关节，并治手足流注疼痛，麻木不仁，难以屈伸。

行痹游走疼痛方（桂枝五物汤合防风汤加减） 黄芪18g，桂枝9g，赤芍、防风、秦艽、葛根、当归各15g，大枣3枚，生姜3片，水煎温服。上部痛者加羌活、白芷各9g；下部痛者加独活、牛膝各12g；痛甚者加乳香、没药各6g；行痹兼见瘀滞者加红花9g，穿山甲6g；手臂疼痛麻木加姜黄9g，丹参30g。治行痹走注疼痛，或畏风自汗等症。

热痹红肿疼痛方（白虎加桂枝汤加减） 石膏30g，知母15g，粳米9g，甘草6g，桂枝9g，络石藤、桑枝、忍冬藤、青风藤、玄参、赤芍各15g，水煎温服。治热痹肢体关节疼痛或红肿，属于热伤津液，故见患处红肿疼痛等症。

红肿灼热痛方（经验方） 丹参、生地黄各30g，牡丹皮、赤芍、红花、土牛膝各15g，络石藤、忍冬藤各30g，黄柏、知母各15g，红藤30g，甘草6g，水煎温服。治热极化火，关节肿胀焮痛，用此以凉血解毒，通络止痛。

湿痹重着薏苡仁汤加减方（经验方） 薏苡仁90g，当归、赤芍各15g，桂心、麻黄、甘草各6g，制苍术、羌活、独活各15g，白术30g，生姜3片，水煎服。治湿痹肢体重着，腰胀腿沉，四肢无力，小便清长，大便不实等症。若肌肤麻木不仁，筋脉拘挛者，加海桐皮、五加皮、伸筋草，以舒筋通络；手足麻木冰冷，湿滞夹寒者，酌加制川乌、桂枝、石楠藤、苏木等味，以祛寒湿，活血止痛；有汗去麻黄；有热去桂心。

痛痹乌头汤加减方（经验方） 制乌头（先煎）、麻黄各6g，黄芪30g，当归、赤芍、熟地黄各18g，红花12g，甘草6g，生姜5片，水煎温服。四煎药渣加陈醋、白酒各适量拌匀，加热布包敷患处不计时，以感到温暖舒适痛轻为度，需要谨避风寒。治寒痹（痛痹）风寒湿邪入侵，痛有定处，遇寒则剧，得热则缓，患处不红不肿，关节屈伸不利，脉象沉紧或弦迟者。

若痛痹日久，痛处冰冷，疼痛着骨，麻木不仁，活动艰难，舌暗津润，脉沉迟或涩者，乃寒邪凝结，气血失和。治宜散寒祛湿，活血通络。可用下方调治。

川芎肉桂汤加减（经验方） 川芎18g，肉桂9g，当归、熟地黄各18g，桃仁、赤芍、独活、苍术、麻黄各9g，金毛狗脊24g，制乳香、制没药各9g，人参、白术各12g，黄芪30g，炙甘草6g。水、酒各半缓煎，饭后半小时温服。功能温阳益气，祛寒通络，活血止痛。主治痛痹日久，气阳不足，湿滞血涩，疼痛着骨，关节不利等症。阳虚畏寒肢冷者加附子、炮姜；阴虚盗汗者减麻黄、肉桂，酌加龙骨、牡蛎等味；纳差食少者加陈皮、砂仁；肝肾不足者加枸杞子、锁阳、肉苁蓉、鹿茸片等味。

复方穿山龙药酒方（经验方） 穿山龙120g，海风藤、鸡矢藤各30g，制川乌、制草乌各15g，熟地黄、当归、独活各60g，红花30g，三七90g，羌活、桑寄生各30g，续断、杜仲、苍术、薏苡仁、木瓜、五加皮、威灵仙各60g，生黄芪90g，川牛膝60g，炙穿山甲30g，狗脊、丹参、入地金牛、鹿衔草各60g，制乳香、制没药各45g，大血藤、乌梢蛇各60g，甘草30g，大枣90g，生姜150g，红糖1000g，50度纯玉米大曲白酒20斤。上药同浸泡于白酒内过百日即得。每服半两，日服2～3次。亦可加热外擦患处。谨避风寒，劳逸适度。功能祛风除湿，散寒止痛。主治风寒湿痹及骨刺疼痛麻木，关节不利，畏寒畏风，或陈伤作痛，遇劳则甚等症。高血压、胃溃疡、糖尿病、孕妇及小儿禁服。

二乌汤（经验方） 制川乌、制草乌各9g（均先煎），麻黄6g，桂枝12g，独活15g，熟地黄24g，当归18g，红花12g，赤芍15g，生黄芪30g，炙穿山甲6g，穿山龙30g，鹿衔草30g，水煎内服，渣热敷患处。功能活血散寒，温经行滞。主治痛痹，关节疼痛麻木等症。

三痹汤（引自《张氏医通》） 人参12g，黄芪18g，当归、川芎、地黄、杜仲、续断、防风各12g，桂心6g，细辛3g，茯苓、秦艽、牛膝、独活各15g，甘草6g，生姜5片，大枣5枚，水煎，不拘时热服。治风寒湿气合病，气血凝滞，手足拘挛，腰腿强痛等症。

治脾湿腰痛如在水中方（《验方新编》） 白术60g，薏苡仁45g，水三碗，煎汤一碗，一气饮之，多则2剂为止。加威灵仙15～24g，薏苡仁60～120g，治脾家伤湿腰痛腿沉，效果亦佳。

局方渗湿汤（引自《成方切用》） 炮姜9g，橘红15g，焦白术30g，炙甘草9g，苍术、茯苓各15g，丁香6g，生姜3片，大枣5枚（一方去橘红，加肉桂

6g），杵散温服（个人常用量为每用 15 ~ 30g，水煎，去渣，温服；或研为细末，每服 6 ~ 15g，温开水送服）。治湿滞经络，腰下重着而痛。

十味锉散（引自《成方切用》）　黄芪、炮附子、当归、白芍各 40g，川芎、防风、白术各 30g，茯苓、肉桂各 20g，熟地黄 70g，锉细末，分 10 日服，姜 3 片，枣 2 枚，煎汤食后临卧服。功能养血柔筋，祛风止痛。主治臂痛不舒，或中风血弱臂痛，连及筋骨，不能举肢者。

豨莶丸（引自《成方切用》）　豨莶草不拘多少，拣去粗茎，留枝、叶、花、实，酒拌蒸，晒干为末，蜜丸，每服 6 ~ 9g，日 2 次。功能祛风湿，强筋骨。主治风痹及中风喎僻，肢缓骨痛，风痹走痛，或四肢麻木，关节疼痛等症。

巴戟天汤（引自《成方切用》）　巴戟天 24g，制附子 6g，五加皮 12g，川牛膝 12g，石斛 10g，炙甘草 10g，萆薢 6g，茯苓 12g，防风 12g，防己 12g，生姜 3 片，大枣 2 枚，水煎温服。功能温经散寒，除湿止痛。治冷痹，脚膝冷痛，行步艰难等症。

通痹散（引自《成方切用》）　天麻、独活、藁本、当归、川芎、白术各等份，共为细末。每服 6 ~ 12g，热酒调服，1 日 2 次。治腰以下至足，风寒湿三气合而为痹，冷冰如在水中，不能自收。

加减拈痛方（经验方）　全蝎 9g，蜈蚣 2 条，僵蚕、乌梢蛇各 12g，防风、秦艽各 15g，生黄芪 30g，当归 18g，姜黄 12g，鸡血藤胶 15g（烊冲），雷公藤 9g，制乳香、制没药各 9g，甘草 6g，水煎温服。药渣热敷患处不计时。功能祛风除湿，通络止痛。主治尪痹（类风湿关节炎），风寒湿邪侵袭肌表经络，气血运行不畅，关节肌肉疼痛麻木等症。

复方丹参饮（经验方）　丹参 30g，生地黄 15g，牡丹皮 15g，茜草 30g，红花 15g，土牛膝 18g，络石藤 18g，忍冬藤 30g，鸡矢藤 18g，大血藤 18g，赤芍 15g，知母 15g，石膏 30g，水煎温服，药渣冷敷患处。功能凉血通络，散结止痛。主治热痹关节红肿疼痛等症。

宣痹汤（引自《成方切用》）　防己、杏仁、滑石各 15g，连翘、栀子各 12g，薏苡仁 30g，半夏（醋炒）、晚蚕沙、赤小豆皮各 12g，水煎温服。功能清热利湿，宣通经络。治湿热痹痛，寒战高热，骨节烦痛，面目萎黄，小便短赤等症。

加减豨桐丸（经验方）　豨莶草、海桐皮、忍冬藤、嫩桑枝、鸡血藤各 30g，秦艽、知母、葛根各 15g，生薏苡仁 30g，木防己 15g，水煎温服。功能疏风清热，活血化瘀。主治风寒湿邪流注关节，郁久化热，气滞血瘀，关节疼痛等症。

木瓜酒（经验方） 续断、杜仲、川芎、秦艽、川牛膝、红花、桑寄生、千年健、鹿筋各 90g，当归、羌活、独活、陈皮、五加皮、木瓜、玉竹、山栀子各 120g，白酒 30 斤，上药同泡百日即成。日服 2 次，每次半两。功能祛风定痛，活血通络。主治风湿入络，筋脉拘挛，四肢麻木，筋骨疼痛，腰膝酸软无力。

风湿冷痛秘方（民间流传验方） 僵蚕、牛膝、甘草、苍术、麻黄、乳香、没药、全蝎各 40g，生马钱子 300g。先将乳香、没药放置净瓦上，用木炭火焙去油，一直焙到不起黄泡为止。再将牛膝、甘草等 6 味药用锅炒起黄泡，但勿过度焦黑，以免损伤药力。马钱子放入砂锅内，入宽水淹没，加一把绿豆（60～120g），文火煎至绿豆开花后，取出马钱子去外壳，切成薄片，以免硬化。诸药共研细粉，收贮备用。切记将煮马钱子用过的器具清水洗净，并将药皮、绿豆汤埋入深土下，以防其他动物误食中毒。成人体壮者，1 次 1～2g，初服量应减半，视其耐药力及病情需要，逐渐加量为妥，每日服 1 次，空腹服，黄酒为引。体弱者酌减用量。服药后仔细观察 4 小时以上，无口麻舌强等中毒反应，医者方可离开患者，但要保持联系。此药服法，初服一定要用极小量，无效或能承受药力，再因人因病逐渐加量。但 1 日最大剂量不得超过 1～2g，以确保用药安全。12 岁以下、破伤风患者、患有其他严重疾病者，以及孕妇禁服。无论何种患者，不管身体强弱，用药均不得超过规定剂量，以防引起中毒。

服药如出现牙关微紧，身拘紧或发冷，不可紧张，饮几口凉水即可好转。但最好预先准备生绿豆粉 60～150g，口麻舌强较重者，每次用 15～30g，冷开水调服，其毒即解。服药后若出现头晕，安静休息或入睡片刻，眩晕即可消除。服药期间忌饮茶及冷水，禁食绿豆。须谨避风寒水湿，适当休息，暂勿饮酒。

功能搜风散寒，通络止痛。用于风湿引起的腰腿、手足麻木疼痛，或半身不遂、偏瘫，身体局部麻木，以及紧口风，肢体强痛，陈伤作痛等症，效果均较显著。原方下注："一般性风湿病不超过半料或 1/4 料即可痊愈。因风湿引起的局部麻木，疗效可达百分之百。"然而方中马钱子用量过大，切不可擅自加量，以防引起不良后果。经过反复应用观察，治疗风湿痹痛，中风偏瘫，关节疼痛麻木强滞，活动不便者，服后通络止痛效果确实显著。但要严格控制用量，并密切观察服药后反应，万万不可粗心大意！疗效与中毒成正比，不可贪功冒险！

风湿痹痛屡效方（民间验方） 当归、制草乌、制川乌、牛膝、乌梅各 10g，白酒 3 斤，生姜、红糖各 250g。上药共放瓷罐中，隔水炖 3 小时，罐口须封紧，勿令泄气，放 7～15 天后，即可取服适量（1 次饮半两至 1 两）。此方已流传四十余年，曾治愈多人风湿关节痛、多年腰腿痛。有人说他父亲腰腿痛多年，住院治疗未见明显好转，后用此方一料而愈。主治风湿麻木、关节疼痛及肢体瘫痪无力等症。

万应紫金膏（《验方新编》原方）　赤芍、当归、红花、黄芩、防风、荆芥、连翘、黄柏、姜黄、蝉蜕、白芷、甘草、胎发、大黄、金银花、蜈蚣、川乌、草乌、羌活、苍术、细辛、川椒、秦艽、乳香、没药、何首乌、蛇床子、木鳖子、大枫子、生半夏、生南星、生水蛭、生全蝎、生马钱子、白芥子各15g，猪油、麻油、桐油各半斤。将上药浸入油内，春夏3日，秋冬7日，倾入锅内，文火熬至药色焦黑，滤起药渣，再熬至滴水不散，称油，每斤加炒黄丹春夏210g，秋冬195g，用槐枝不住手搅动，续熬至滴水成珠，再加白腊15g，用槐枝搅匀，随即取起，收入瓦罐，浸入水中拔去火毒，十余日后即可用。用时以布或纸摊开，贴于患处。功能活血散瘀，消肿止痛。治男女大小瘰疬，对口，发背，乳痈，鱼口，便毒，臁疮，热疖，无名肿毒，手足腰背疼痛，闪挫扭伤，以及哮喘咳嗽，泻泄痢疾，其效无穷。

骨刺热痹外敷方（经验方）　土牛膝、生大黄、忍冬藤、鸡矢藤、酢浆草、土鳖虫、丹参、红花、苏木、赤芍、透骨草、独活、羌活、当归尾、生乳香、生没药各60g，八棱麻根、红景天、菊叶三七、老鹳草各120g。鲜品共捣烂为泥，干品共研细末，用米醋、白酒适量拌匀，敷于患处，日易一次。此方外用大有凉血活血、消肿定痛之功。主治痹痛日久化热，或热痹关节疼痛红肿，以及骨刺、新旧伤痛偏于风热血瘀者。仅供外用，切勿内服。

神灯照方（老中医肖世茂祖传秘方）　全当归、川芎、独活、羌活、细辛、苏叶、荆芥、防风、桂枝、麻黄、苍术、白芷、生川乌、生草乌、木瓜、牛膝、寻骨风、透骨草、海风藤、千年健、红花、朱砂各10g，明雄2g，麝香少许（约1g），陈艾绒不拘多少（以900～1800g为宜）。上药共为细末，和于艾绒之中，以毛粗纸卷紧如棍状，糊封晒干，收贮备用。用时点燃熏照患处（悬灸），以皮肤潮红为度。功能温经散寒，祛风燥湿，活络止痛。主治中风瘫痪，半身不遂，筋骨疼痛，四肢麻木，风寒湿痹等症。

乳香定痛丸（老中医肖世茂祖传秘方）　水飞朱砂少许，苍术（酒水拌炒）60g，生草乌（炮去皮脐）、生川乌（炮去皮脐）、当归、川芎各30g，白芷、丁香、羌活、自然铜（醋淬7次）各15g（可用至30g），乳香、没药各9g。合研末，枣蒸去皮核用肉，合捣药末，作丸梧桐子大，每服15～30丸，温酒送下。

此方亦可泡酒饮。治百节走注，遍身疼痛，肢体倦怠，风寒湿邪引起的关节疼痛等症。注意：二乌有大毒，用量须慎。

熨风捻痛散（老中医肖世茂祖传秘方） 独活、羌活、麻黄、细辛、当归、川芎、高良姜、肉桂、防风、白芷、吴茱萸、川椒、天麻、乳香、全蝎、白僵蚕各15g，合研粗末。每用药末60g，入盐120g同炒热，布袋装热熨痛处。如冷再炒再熨。治痛风，历节冷风，湿风寒风，热风着风，遍身注痛，百节走痛。

坎离砂（《千金要方》） 麻黄、当归尾、附子、透骨草、红花、干姜、桂枝、牛膝、白芷、荆芥、防风、木瓜、生艾绒、羌活、独活各等份，铁砂适量。用醋、水各半，将药煎成浓汁，再将铁砂炒红后搅拌，制成坎离砂。用时加醋适量，以砂潮湿为度，装入布袋内，自然发热，敷在患处。如太热时可移动之，勿灼伤皮肤。此方治风寒湿痹，年久肢体麻木，效果甚佳。

通痹止痛膏药方（最新拟定经验方，止痛效果比以往方有明显提高） 当归、川芎、红花、生黄芪、防风、秦艽、桂枝各60g，生川乌、生草乌、生马钱子（去外壳）、雷公藤、生乳香、生没药、乌梢蛇、入地金牛（两面针的根）、鸡矢藤、鸡血藤各90g，千年健、独活、羌活、川牛膝、续断、金毛狗脊、乌药、细辛、白芷、麻黄、伸筋草、木防己、苏木、赤芍、穿山甲、小茴香、生全蝎、僵蚕各60g，透骨草（凤仙花的连根全株干品）、白茄根（洗净泥土，切片晒干）各240g，菜籽油10斤。上药36味，同浸泡于菜籽油中，冬春7日，夏秋5日，放于铁锅中，文火缓煎至药焦枯半炭化时，离火待温，用纱布滤净药渣，再入锅中文火慢熬至药油滴水不散。称准药油，每斤药油下炒黄丹夏秋215g，秋冬195g，黄丹武火炒至紫黑色，边炒边下，稍凉则黄丹颜色复原为橘黄色，用桑木或槐木棍不住手搅之，但熬膏药之火不宜过大；待炒黄丹下尽，仍不住手搅之，令丹融化均匀，并撒去锅下薪火，继续搅至成膏，颜色乌黑或黑褐色即可。若黄丹入药油时色黄，或过早离火，则膏药之色亦为黄色或红黄色，但基本不影响疗效。膏药制成后，需要放入水中三日夜，或放置7日后，以去火毒，方可用厚纸或棉布摊贴。功能祛风除湿，活血止痛。主治风湿痹痛，陈伤作痛，骨刺骨痹，以及颈腰椎间盘突出等引起的疼痛强滞、麻木不仁、屈伸不利等症。

按语：此方已用多年，并传于弟子数人，其中有人还想申报专利，因为止痛效果颇佳。上方为近期修订，其活络止痛效果续有提高。

肝肾不足，腰腿酸痛，杜仲狗脊汤为主

组成：杜仲、金毛狗脊各30g，当归、熟地黄、续断各18g，菟丝子、巴戟天各30g，怀牛膝、山茱萸、枸杞子、千年健各18g，水煎，同炒熟核桃仁3～5枚细嚼温服。

功能：补益肝肾，强腰壮膝。主治：肝肾不足，腰腿酸痛，时感无力，不耐疲劳，或因风湿痹痛日久，肝肾精血亏乏，以致腰酸腿软，容易疲倦等症。张璐曰："腰痛尚有寒湿伤损之异，腰酸悉属房劳肾虚。"以上诸方乃主风寒湿痹，此方则为肝肾不足所致腰膝酸痛为主，对证应用，常收到较好效果。

方解：方中杜仲、狗脊强壮腰膝；当归、熟地黄、枸杞子、续断、山茱萸补益肝肾精血；巴戟天、牛膝、千年健舒筋活血。诸味相合，以成补益肝肾精血、强腰壮膝之功。

加减：脾肺气虚，容易出汗者加人参、黄芪；脾胃虚弱，纳差食少者加白术、山药、砂仁；脾肾虚寒，四肢不温者加炮附子、肉桂；阳痿不起，性生活淡漠者加肉苁蓉、锁阳、鹿茸片。余随症加味。

按语：本方已用数十年，无论水煎服、为丸服或泡酒饮，都有较好效果。我自己因为素体较弱，不耐疲劳，经常腰腿酸痛，用白酒浸泡常饮少量（1次不过半两），大有解除疲劳、恢复精力之功。即使已经六十余岁，连续数日登山采药，1天也能步行30公里左右，回家还背数十斤草药，次日照常上班接诊。

【常用成方】局方青娥丸（引自《成方切用》）　补骨脂（炒香）、杜仲（盐酒炒断丝）各120g，共末，连内皮核桃肉30枚，净青盐30g，同捣成膏，稍入炼白蜜，和丸弹子大。每服1丸，空腹温酒化下。治肾虚腰痛与季胁痛。

虎骨散（《张氏医通》）　虎骨（酥炙，可用续断、杜仲、巴戟天、金毛狗脊等味替代）、败龟甲（酥炙）、当归、川萆薢、牛膝各60g，川芎、肉桂、羌活各30g。为散，每服12g，空腹温酒调下，亦可为蜜丸，温酒调服。治腰胯连脚膝，晓夜疼痛。

二至丸（《张氏医通》）　炮附子1枚，桂心30g，杜仲（盐酒炒）、补骨脂（炒）各60g，鹿茸（酥炙）、麋茸（酥炙）各1具，为细末，青盐15g，热酒中化去砂土，入鹿角胶30g糊丸，梧桐子大。每服70丸，空腹醇酒同胡桃肉1枚，细嚼送下。恶热，去附子，加肉苁蓉30g，龟甲胶30g，倍杜仲、补骨脂。治老人肾虚腰痛，不可屈伸，头眩眼黑，下体痿软。

固本益肾方（《验方新编》） 肉苁蓉（酒洗焙干）、杜仲（酒洗盐炒）、巴戟天（酒浸去皮）、青盐各15g，煅核桃（去外壳）、补骨脂（盐炒）、小茴香各3g，共末，猪腰子1对，剖开去膜，入药末扎紧，外以面粉水和包裹紧，炭火内烧熟，去药、面，每服1个，老清黄酒送下。治肾虚腰痛。

滋肾补髓药酒方（经验方） 熟地黄120g，当归、续断、杜仲、仙茅、淫羊藿、怀山药、山茱萸、菟丝子各60g，鹿筋60g（鹿鞭更妙，无筋、鞭则用鹿茸代之），怀牛膝、巴戟天、龙眼肉各90g，紫河车1具，茯苓60g，人参、白术、炙黄芪各90g，炮附子、紫肉桂各15g，砂仁30g，九制何首乌、枸杞子各90g，核桃仁300g，红糖500g，白酒30斤。上药浸泡于细釉瓷坛中1个月，勿令泄气，愈久愈佳。每服半两至2两，日服2次。长服、久服，大有益气养血、滋补强壮之功。用于肾虚阳痿，腰膝酸软，畏寒恶风，倦怠乏力等症，饮之自知其妙。"三高""脑梗"等"营养有余症"忌用。家珍之方，一并托出。

加减大菟丝子丸（《太平惠民和剂局方》） 菟丝子（黄酒浸炒）120g，潼蒺藜、熟地黄、当归、茯苓、肉苁蓉、杜仲、续断、怀牛膝、补骨脂、巴戟天、菟丝子、山茱萸、枸杞子、泽泻、鹿茸各60g，附子、肉桂、沉香、益智仁各30g，补骨脂、覆盆子、五味子、潼蒺藜、金毛狗脊、石楠藤、宣木瓜各60g。共为细末，酒面糊为丸梧桐子大。每服9～15g，日服2次，温黄酒或淡盐汤送服。功能补益肝肾，强壮腰膝。主治肝肾精血不足，腰膝酸软无力，下元虚冷，肾虚阳痿，精寒不育，以及精血不足，容易疲劳等症。

补肾药酒方（常用经验方） 人参、炙黄芪各120g，何首乌（黄酒九制）、全当归、川续断、厚杜仲（盐制）、巴戟肉、怀牛膝、甘枸杞、熟地黄、山茱萸、菟丝子（酒蒸饼）各90g，怀山药、芡实米、益智仁各60g，附子（盐制）、紫肉桂各15g，海马、沉香、鹿茸（炙酥）、砂仁各30g，锁阳（酒洗）、肉苁蓉（酒洗）、千年健各60g，核桃仁（微炒）500g，红糖500g，纯粮白酒（勿低于55度）30斤。上27味，用细釉小口坛，共纳于内，紧封其口，勿令泄气，浸泡百日，愈久愈佳。每服半两，至多2两，日服2次。忌与绿豆、萝卜、大黄及生冷油腻之物同服。功能滋阴壮阳，益气养血。用于肾虚精乏，气血不足，腰膝酸软，四肢无力，阳痿早泄，房事不济，下元虚冷，不孕不育，以及毛发脱落，精神不振，腰椎间盘突出症属于脾肾气血不足者。

按语：此方已用四十余年，对肾虚阳痿，精神欠佳，甚则未老先衰者，服之均有明显效果。此方与家珍方功用相近，但无紫河车、鹿鞭等味，药物较易配齐，且无腥味，一般人都能接受，故应用较多。高血压、胃溃疡等患者慎服，少儿及孕妇忌服。饮酒期间忌食萝卜、绿豆、茶水，以免降低药效，凡有人参、何首乌等补益气血药方，禁忌皆同。

脚膝痿弱，津血虚耗，补血荣筋丸加减

组成：肉苁蓉（黄酒洗）、菟丝子（黄酒浸炒）、怀牛膝、大熟地、续断（黄酒炒）、枸杞子、当归身各180g，黄精（蒸熟透晒干）、玉竹（蒸半熟晒干）、细石斛、天麻、木瓜、山茱萸各120g，五味子60g，鹿胎1具（未生出毛者，低温烘干）。共为细末，蜜丸梧桐子大。每服30~60丸，空腹人参适量煎汤或稀粥送服，临卧时温黄酒少量送下。

功能：补益精血，荣养筋骨。主治：肝肾精血不足，津液亏乏，筋缓痿躄，脚膝酸软，不能自如收持，甚至痿软无力，肌肉萎缩，疼痛缠绵等症。

方解：方中肉苁蓉、菟丝子、枸杞子、山茱萸、熟地黄、续断、当归、五味子补益肝肾精血；黄精、玉竹、细石斛滋养津液；木瓜、牛膝、天麻舒筋活络；鹿胎为血肉灵性之物，有大补精血之功。诸药合用，具有补益肝肾、滋养精血、生津润燥、舒展经脉之功。

加减：口渴加沙参、麦冬；纳差食少加白术、陈皮；脾肺气虚加黄芪、人参；梦遗失精加莲须、芡实；夜寐失眠加龙齿、酸枣仁；下肢重着加生薏苡仁30~60g。余随症加减。

按语：张子和曰："不仁或痛者为痹，弱而不用者为痿。"痿无寒证，软无实证，这也是前人对此病的基本论断。方用补血荣筋丸为主加减，即是根据前人的论述及临证所见而拟。虽不能根本治愈痿症，但较之不分痿痹，不辨寒热虚实，而一味祛风除湿、通络止痛为用，则有根本区别。服药期间如有外感发热，则须停药，待感冒治愈后续服。

【常用成方】补血荣筋丸（《张氏医通》） 肉苁蓉、菟丝子、天麻各60g，牛膝120g，鹿茸1具，熟地黄180g，木瓜（姜汁炒）、五味子各30g，为末，蜜丸梧桐子大，每服70丸，空腹参汤、米汤，临卧温酒送下。治肝衰筋缓，不能自如收持。

金刚丸（《张氏医通》） 川萆薢（盐酒炒）、杜仲（盐酒炒）、肉苁蓉（酒浸去腐，焙）、菟丝子（酒煮揭作饼，焙）、巴戟肉（酒煮）各120g，鹿茸1具（酥炙）。共为细末，鲜紫河车隔水熬膏，捣和为丸，梧桐子大。每服70丸，空

腹人参汤、米汤送服，夜卧时温酒下。脾虚少食，大便不固者，加人参 60g，干山药 90g；精气不固者，更加山茱萸 60g。治肾虚骨痿，不能起床。

虎潜丸（丹溪方，引自《成方切用》） 黄柏（盐水炒）、知母（盐水炒）、熟地黄、虎胫骨（用替代品）、龟甲、锁阳、当归、牛膝、白芍、陈皮，共为细末，羯羊肉（煮烂）。药末和羊肉共捣和为丸梧桐子大。每服 9g，淡盐汤下。冬加干姜。治肝肾精血不足，筋骨萎弱，腰膝酸软，以及骨蒸痨热等症。

沙参麦冬汤加减（经验方） 沙参、麦冬各 18g，川贝母 12g，黄芩 15g，石斛 24g，茯苓、山药各 15g，漂白术 12g，薏苡仁 30g，木瓜 15g，川牛膝 18g，甘草 6g，水煎温服。三煎连药渣泡足，忌食辛辣油腻，戒烟酒，远水湿，适度运动，防止感冒。方中沙参、麦冬、石斛、黄芩、川贝母清肺热而养阴；茯苓、山药、漂白术、生薏苡仁渗湿益脾胃；木瓜、川牛膝舒筋通络；甘草清热和药。诸味相合，以成清肺热、益脾胃、舒经活络之功。用于痿症初中期，心烦口渴，肢体困倦，痿软无力等症。

无比山药丸加减（经验方） 熟地黄 24g，山药、牡丹皮、山茱萸各 15g，制何首乌、枸杞子、巴戟天、金毛狗脊、怀牛膝、当归、黄芪各 18g，人参 12g，茯苓、续断、杜仲、肉苁蓉各 18g，水煎温服。功能补益肝肾，益气养血。主治痿症肝肾气血不足，肢体酸软无力等症。方中熟地黄、山茱萸、制何首乌、枸杞子、当归、续断滋补肝肾精血；牡丹皮清热泻伏火；山药益肺胃；巴戟天、金毛狗脊、怀牛膝、杜仲、肉苁蓉补肾而强腰膝；黄芪、人参大补元气。诸药和合，功能滋肝肾，益气血，强腰壮膝。用于治疗痿症肝肾不足，精血亏乏，四肢软弱，肌肉消瘦，甚至手不能握物，足不能任地等症。煎服法同方一。若遇痿痹相兼，湿滞血瘀，痹痛僵硬者，亦可适当加入活血通络之味，如鸡血藤、赤芍等；寒湿偏重，疼痛麻木，肌肤不温等症，制二乌、麻黄、桂枝、羌活、独活等味，亦可适量酌加。余随症加减。

以上二方，为临证常用经验方，均可对证选用。

痛风缠绵，红肿疼痛，个人常用经验方

组成：生地黄 24g，当归尾、赤芍各 15g，红花、桃仁各 12g，川牛膝、红藤、忍冬藤各 30g，黄柏、苍术各 15g，生薏苡仁 60g，穿山甲 6g，制乳香、制没药各 9g，生甘草 6g，水煎温服。四煎药渣宽水，煎开后加陈醋半斤，微温泡足。

功能：清热燥湿，活血通络。主治：痛风，下肢至足趾红肿疼痛，甚至足不能任地，遇饮酒熬夜、食海鲜鱼虾之类症状加重，反复发作不愈者。

方解：方中生地黄凉血；当归尾、赤芍、红花、桃仁活血；川牛膝、红藤、忍冬藤清热通络；黄柏、苍术、生薏苡仁清热燥湿渗湿；穿山甲、制乳没消肿散结止痛；生甘草清热解毒，调和诸药。此为临证经验方，对于痛风血热血瘀，经脉阻滞，红肿疼痛，发于下肢者，疗效较为显著。

【常用成方】上中下通用痛风方（丹溪方，引自《成方切用》） 黄柏（酒炒）、制苍术、南星（姜制）、神曲、川芎、桃仁、龙胆草、防己、白芷各30g，桂枝、威灵仙、红花、羌活各9g，共为细末，神曲糊为丸梧桐子大。每服9g，白酒下。功能清热燥湿，疏风活血。主治痛风不拘全身上中下者。

丹溪曰："痛风者，大率因血受热，已自沸腾，其后或涉冷水，或立湿地，或扇取凉，或卧当风，寒外搏热，血得风寒，汗浊凝涩，所以作痛。夜则痛甚，行于阴也。治法以辛热之剂疏散寒湿，开发腠理，其血得行，与气相和，其病自安。然有数种，治法稍异。痛风而痛有常处，其痛上赤肿灼热，或浑身壮热，此欲成风毒，宜败毒散（见下）；如肢节痛，须用羌活，去风湿亦宜用之。肥人肢节痛，多是风湿痰饮流注，宜导痰汤（即二陈汤加胆南星、枳实，治顽痰胶固）。瘦人肢节痛，是血枯，宜四物加羌、防。老人性急作劳，患两腿痛，动则痛甚，或血痢用涩药，恶血流入经络隧道而变痛风，并宜四物加桃仁、陈皮、牛膝、生甘草，煎入生姜，研潜行散，有瘀积者，加酒热服，并刺委中出血，然非二三十贴不效。"

荆防败毒散（《医宗金鉴》） 荆芥、防风、羌活、独活、前胡、柴胡、桔梗、川芎、炒枳壳、茯苓各3g，人参、甘草各1.5g，薄荷、葱白为引，水煎温服。功能疏风败毒。主治伤寒头痛，鼻塞声重，项强眼赤，湿毒流注等症。

【小单方】红藤30g，生薏苡仁60g，忍冬藤、络石藤各30g，土牛膝18g，水煎温服。药渣再煎，加陈醋半斤，微温泡足。功能清热渗湿，凉血通络。主治痛风红肿疼痛，皮肤灼热，活动不便等症。

丹参30～60g，赤芍、黄柏、苍术各15g，鸡矢藤30～90g。或十大功劳30g，穿山龙60g，红花15g。煎服法及功用、主治同上方。

红肿紫暗处刺破放出瘀血（慎勿刺破动脉血管），不易出血者可用竹管水煮，甩去水拔之，亦有暂时缓解疼痛作用。或用生大黄、生栀子、乳香、没药各适量研末，少加冰片或樟脑和匀，陈醋调糊敷患处，亦可暂缓疼痛。

干湿脚气，气逆冲心，鸡鸣散加减

组成：槟榔、木瓜各15g，吴茱萸9g，陈皮12g，沉香6g，紫苏梗、独活、川牛膝、当归各18g，生甘草6g，水煎温服。四煎药渣宽水，煎开后加陈醋半斤，适温泡足。

功能：逐湿行气，舒筋活血。主治：脚气干湿不够明显，腿胫至足肿或不肿，病势渐进，少腹时或肿胀，足胫麻木痹痛，或足胫不肿，日渐枯糙，或牵痛麻木，时或小腹气上疼痛欲呕。此为脚气冲心之兆，用此方及时治之，多可消除不适症状。用治本证多例，无论气从小腹上行、胁腹胀痛，还是足肿、胫痛，治之皆有显效。

方解：方中槟榔行气利水消肿，为治脚气要药；吴茱萸舒肝理气降逆，温中散寒；木瓜、独活、川牛膝祛湿舒筋活络；陈皮、沉香、紫苏和中理气；当归活血；甘草解毒和药。

按语："此症始于受湿，以及酒色劳伤，外感风寒暑热，忽然手足发冷发热，其气从脚下而起，上冲心腹作痛，或头疼身痛，或胀闷，或呕吐，或昏迷，或大便闭塞，或两足胫红肿，寒热如伤寒状，从此或一月一发，半月数月一发，渐渐四肢挛缩转筋，脚膝肿大。此为脚气，非中风寒也。倘不知而误以伤寒中风治之，则为害不浅矣。"（《验方新编》）张璐曰："脉浮弦起于风，濡弱起于湿，洪数起于热，迟涩起于寒。沉而伏，毒在筋骨也。指下涩涩不调，毒在血分也。夏暑肢膝冷痛，其脉阳濡阴弱，湿温也。脚气多从暑湿得之。"

【常用成方】鸡鸣散原方（《朱氏集验方》） 槟榔18g，陈皮12g，木瓜15g，吴茱萸9g，桔梗12g，生姜15g。治湿脚气足胫肿胀重着，行走不便等症。

四物汤加味方（经验方） 当归、川芎、白芍、熟地黄、牛膝、木瓜、黄柏、知母各15g，生薏苡仁60g，甘草6g。治干脚气热重血燥，足胫不肿，日渐枯燥，或挛痛麻木等症。

吴茱萸汤（《金匮翼》） 吴茱萸、木瓜各15g，槟榔24g。治脚气冲心，呼吸迫促，呕吐不食，寒湿偏重，宜此方下气泄毒。

犀角地黄汤（《太平圣惠方》） 犀角（可用水牛角片代，但用量宜大）15～30g，枳壳、防风各15g，沉香6g，紫苏梗、槟榔各15g，麦冬18g，木香9g，赤茯苓15g，水煎服。主治与上方同。

脚气冲心是脚气病的危重症候，如出现呼吸迫促、呕吐不食、心烦口渴、胸脘胀痛等症，即是脚气冲心征兆。如胸腹宽舒，尚无大碍，反之，应引起注意。所以前人有"不问脚，须问腹如何"的说法。

近期治疗一例七旬老者，患右脚肿痛多年，每次复发时先从脚痛，继而上窜至小腹、右侧脘胁，甚至胸咽憋胀欲吐，饮食难进，虽反复住院，但诊治无果，症状未能在短时间内缓解。我用鸡鸣散加减方3剂，随即不适症状消除，老者言道："我还是第一次听到'脚气冲心'这一病名。"

脚气主方（《简明医彀》） 苍术、羌活、当归、防风、防己、泽泻、酒芩各15g，薏苡仁30g，牛膝15g，加生姜3片、大枣5枚，水煎服。筋挛加木瓜、威灵仙各15g；大便秘加枳实、大黄各9g；小便涩加猪苓15g，茵陈24g，或大腹皮、槟榔、荆芥、乌药、陈皮、紫苏、枳壳、桑白皮、木瓜各15g，加生姜3片，水煎服。主治干湿脚气。

脚气冲心方（《验方新编》） 木瓜、槟榔各7.5g，吴茱萸4.5g，水煎服。或用黑豆一茶杯（约60g），甘草9g，煎浓汁服，更妙。又方，黄芪15g，水煎，一二服断根。腿足肿痛拘挛，威灵仙、牛膝各等份，研末为丸，开水空腹服数十丸，或加酒服更佳，忌茶。服后宜以固本壮元药补之。脚气冷痹疼痛，盐3斤，炒热包裹痛处，并用一包以脚踏之，冷则随换，夜夜用之，以脚心热透为度。加槐白皮同炒更妙。

赤小豆、鲤鱼煮食（《食疗本草》）。花生米、赤小豆、大枣煮食（经验方）。米糠浓煎取汁煮粥（经验方），作为辅助疗法，对干、湿脚气均有显效。

中风偏瘫，半身不遂，个人常用经验方

组成：黄芪30～90g，防风、天麻、钩藤各18g，当归、熟地黄、红花、赤芍、桂枝各9～15g，全蝎、乌梢蛇、穿山甲、制川乌、制草乌各6～9g，甘草6g，水煎温服。四煎药渣加陈醋、白酒各适量拌匀，加热布包敷患处不计时。

功能：疏风通络，活血止痛。主治：中风偏瘫，半身不遂，关节僵硬疼痛，活动不便，或麻木不仁等症。

方解：方中黄芪用量最大，意在益气护卫，扶正温腠；防风、天麻、钩藤、桂枝祛风通络；当归、熟地黄、红花、赤芍养血活血；全蝎、乌梢蛇、穿山甲、制二乌搜风胜湿，疏通经络；甘草甘缓，调和诸药。诸味配伍，以成益气养血、搜风通络之功。用于半身不遂、风湿麻木、关节疼痛等症，效果显著。

加减：颈项脊背强痛者酌加羌活、独活；腰膝无力者酌加杜仲、金毛狗脊、

怀牛膝；头痛加川芎、蔓荆子；足肿酌加防己、姜皮；脾虚纳差，食少倦怠者酌加人参、白术、陈皮。余随症加减。

【常用成方】小续命汤（《千金要方》）　防风 15g，桂枝、麻黄、杏仁、川芎、白芍、人参各 9g，甘草 6g，黄芩、防己各 9g，附子 6g，加生姜 3 片，大枣 3 枚，水煎服。治中风不省人事，半身不遂，口眼㖞斜，语言謇涩，经脉拘挛，风湿腰痛，以及刚柔二痉。

大秦艽汤（《机要方》，引自《成方切用》）　秦艽 15g，石膏 24g，当归、白芍、川芎、白芷、生地黄、熟地黄、白术、茯苓各 15g，甘草 6g，黄芩、防风、羌活、独活各 9g，细辛 3g，水煎服。治中风手足失调，舌强不言，风邪散见不拘一经者。

地黄饮子（《圣济总录》）　熟地黄、巴戟天、山茱萸、肉苁蓉、附子、官桂、石斛、茯苓、石菖蒲、远志、麦冬、五味子各等份，为末。每服 15g，入薄荷、姜、枣同煎服。治中风舌瘖不能言，足废不能行，名曰风痱，急当温之。

资寿解语汤（《成方切用》）　防风 15g，附子 6g，天麻、酸枣仁各 15g，羚羊角 3g，官桂 6g，羌活 12g。水煎，加鲜竹沥 2 匙、姜汁 2 滴服。治中风脾缓，舌强不语，半身不遂等症。

大活络丹、小活络丹、华佗再造丸等中成药，均可对证选用。针灸按摩、康复理疗，加以自我锻炼，多可功能恢复。但需在半年至 1 年内基本恢复功能，逾时则肢体功能恢复较难，故自我锻炼、及时调治等都很重要。

骨痹髋痛，腰腿乏力，个人常用经验方

组成：生黄芪 30 ～ 120g，全当归、熟地黄各 15 ～ 30g，制乳香、制没药、鹿角胶（烊冲）各 6 ～ 15g，炙穿山甲 3 ～ 12g，川牛膝、续断各 15 ～ 30g，麻黄、肉桂、炮姜各 3 ～ 6g，生甘草 6 ～ 9g，水煎温服。四煎药渣加白酒、陈醋各适量拌匀，加热布包敷患处不计时。

功能：温经散寒，和血止痛。主治：骨痹（无菌性股骨头坏死），臀胯部至大腿以下隐痛、酸痛或剧痛，行走无力，甚至不能正常劳作、生活等症。

方解：方中生黄芪温肉托毒，生血活肌；全当归养血活血；乳香、没药和血止痛；鹿角胶养血助阳；穿山甲疏通经脉；熟地黄、续断补益肝肾；川牛膝引药下行；麻、桂、炮姜散寒温里；生甘草解毒和药。诸味相合，以成益气和血、温里散寒、通脉止痛之功。用于正气不足，寒邪深袭，以致气滞血涩，而成骨痹。

用此助正祛邪，温和气血，使寒凝得化，气血得行，正气得复，而达到减轻疼痛，乃至治愈之目的。

按语：此方我已使用数十年，效果较为理想。治疗多例无菌性股骨头坏死，年龄最大者 50 岁，最小者 25 岁。凡能连续服药超过 3 个月者，都有一定减轻疼痛作用，复查股骨头阴影缩小，塌陷缓慢恢复等。亦有人经过服药、外敷治疗，脱离轮椅，5 年未见明显复发，行走基本正常，还能做一般家务。此方原为"黄芪中和汤"略作加减而来，用以治疗骨痹虽有一定效果，但仍在不断完善之中。重修于此，仅供参考。

临证遇到其他证型，可在痿、痹、肾虚腰痛等相近病症方下，相互参看，选方对证，均有一定疗效。通痹止痛膏药（方见风湿痹痛下）贴之，亦有减轻疼痛作用。此患不可劳累，注意保暖，切勿久坐、久睡，中药内服、外敷治疗，加以自我调养，减轻症状，乃至治愈者，不为鲜见。但连续服药达不到 3 个月，个人不注意调养的，欲其治愈或根本好转，则较困难。

寒客下焦，小腹冷痛，理中汤加味

组成：人参、白术、茯苓各 15g，吴茱萸、沉香各 9g，乌药、益智仁各 18g，炮附子（先煎）、肉桂、炮姜、炙甘草各 9g。文火缓煎浓汁，1 剂药煎 3 次，1 日 1 剂，空腹温服。药渣再煎，适温泡足，不热则去之。饮食以温和为要，勿近生冷寒凉之物。

功能：温里祛寒，舒郁止痛。主治：寒客下焦肝肾，小腹冷痛，缠绵不愈，便溏尿清，四肢及小腹不温，时欲呕吐清水，验血、查尿及 B 超等检查均无病象者，是为饮食过度寒凉，或青春期屡犯手淫，不避寒凉等原因，日久寒客下焦，气滞寒凝所致。

方解：人参、炮姜、白术、甘草为理中汤，温中祛寒，主治伤寒太阴病，自利不渴，寒多而呕，腹痛便溏，脉沉无力；加沉香、乌药、吴茱萸以疏肝解郁理气；加炮附子、肉桂以温肾补火，而除下焦沉寒。故用于寒邪直中下焦，或日久沉寒停留，而致小腹冷痛者，其效显著。

按语：此患多见于 20 岁左右男性，认准症候，治愈不难。此方已治愈多例小腹冷痛，甚至多家大医院查不出病因，花钱很多无效者，不过 3 剂即愈。治愈后能够注意养护，复发者极少，身体随之复健。

【常用成方】理中汤 原方见脾胃虚寒下。

腹痛厥逆方（《验方新编》） 白术 90g，肉桂 9g，丁香、吴茱萸各 3g，水煎温服。治男女交合后，或外感风寒，或内伤生冷，以致肚腹疼痛，四肢厥逆，男子阴囊内缩，女子乳头缩入，气绝垂危者。

六味回阳饮（引自《成方切用》） 人参 30～60g，炮附子、炮姜各 6～9g，炙甘草、熟地黄各 15～30g，当归身 9g，水煎温服。治命门火衰，阴中无阳，阴阳将脱，自汗肢冷，下利清谷，畏寒腹痛等症。如肉振汗多者，加炙黄芪、冬白术各 15～30g；泄泻加乌梅 9g，或北五味子 20 粒；阳虚上浮加茯苓 6～15g；肝经郁滞加肉桂 3～9g，或加吴茱萸与肉桂等量。

【小单方】用陈艾绒直接灸丹田穴，或用干姜末厚铺于丹田穴，上以大壮艾绒灸之，亦可迅速散寒止痛。或用食盐一二斤，内加干姜末一二两，同炒热布包，热熨小腹部，亦可迅速减轻冷痛。或用旧布鞋底加热敷熨小腹，亦可缓痛。或用炒小茴香 15g、干姜 9g 水煎温服，散寒止痛作用亦良。病情不重者，再加以饮食温暖，谨避风寒，小方治之，速愈者常有。

肾虚阳痿，房事不济，龟龄集加减

组成：人参 9～18g，熟地黄 18～30g，当归、续断、杜仲、巴戟天、狗脊各 15～24g，肉苁蓉、锁阳、枸杞子、淫羊藿各 15g，菟丝子 30g，鹿茸、雄蚕蛾（纱布包煎）、海马各 6～9g，文火缓煎，空腹温服。或为丸服、浸酒饮均可。

功能：益气补血，温肾助阳。主治：气阳不足，精血亏乏，阳痿不起，房事不济，畏寒肢冷，腰酸腿软，精力不足等症。

方解：方中人参大补元气；熟地黄、当归滋阴养血；续断、枸杞子、锁阳、肉苁蓉添精益髓；杜仲、巴戟天、狗脊、淫羊藿、菟丝子、海马、鹿茸、雄蚕蛾助阳起痿。诸味合用，阴阳同济，精血自壮。加以血肉灵性之物的鹿茸、雄蚕蛾乃是兴阳起痿要药，用于治疗阳痿不起，常收到满意效果。

为避免耐药性而降低疗效，在不影响原方治则前提下，可选以下药物交替使用：制何首乌、龟甲胶（烊冲）、补骨脂、胡芦巴、仙茅、蛇床子、韭子、益智仁、楮实子、核桃仁、潼蒺藜、骨碎补、鹿鞭、狗肾（海狗肾最好，但货源奇少，买卖违法）、海龙等，都具有补益精血、强壮腰膝、助阳起痿功效。

加减：若脾肾虚寒，四肢不温，小腹冷痛，动则汗出，可加炙黄芪、炮附子、肉桂各适量。脾胃不足，食少倦怠者，可加白术、山药、砂仁、炒神曲等，以健脾醒胃。余随症加减，但不能削弱主方功用。

按语：服药期间绿豆、萝卜、酸菜、茶水及大黄、黄连等苦寒泻下药，都有降低乃至抵消本方药效之嫌，禁忌为好。

【常用成方】金匮肾气丸（《金匮要略》） 熟地黄 24g，山茱萸、茯苓、山药、牡丹皮、泽泻各 15g，肉桂、熟附子各 9g。研末为丸，每服 6～9g，日服 2 次。或水煎服。功能温肾助阳，益火之源。主治命门火衰，不能生土，以致脾肾虚寒，饮食少思，泄泻腹胀，或元气虚衰，阳痿精寒，脐腹疼痛，夜尿过多，腰酸腿软等症。

右归丸（《景岳全书》） 熟地黄 30g，山药、山茱萸、枸杞子、菟丝子、杜仲、鹿角胶、当归各 18g，附子、肉桂各 9g。研末为丸，每服 6～9g，日服 2 次。功能温肾助阳，补右肾命火。主治元阳不足，命门火衰，饮食少进，畏冷恶寒，脐腹疼痛，大便不实，小便自遗，寒在下焦，水湿胕肿，以及阳衰无子等症。

大还丹（引自《验方新编》） 淫羊藿（去梗及边刺，羊油炒）300g，金樱子（酒浸去心）、补骨脂（酒浸）、仙茅（酒浸）各 240g，当归（酒浸）、炒山药、石斛（酒浸）各 180g，菟丝子（酒浸）150g，麦冬（去心）、白菊花各 126g，杜仲（盐水炒断丝）、肉苁蓉（酒洗去筋膜，焙干）、山茱萸（酒浸）、枸杞子（酒浸）、锁阳（酒浸）、白蒺藜（砂锅炒）、潼蒺藜（炒）各 120g，续断（炒）、青盐各 93g，巴戟肉、白茯苓、牡丹皮（炒）、小茴香（酒浸）、楮实子（酒浸）、覆盆子（酒浸）、怀牛膝（酒浸）、远志肉（甘草水炒）、泽泻（炒）、石菖蒲（炒）各 90g，天冬（蒸晒干）63g，北五味子（炒）、胡芦巴（酒浸透）各 60g，核桃仁 500g，猪腰子 12 个，羊腰子 12 个。上药磨细粉，将猪、羊腰子切开，以药末入内塞满，麻线扎紧，放蒸笼内蒸熟，晒干，连腰子捣成细末，炼蜜六七斤，合药末为丸梧桐子大。每日早、晚各服 6～9g，早用淡盐汤下，晚用温黄酒送服。功能水火既济，阴阳同调，壮元阳，暖丹田，益精神，增饮食，强筋骨，除百病，延年益寿，乌须黑发。主治肾虚阳痿，性功能过早减退，房事不济，甚至性生活淡漠，以及肝肾精血不足，不孕不育，腰酸腿软，须发早白，精力不济，耳鸣头晕，记忆力减退，未老先衰等症。

家传续寿丹（经验方） 人参、当归各 60g，制赤、白首乌各 90g，赤茯苓、白茯苓、炒山药、白莲子、山茱萸、补骨脂、怀牛膝、菟丝饼、肉苁蓉、核桃仁、焦白术各 60g，酒炒白芍 30g，枸杞子、熟地黄、潼蒺藜、牡蛎、龙骨、鹿角霜各 60g，炒五味子 30g。上药各如法炮制，共为细末，用大枣、黑大豆、粳米各适量煮糊，去净枣皮及核、黑豆，用糊和入药末及炼蜜适量，为丸梧桐子大。每服9～15g，日服2次，早用淡盐汤下，晚用温黄酒下。服药期间禁忌同上方。功能调补脾肾。主治脾肾两亏，未老先衰，腰膝酸软，须发早白，头晕目昏，体倦乏力，以及阳痿早泄等症。

梦遗滑精，收摄无力，金锁固精丸合桑螵蛸散加减

组成：潼蒺藜、莲须、白莲子、龙骨、牡蛎、芡实、生地黄（酒炒）各24g，茯神、远志、石菖蒲、桑螵蛸、金樱子、山茱萸各15g，五味子6g。文火缓煎，饭后温服。四煎药渣宽水，煎开后适温泡足。

功能：固肾涩精，收摄止遗。主治：精室不固，梦遗滑精，腰酸耳鸣，多梦健忘，神情恍惚，倦怠乏力等症。

方解：方中生地黄滋养肾阴；茯神、石菖蒲、远志益心肾；山茱萸涩精；桑螵蛸、金樱子、龙骨、牡蛎、芡实、五味子收摄止遗。诸药和合，以疗精室不固，梦遗滑精。

加减：若肾阳不足，下元虚冷，腰膝畏寒者，可加菟丝子30g，益智仁、炒山药各18g，生地黄易以熟地黄，或加炮附子、肉桂各6～9g；脾虚食少者，加人参、焦白术、糯米、山药各9～24g，陈皮、砂仁各9g；阴血不足，多梦健忘者，酌加酸枣仁、龙眼肉、龟甲各适量。余随症加减。

按语：此方应用亦有五十余年，治疗肾虚精室不固，梦遗滑精者无数，多能在半月左右基本治愈，加以自我调摄，复发者罕有。

【常用成方】金锁固精丸原方（引自《医方集解》）沙苑子、芡实、莲须、龙骨、牡蛎各30g。功能固肾涩精。治精室不固，遗精滑泄，腰酸耳鸣，神疲乏力，舌淡苔白，脉细无力者。

桑螵蛸散原方（《本草衍义》）桑螵蛸、远志、石菖蒲各30g，龙骨60g，党参、茯神、当归、龟甲各30g，共为细末，每服9g，日服2次。治小便频数，遗尿遗精，心神恍惚，健忘多梦，舌淡苔白，脉细迟弱者。

参苓菟丝丸（《景岳全书》）白茯苓、白术（米泔水浸，炒）、莲子（去心）各120g，五味子（浸酒）、炒山药各60g，杜仲（酒炒）90g，甘草15g，菟丝子（水洗，浸酒，文火煮烂打饼，晒干，微焙）、金樱子（酒洗，去子毛）各60g。共为细末，陈酒煮糊为丸梧桐子大。空腹白汤或温酒服百丸，日2次，早、晚服。治脾肾虚损，不能收摄，以致梦遗滑精，肢体困倦等症。

无比山药丸（《太平惠民和剂局方》） 山茱萸、泽泻、熟地黄、茯神、巴戟肉、牛膝、赤石脂各 30g，山药 60g，杜仲、菟丝饼各 90g，肉苁蓉 120g，五味子 180g。上药各如法炮制，共为细末，炼蜜为丸梧桐子大。每服五七十丸，空腹米饮或温酒下，早、晚服。主治脾肾两虚，腰腿无力，食少神疲，四肢倦怠，体瘦声微，盗汗遗尿，梦遗滑精，目暗耳鸣等症。

金锁玉关丸（《张氏医通》） 芡实、白莲子（去芯）、藕节粉、云茯苓、干山药等份，石菖蒲、五味子减半，共为细末，金樱子熬膏代蜜，入药末捣二千下，为丸如梧桐子大。每服 50 丸，空腹米饮下。治心肾不交，遗精白浊。

经进萃仙丸（《张氏医通》） 潼蒺藜 240g（洗净，隔纸微焙为末，取 120g 入药，留粗末 120g 同金樱子熬膏），山茱萸 120g（酒蒸），芡实 120g（同枸杞捣），白莲蕊 120g（酒洗曝干），枸杞子 120g，菟丝子 60g（酒浸蒸焙），川续断 60g（酒洗净），覆盆子 60g（去蒂，酒浸九蒸九晒），金樱子肉 60g。上药共为细末，以所留潼蒺藜粗末同金樱子熬膏，入前细末拌匀，加炼蜜为丸如梧桐子大。每服 80 丸，渐加至百丸，淡盐汤送下。功能补肾涩精。主治肾虚精室不固，滑精早泄，腰膝酸软等症。

九龙丹（《张氏医通》） 枸杞子、净金樱、莲须、莲子、芡实、山茱萸、当归身、熟地黄、云茯苓各 90g，共为细末，酒糊为丸梧桐子大。服法同上方。治纵欲太过，肾气屡损，以致滑泄不禁等症。

按语：梦与人交接为梦遗，相火之强为患；不因梦感而自遗者，为精滑，心肾之伤居多。或因思想无穷，所愿不得而为自淫者，以及用脑过度，下元虚惫，滑泄不禁等症，以上诸方，均可对证选用。但仅适用于滑精因于肾虚精室不固者。至于 16 岁之后，肾气渐充，偶尔梦遗，则属正常，不必大惊小怪。但成人肾阴不足，相火过旺，夜寐盗汗，会阴部潮湿，而出现遗精者，则须滋阴泻火，方用知柏地黄汤为主加减。若非确系阳虚，则桂、附、鹿茸等助阳之药，慎勿轻用。但也不可概为相火强而过用知、柏等苦寒泻火之味，总应辨证施治为要。梦遗滑精日久，固摄涩精为要。

肾阴火旺，盗汗耳鸣，知柏地黄汤加味

组成：生地黄（酒炒）30g，牡丹皮、泽泻、茯苓、山药、山茱萸各 15g，知母 18g，黄柏（盐水炒）12g，龟甲 18g，磁石 24g，通草 12g，莲须、芡实各 30g，水煎温服。四煎药渣宽水，煎开后加食盐 6g、陈醋半斤，适温泡足。

功能：滋阴泻火，镇逆涩精。主治：肾阴不足，相火过旺，会阴部潮湿，或夜寐盗汗，腰酸尿黄，梦遗失精，耳鸣失聪等症，相火过旺失精者宜之。

方解：方中知柏地黄汤（生地黄至黄柏 8 味），滋补肾阴，而泻相火（俗称肾火，尿赤热而量少，心烦梦遗，甚至盗汗）；磁石、龟甲滋肾阴以通耳窍；通草渗湿利尿；莲须、芡实涩精止遗。用于肾水不足，相火过旺，耳鸣盗汗，会阴部潮湿，夜寐失精等症，屡获显效。

加减：胃阴不足，烦渴欲饮者加石斛、芦根、麦冬各 15～30g，以生津除烦；大便秘结者加酒制大黄 6～12g，火麻仁 30g，以清热润肠通便；脾虚纳差者加白术、陈皮各适量；夜寐失眠或多梦易醒者加朱砂 3g（分 3 次吞服），酸枣仁 12～18g，龙骨 15～30g。余随症加减，总以对证为要。

【常用成方】六味地黄汤（仲景原方，钱乙减去桂、附）　熟地黄 15～30g、山茱萸、山药、茯苓、牡丹皮、泽泻各 15g，水煎温服。功能滋阴补肾，涵养精血。治肝肾不足，真阴亏损，精血枯竭，憔悴羸弱，腰痛足酸，自汗盗汗，水泛为痰，发热咳嗽，头晕目眩，耳鸣遗精，消渴淋沥，舌燥咽痛，虚火牙痛，足跟作痛，咽干失音，足心热，阴股热，腰脊痛等症，属于肾水不足者，此方主之。熟地黄滋阴补肾，生血生精；山茱萸温肝逐风，涩精密气；牡丹皮泻君相伏火，凉血退蒸；山药清肺脾虚热，补脾固肾；茯苓渗脾中湿热，而交通心肾；泽泻泻膀胱水邪，聪耳明目，壮水之主，以制阳光。

加减：加黄柏、知母，名知柏地黄汤。治阴虚火动，骨蒸髓枯，壮水之主，以制阳光。尺脉旺者宜之。

加附子、肉桂，名附桂地黄汤。治命门火衰，阳痿精寒，脐腹冷痛，食少泻利，夜尿频多，腰膝酸软，益火之源，以消阴翳。尺脉弱者宜之。

加五味子、麦冬，名八仙长寿丸。治虚损劳热，遗精滑泄，腰膝酸软等症。

加柴胡、芍药，名疏肝益肾汤。治胃脘痛而大便燥结者，此肝血虚也，逍遥散所不愈者，此方妙。

加当归、芍药、柴胡、酸枣仁、山栀子，名滋水清肝饮。治胃脘燥痛，气逆左胁上，呕吐酸水，忽热忽止等症。

加五味子，名都气丸。治肾气虚散，喘嗽气逆等症。

加枸杞子、杭菊花，名杞菊地黄汤。功能滋肾明目，治肝肾亏虚，精血不足，视物昏花等症。

加当归、芍药，名归芍地黄汤。功能滋养肝肾阴血，主治女人经血虚少，肢体酸软乏力等症。

加人参、麦冬，名参麦地黄汤。治肺肾气阴俱虚，气短喘促等症。

加玄参、麦冬，名玄麦地黄汤。治肺肾阴虚，上焦火旺，咽喉肿痛等症。

加锁阳、肉苁蓉、鹿茸、当归、杜仲、菟丝子，名归茸地黄汤。功能温补肝肾精血，治肝肾精血不足，阳痿早泄，腰膝酸软无力，不能孕育等症。

加杜仲、续断、巴戟天、金毛狗脊、当归、牛膝，名杜续地黄汤。治肾虚腰痛，骨刺，椎间盘突出等症。

加独活、细辛、桑寄生、当归、穿山龙、威灵仙，名归龙地黄汤。治肾虚湿痹，腰腿疼痛，麻木不仁等症。

按语：金匮肾气汤一方，始创于医圣仲景，钱乙去桂、附而为六味地黄汤，始用于小儿先天不足诸症，而后变化于历代诸家。其加减方名之多，难以胜计。今所辑者，乃其常用变化之方。临证凡属肾虚精乏，腰膝酸软，精神委靡，阳痿早泄，不孕不育等症，皆可用此方增损治之。我用此方加味，即如方下所述，无论肾虚腰痛，还是阳痿早泄，以及须发早白、脱发，夜寐盗汗，虚阳外越、命垂一线等危急症，用之皆效。

曾用金匮肾气汤少加麦冬、石斛，水煎冷服，治疗一阴盛格阳，烦躁谵语，5 日不进水米的危重老年患者，1 剂身安，2 剂痊愈，后又活十余年。一青年因服壮阳药过久，而致双手尺脉虚浮无根，其余四部无脉，睾丸内缩，小便淋涩，肾气虚浮者，用六味地黄汤合生脉饮 10 剂，六脉恢复，肾气归位（微沉），脉症接近正常。由此可见，此方并非仅用于保健，而可治大病危症。

肺肾阴虚，盗汗自汗，生脉饮合知柏地黄汤加减

组成：生地黄（酒炒）18 ～ 30g，牡丹皮、泽泻、茯苓、山药、山茱萸各 15g，知母 18g，黄柏 12g，地骨皮 18g，龟甲 9 ～ 18g，西洋参 9 ～ 15g，麦冬 15 ～ 30g，五味子 3 ～ 6g，炙甘草 6 ～ 9g，粳米 15g，水煎温服。四煎药渣宽水，煎开后适温泡足。

功能：滋补肺肾，养阴止汗。主治：肺肾阴虚，夜寐盗汗，或天明自汗，腰酸气短，五心烦热，咽干喑哑，小便黄短，身体乏力等症。

方解：知柏地黄汤滋肾养阴，壮水之源，以泄相火；龟甲、地骨皮补阴益血，清退虚热；甘草、粳米缓急和中，清热生津。生脉饮的西洋参甘苦微寒，益气养阴；麦冬甘寒，养阴清燥；五味子酸温，敛肺生津复脉，以收耗散之气，而

止肺虚多汗。二方合用加味，用以治疗夜寐盗汗，天明自汗，心悸气短，腰膝酸软等症，尺脉细数，兼见右寸虚散者，屡获满意效果。

【常用成方】**生脉饮**（《千金要方》） 人参 9 ~ 18g，麦冬 15 ~ 30g，五味子 3 ~ 9g。治热伤元气，气短倦怠，口渴多汗，肺虚而咳等症。

知柏地黄汤（方见六味地黄汤下） 治肾阴不足，相火过旺，遗精盗汗等症。

当归六黄汤（《兰室秘藏》） 当归 15g，生地黄、熟地黄各 18g，黄连、黄芩、黄柏各 9g，倍黄芪 30g，水煎服。治阴虚盗汗，夜寐汗出，发热面赤，口咽干燥，心烦易怒，便秘溺赤，舌红脉数。

左归丸（《景岳全书》） 熟地黄 240g，山药、山茱萸、枸杞子、制菟丝子、鹿角胶（锉碎炒成珠）各 120g，牛膝（酒洗蒸熟，精滑者不用）90g，龟甲胶（锉碎炒成珠，无火者不用）120g，如法制成丸药如梧桐子大，每服百粒，食前温开水或淡盐汤送服。治真阴肾水不足，不能滋养营卫，虚热往来，自汗盗汗，腰酸腿软等症。

阳虚自汗，畏风恶寒，玉屏风散合附桂地黄汤加味

组成：生黄芪 30 ~ 60g，防风、白术各 30g，熟地黄、山药、茯苓、牡丹皮、泽泻、山茱萸、附子（先煎半小时）、肉桂各 6 ~ 9g，龙骨、牡蛎、浮小麦各 30 ~ 60g，糯米、大枣各 15 ~ 30g，炙甘草 6 ~ 9g，水煎温服。四煎药渣宽水，煎开后适温泡足，不温则去之。

功能：温肾助阳，固表止汗。主治：阳虚畏寒，表虚自汗，肢体倦怠，大便不实，小便清长，四肢不温，或腰膝冷痛等症。

方解：前 3 味为玉屏风散，固表止汗；熟地黄至肉桂为金匮肾气丸，温肾助阳；龙骨、牡蛎、糯米、大枣、浮小麦乃是甘麦大枣汤加味，以和营补脾。诸味合用，功能温肾助阳，固表止汗。用于治疗阳虚自汗、畏寒倦怠等症，常收到满意效果。若能因人对证加减，其效更稳。

【常用成方】**牡蛎散**（《太平惠民和剂局方》） 煅牡蛎、黄芪、浮小麦各 30 ~ 60g，麻黄根 15g。治阳虚自汗，心悸倦怠，舌淡脉细等症。

芪附汤（引自《汤头歌诀》） 黄芪 30 ~ 90g，熟附片 9 ~ 18g（先煎半小时），水煎温服。治阳虚自汗不止。喻嘉言曰："卫外之阳不固而自汗，则用芪附。……凡属阳虚自汗，不能舍此三方为治（参附汤：人参 30g，熟附片 15g，肾中之阳浮游而自汗，则用参附汤；术附汤：白术 30g，熟地黄 15g，脾中之阳

遏郁而自汗，则用术附汤及本方），三方之用大矣。"

扑汗法（经验方）　龙骨、牡蛎、白术、糯米各等份研细粉，棉布袋装入，遍身扑之，治汗出不止。或用龙骨、牡蛎研粉扑之亦可。

昼夜汗出，阴阳不分，通治汗出经验方

组成：生黄芪 30 ~ 60g，白术、防风各 15 ~ 30g，党参、麦冬各 15 ~ 30g，五味子 3 ~ 9g，煅牡蛎、煅龙骨、浮小麦各 15 ~ 30g，龟甲、知母、地骨皮各 12 ~ 18g，炙甘草 3 ~ 9g，大枣 3 ~ 9 枚，粳米 9 ~ 18g，水煎温服。四煎药渣宽水，煎开后适温泡足。

功能：调和阴阳，固表止汗。主治：用于白昼自汗，夜间盗汗，日夜汗出多寡无明显区别，阳虚、阴虚难以辨认，患者自感畏风恶寒，动则汗出，同时五心烦热，咽干少饮，二便无明显异常，身体倦怠或酸痛等症。

方解：此方乃玉屏风散、生脉饮、牡蛎散合甘麦大枣汤加龙骨、龟甲、知母、地骨皮、粳米而成。其调和阴阳、固表止汗之功，效果颇佳。

加减：偏于阳虚畏寒者，可酌加附子、肉桂；偏于阴虚烦热者，可酌加黄柏、生地黄；气虚加人参；纳差加炒山药、砂仁；便秘加郁李仁、火麻仁、黑芝麻；尿黄加车前子；便溏加炒山药、肉豆蔻、赤石脂；失眠加酸枣仁、朱砂。余随症加减。

按语：数十年应用，治疗如上病症者无数，疗效稳妥。其中病程有长达 10 年以上者，亦有数月不等的，单用阳虚自汗或阴虚盗汗方治之效果不佳者，此方治之，疗效都较显著。

【**小单方**】糯稻根 30 ~ 90g，大枣 3 ~ 9 枚，浮小麦 30 ~ 60g，水煎温服。功能和营滋虚止汗。无论盗汗、自汗，用之皆有止汗之功。

煅牡蛎 30 ~ 60g，麻黄根 15g，水煎温服。功用同上方。

龟甲 12 ~ 18g，地骨皮 9 ~ 15g，龙骨 30g，水煎温服。主治偏于夜寐盗汗者。若畏风自汗者，用玉屏风散（黄芪、白术、防风）。

阴虚潮热，夜寐盗汗，清骨散加减

组成：银柴胡、胡黄连、秦艽、白芍（酒炒）各 9 ~ 15g，生地黄（酒炒）15 ~ 30g，鳖甲（醋制）、地骨皮、青蒿、知母（盐制）各 9 ~ 18g，炙甘草 6g。水煎温服。

功能：清热养阴，清退虚热。主治：阴虚潮热，骨蒸劳热，五心烦热，夜寐盗汗等症，疗效均较显著。阳虚畏寒者禁用。

方解：鳖甲、知母、生地黄、白芍滋肾水而泻肺肝之火以养阴；秦艽、地骨皮、青蒿、银柴胡、胡黄连清退虚热而除骨蒸；甘草甘温益气，调和诸药。诸药相合，以治阴虚潮热，骨蒸劳热，夜寐盗汗等症。

加减：气虚加黄芪、人参；肺肾两虚加百合、山药、五味子、枸杞子；咳嗽加贝母、紫菀、炙冬花；干咳咽痛加桔梗、沙参、麦冬；脾虚纳差加白术、陈皮、砂仁。余随症加减。

【常用成方】清骨散原方（引自《汤头歌诀》）银柴胡、胡黄连、秦艽各12g，鳖甲15g，地骨皮、青蒿、知母各12g，炙甘草6g。治骨蒸劳热，阴虚潮热，夜寐盗汗等症。

青蒿鳖甲散（《类证活人书》）人参、黄芪各45g，白术30g，生地黄120g，鳖甲、龟甲胶、青蒿、地骨皮各60g，秦艽、知母各45g，川芎、牡丹皮、黄柏各30g。法制为丸梧桐子大。每服6～9g，日服2次，温开水送服。功能益气养阴，清退潮热。主治虚劳骨蒸，午后潮热，颊赤盗汗，五心烦热，脉来细数。

黄芪鳖甲散（《太平惠民和剂局方》，罗谦甫方）黄芪30g，鳖甲、天冬、柴胡、秦艽、地骨皮、茯苓、桑白皮、紫菀各18g，半夏6g，芍药、生地黄各15g，甘草9g，知母、人参、桔梗各12g，肉桂6g。共为粗末，每用30g，加生姜3片煎服。减桂、芍、地骨，名人参黄芪散，治同。主治与上方相近，兼能益气止咳。同类方很多，主治大同小异，并可参考选用，但要辨证无误方效。

按语：自汗者多属阳虚，盗汗者多属阴虚。阳虚宜固表，阴虚宜滋阴，此治汗之大法。然而自汗亦有阴虚者，盗汗亦多阳虚者，但察其有火无火。火盛而汗出者，以火烁阴，阴虚可知；无火而汗出者，表气不固，阳虚可知。头为诸阳之会，额上多汗而他处无者，湿热上蒸使然。手足汗者，脾胃湿蒸，旁达于四肢，故手足多汗。阴汗者，会阴部有汗，属下焦湿热，龙胆泻肝汤加风药一二味，因风能胜湿。半身汗出者，夏月半身有汗，为气血不充，内夹寒饮所致，须防偏枯之兆，养益气血，通畅经络，乃为预防之法。黎明欲醒时，胸前以上汗出者，不能概认为阴虚盗汗，当因其人其证，考虑兼有阳虚因素。汗家腠理疏豁，其脉必缓，兼浮为风，兼滑为痰，兼大为热，兼弱为卫虚，兼艽为失血，兼迟为气虚，兼细为阴虚。病因不同，选方用药，需要审证求因，对证施治。以上仅为临证常见汗证经验用方梳理，个人用药小结。

羊痫风病，昏仆吐沫，清神汤合礞石滚痰丸加减

组成：黄连、黄芩、大黄（上 3 味俱酒炒）各 9g，茯苓 15g，制南星、橘红、沉香各 9g，金礞石、酸枣仁（生研）、石菖蒲、远志肉、柏子仁各 15g，炙甘草 6g，姜汁 10 滴，竹沥 30mL（2 味兑入汤药服）。此为成年人体实者用量，体弱及小儿量酌减。水煎温服。

功能：清热豁痰，醒神镇痉。主治：用于羊痫风痰气上涌，清窍蒙蔽，而致目瞪抽搐，口吐白沫，不省人事，症状平息后精神委靡，全身乏力，时发时止，反复无度者。

方解：方中三黄泻火；南星、金礞石、沉香、橘红、姜汁、竹沥坠痰；茯苓、酸枣仁、菖蒲、远志、柏子仁醒神；炙甘草扶正和药。用于癫痫痰气壅盛，胸脘痞闷，发作时不省人事，痰涎过多者，可以坠痰降逆，宽胸醒神。

加减：本方治标为主，常用加减如下。病久体虚偏寒者去三黄，加人参 9g，姜半夏 9g，干姜 6g；脾虚纳差者加焦白术 15g，砂仁 6g（后下）；眩晕肢颤者加天麻、钩藤各 15g；夜寐失眠者加龙齿 18g，朱砂 3g（分 2 次吞服）；腰膝无力者加杜仲、续断各 15g。余随症加减。

按语：此方有明显减少发作、减轻症状之功。曾治愈 12 岁以下患者数人，观察近 10 年未见复发。成年人病程较长者，如能对症加减，也有一定减少复发次数、减轻症状作用，但无完全治愈案例。

【常用成方】礞石滚痰丸原方（《丹溪心法附余》） 青礞石、酒制大黄、酒炒黄芩各 30g，沉香 15g。研末为丸，每服 3g，日服 2 次。治沉积伏痰，顽痰怪痰，癫痫呆痴诸症。

温胆汤（《三因极一病证方论》） 半夏 9g，竹茹 15g，枳实、橘皮各 9g，茯苓 15g，甘草 6g，生姜 3 片，大枣 3 枚，水煎食远服。治胆胃不和，痰热上扰，眩晕呕吐，嘈杂心悸，口苦微渴，以及癫痫不眠等症。

涤痰汤（《济生方》） 姜半夏、胆南星、橘红各 9g，茯苓 15g，人参 9g，石菖蒲 12g，竹茹 15g，甘草 6g，生姜 3 片，水煎服。治中风痰迷心窍，舌强不能言等症。

胜金丹（《张氏医通》） 白砒 3g，绿豆 360 粒（同砒研如泥阴干），肥栀子 40 枚（去壳晒干勿见火），雄、雌黄（俱水飞）各 3g，白凤仙子（去皮研）6g。共为极细末，和匀，瓷器密贮。每服 2.5g，强人至 3g，临服入西牛黄 0.2g，冰

片 0.2g，细细研匀，入糕饼内食之。或加珍珠、琥珀各约 3g。治痴病狂怒叫号，远近皆效。虚癫病人禁服。

白金丸（《验方新编》） 郁金 210g，白矾 90g，共末，薄荷煎水为丸，朱砂为衣，梧桐子大。早服 3g，温开水送下。治痰瘀心经，癫狂痴呆。

癫证抑郁，精神失常，涤痰汤合定志丸加减

组成：姜半夏、胆南星、橘红各 9g，茯神、石菖蒲、远志、郁金、人参、白术各 15g，龙骨、丹参各 30g，酸枣仁、合欢皮、首乌藤各 18g，炙甘草 9g，大枣 5 枚，水煎温服。四煎药渣宽水，煎开后适温泡足。

功能：祛痰开窍，安神宁志。主治：痰迷心窍，神情恍惚，怔忡健忘，甚者怯惧惊恐，喜怒无常等症。

方解：半夏燥湿痰，胆南星化热痰，橘红宽胸化痰，茯苓渗湿；石菖蒲、远志醒神；郁金活血解郁；丹参、酸枣仁、合欢皮、首乌藤、龙骨安神；人参、白术补脾益气；大枣养血和营，炙甘草益气调和诸药。诸味相合，以奏祛痰开窍、安神定志之功。用于治疗痰迷心窍，或思虑气结，情志不舒，惊悸不安等症，常获显效。

加减：气虚加炙黄芪；血虚加当归、龙眼肉；睡眠不安加朱砂、琥珀、龙齿；口干加麦冬、百合；干呕加竹茹、生姜；胸脘不舒加枳壳、厚朴；肝气上逆头晕加白芍、赭石；狂躁不宁加生铁落、连翘等味。余随症加减。

【常用成方】**酸枣仁汤**（《伤寒论》） 酸枣仁 18g，川芎、茯苓、知母各 15g，甘草 9g。治虚烦不眠，心悸盗汗，头晕目眩，口燥咽干，脉象细数。

半夏茯神散（《张氏医通》） 半夏、茯神各 36g，煨天麻、胆南星、远志肉、炒酸枣仁、广陈皮、乌药、木香、煅礞石各 24g，共为细散。每服 9g，水一盏，煎数沸入生姜汁空腹和服。治癫妄因思虑不遂，妄言妄见，神不守舍，初病神气未衰者用此。

定志丸（《千金要方》） 人参、茯苓、茯神、麦冬各 90g，远志、石菖蒲各 60g，郁金 30g，白术 90g，琥珀 30g，天冬 120g，朱砂 15g，酸枣仁、生地黄（酒炒）、栀子、丹参各 45g，胆南星、天竺黄各 15g，共为细末，炼蜜为丸梧桐子大。每服 9～15g，白汤下。此方已经加味，亦可减量水煎服。治心神不安，惊悸健忘，情志不舒，甚或心怯惊恐，善怒或喜怒无常等症。

清神汤（《张氏医通》） 黄连、茯苓、酸枣仁（生研）、石菖蒲、柏子仁、远

志肉各 4.5g，炙甘草 1.5g，姜汁少许，竹沥半杯，水煎食远服。肺虚加人参 3g，肺热加沙参 6g，痰壅加半夏、南星各 3g，橘红、瓜蒌霜各 2g。主治心肺虚热，痰迷膈上。

天王补心丹（《摄生秘剖》）　生地黄、人参、玄参、丹参、茯神、桔梗、远志、菖蒲、麦冬、当归、五味子、甘草（剂量同"劳伤心脾"下天王补心丹），法制为丸。每服 9g，灯心草调下。主治虚烦心悸，失眠健忘，精神倦怠等症。

柏子养心丸（《体仁汇编》）　柏子仁、枸杞子、麦冬、当归、石菖蒲、茯神、玄参、熟地黄、甘草（剂量同"劳伤心脾"下柏子养心丸），法制为丸。每服 9g，日服 2 次，白汤下。治阴血不足，心肾失济，精神恍惚，头晕健忘，心悸怔忡，失眠多梦，夜寐多汗等症。

逍遥散、越鞠丸、乌药顺气汤等方，均可对证选用，以理气舒郁醒神。

狂证刚暴，烦躁不宁，生铁落合朱砂安神丸加减

组成：生铁落 60～120g，黄连、黄芩、生地黄、麦冬、胆南星、石菖蒲、远志各 15g，朱砂 3g（分 2 次吞服），连翘、茯神各 15g，丹参 30g，甘草、灯心草各 6g，先煎铁落，取水煎群药，饭后温服。

功能：清心泻火，重镇安神。主治：心火亢盛，五志过极，狂躁不宁，即所谓精神分裂症，甚至亲疏不避，喜怒无常等症。

方解：方中生铁落辛平重坠，定惊疗狂；黄连、黄芩、连翘、灯心草苦寒泻火，清心宁神；生地黄、麦冬生津除烦；胆南星、石菖蒲、远志清热化痰，醒神开窍；朱砂、茯神、丹参宁心安神；甘草可升可降，调和诸药。诸味相合，以成清热泻火、重镇安神之功。用于狂躁不安，精神错乱，或烦渴引饮因于心火亢盛、精神狂躁等症，属于正实邪盛者，此方常获显效。

加减：大便燥结可加生大黄适量轻煎兑服，以大便通畅为度；小便黄赤加木通、淡竹叶；血热头痛加羚羊角、天麻、蔓荆子、薄荷；目赤口苦加龙胆草、栀子、天花粉；乏味食少加白术、陈皮、炒山楂；睡眠不安加龙齿、琥珀、酸枣仁。余随症加减。

【常用成方】**生铁落饮**（《医学心悟》）　生铁落 60～90g，天冬、麦冬、川贝母各 9g，胆南星、远志、石菖蒲、连翘、茯苓、茯神、玄参、钩藤、丹参各 6～9g，朱砂（研细粉，水飞净 2～3g，分 2 次吞服，汤药送下）。先煎生铁落，取水煎群药，温服。治痰火扰心，狂躁不宁，甚至亲疏不避，越墙爬树等症。

朱砂安神丸（《医学发明》） 朱砂6g，黄连、当归、生地黄各30g，甘草9g。共研细末，炼蜜为丸，朱砂为衣。每服3g，日服2次。治心火偏盛，心神不安，或五志过极，心火旺盛，胸中烦热，心悸不安，失眠多梦等。

导痰汤（《太平惠民和剂局方》） 半夏9g，茯苓15g，陈皮9g，甘草6g，胆南星9g，枳实12g。便秘加大黄6g，芒硝6g（冲服）；气不顺加木香9g，乌药12g；刚暴躁急加连翘、麦冬各15g，朱砂2g（分2次吞服），赭石9g。治顽痰胶固，胸脘憋闷，精神错乱，语无伦次，不避亲疏等症。

凉膈散（方见阳亢头痛下） 亦可适证选用，以泻上焦实热。

紫雪丹、牛黄清心丸、万氏牛黄清心丸、安宫牛黄丸等中成药，均可对证选用，以治热盛神昏，甚至狂躁不安等症，即老百姓所说的"武疯子"。

夜寐惊恐，神不守舍，归脾汤合定志丸加减

组成： 人参、茯神、白术、龙眼肉、当归、麦冬各15g，石菖蒲、远志、琥珀各12g，龙骨30g，酸枣仁18g，朱砂2g（分3次吞服），丹参30g，炙甘草6g，大枣5枚，煨姜3片，水煎温服。四煎药渣宽水，煎开后适温泡足。

功能： 益气养血，安神宁志。主治：思虑过度，劳伤心脾，失眠健忘，惊悸怔忡，食少倦怠等症。

方解： 人参补心气；石菖蒲开心窍；茯苓交心肾；远志通肾气于心；朱砂镇心安神；麦冬养心阴；白术补脾气；琥珀、酸枣仁、龙骨安神定魄；当归、龙眼肉、丹参、大枣养血归脾；甘草甘平，调和诸药，以缓急气；煨姜温中，以暖胃气。诸味合用，以成益气养血、安神定魄之功。用于夜寐惊恐，心有余悸，神不守舍，身体倦怠等症。

加减： 气阳不足畏寒者加炙黄芪30～60g，附子（先煎）3～9g；脾虚便溏加炒山药15g，肉豆蔻12g；气滞腹痛加木香6～9g，乌药9～15g，或醋制香附等量；胸胁郁闷或胀痛加郁金、延胡索各6～9g；胸痞痰多加姜半夏、制南星各6～9g。余随症加减。

按语： 此方曾治多例因为受到惊吓，如看恐怖小说、影视及无意间突受惊吓等，引起心悸恐怖，神情不安，坐卧不宁等症，既不属于精神分裂的狂躁症，也不属于抑郁不舒的癫证语无伦次，乃是突受惊吓，神不守舍而致心神不安症。此种病症处治不当或不及时治疗，亦可导致精神抑郁或恐惧。此方已经治愈多人，加以精神疏导，治愈后疗效巩固，精神、身体等均恢复正常。

婚后不育，精血亏乏，还少丹加减

组成：熟地黄 30g，山茱萸、山药、茯苓各 15g，当归、续断、杜仲、肉苁蓉、锁阳、淫羊藿各 18g，菟丝子 30g，鹿茸 9g，枸杞子 24g，水煎温服。四煎药渣再煎泡足。

功能：温肾助阳，补益精血。主治：用于男性精子活率不够，婚后不育，或伴腰酸膝软，精力不足等症。

方解：方中熟地黄、山茱萸、当归、续断、枸杞子补益肝肾精血；杜仲、肉苁蓉、锁阳、淫羊藿、菟丝子、鹿茸温肾壮阳，精血旺盛，阳气温煦，阴阳和合，则孕育有望。数十年应用验证，效果较为稳妥。方药平淡无奇，功能益肾强身。对于性冷漠或阳痿早泄、腰膝酸软无力等症，疗效亦良。

加减：肾阳不足，畏寒怯冷，四肢不温者，加炮附子（先煎）、肉桂各 6～9g；脾阳不足，畏风自汗者，加黄芪 30～60g，白术 15～30g，牡蛎 30g；脾虚纳差者加人参、白术各 15g，砂仁 9g（后下）；睡眠不实或失眠者加酸枣仁、龙骨各 15～24g；早泄加白莲子、芡实各 15～30g，核桃仁 3～5 枚，金樱子 15g；阳痿不起加雄蚕蛾 6～9g（布包煎），海狗肾 1 付（此药难得，可用黄狗肾替代，文火焙为末），海马 6～9g。余随症加减。

【常用成方】赞育丹（《景岳全书》）　熟地黄、冬白术各 240g，当归、枸杞子各 180g，杜仲、仙茅、巴戟肉、吴茱萸、淫羊藿、肉苁蓉、韭子各 120g，蛇床子、制附子、肉桂、人参、鹿茸各 60g。上药各如法炮制，共为细末，炼蜜为丸梧桐子大。日服 2 次，每服 9g，温酒下，忌生冷。功能温肾助阳，滋补精血。主治阳痿精衰，下元虚冷不育，腰膝酸软等症。无病服之，延年益寿。

五子衍宗丸（《证治准绳》）　菟丝子（黄酒制）240g，五味子 30g，枸杞子 240g，覆盆子 120g，车前子 60g，各药如法炮制，共为细末，炼蜜为丸梧桐子大。每服 9g，日服 3 次，白汤、淡盐开水、温黄酒送服均可。治肾虚遗精，阳痿早泄，小便余沥不尽，久不生育，以及须发早白等症。

山精寿子丸（今人王远芳用方）　山药 75g，黄精 156g，精黑枣肉 225g，怀牛膝 45g，制何首乌 90g，制杜仲、酒炒续断各 60g，熟地黄 120g，覆盆子 105g，肉苁蓉 90g，潼蒺藜、巴戟肉、制远志各 60g，制菟丝子 120g，茯苓、山茱萸、五味子各 60g，枸杞子 150g，紫河车 3 具（洗净血渍，微火焙焦）。上药各精制，除黄精、枣肉杵膏、熟地黄细捣外，余药共研细末，徐徐加入上 3 味内，杵极细均匀，加炼蜜适量为丸梧桐子大。早、晚各服 1 次，每次 12g，早用淡盐汤下，晚以温黄酒下。功能温肾助阳，添精种子。主治阳虚精乏，久不生育，此方服之，屡获种子成育之效。

按语：肾虚腰痛、梦遗滑精等症诸方，均可对证选用。以上 3 方及还少丹加减，乃是个人五十余年来用于治疗男性不育的基本方及经验，无效者不过十之一二，其中且有其他原因，并非单纯药力不济。用药基于培补根本，滋养精血为主，即使个别无效者未能生育，身体亦可受益，精力增强。绝不会出现不良反应，如温肾助阳过度，反致尺脉虚浮无根，小便淋涩，甚至睾丸内缩、精血枯竭等偏激之害。顺嘱患者一句：欲速则不达，切勿轻易服用一味追求壮阳之方，谨防耗伤根基，病未治愈，身体受损。肾常不足，指的是肾气（阳）与精血（阴），男主释放，故常不足。单一壮阳，阳旺则阴衰，精血枯竭，生育岂能有望？况且阴阳离竭，身体岂不受损？"阴平阳秘，精神乃治"，这是《黄帝内经》之训，患者懂点，免受其害；医者遵循圣训，施治有据，此乃治病养身之正道也。

气血大亏，体虚羸弱，河车大造丸加减

组成：炙黄芪 30～120g，人参、白术、当归身、川芎、白芍、熟地黄、枸杞子各 9～15g，紫河车 9～15g（研末吞服减半），续断 15g，龟甲胶（烊冲）、鹿角胶（烊冲）各 9～12g，龙眼肉 12～18g，肉桂、炙甘草各 6g，大枣 3～9枚，粳米 15g。文火缓煎浓汁，1 剂药煎 3 次，药汁混合一处，分 3 次温服。早、中、晚饭后半小时各温服 1 次，1 日半服 1 剂。体弱正气极虚者，可分 4～6 次温服，2 日或 2 日以上尽剂，总以能够吸收运化为要。药渣再煎泡足。或配制丸药缓服。

功能：大补气血，扶元固本。主治：主要用于大病之后正气虚衰，身体羸弱，食少倦怠，精神不振，以及先天不足，后天失于调养，虽无大病，但身体虚弱，不能抵御六淫侵袭，动则汗出，不耐疲劳等症。

方解：此方从十全大补汤、河车大造丸、龟鹿二仙胶三方加减而来，暂名复元大补汤。炙黄芪、人参、白术、粳米健脾益肺，补气温阳；当归身、川芎、白芍、熟地黄、枸杞子、紫河车、续断、龟甲胶、鹿角胶、龙眼肉滋阴养元，大补精血；肉桂温通血脉，宣导百药；炙甘草、大枣温中和营，协和群药。诸味相合，用意在于益气养元，大补精血。五脏受益，气血自旺。

加减：脾虚纳差者加陈皮、砂仁（后下）各 6～9g，或炒谷芽、炒鸡内

金各 9 ~ 15g；中焦虚寒，胃脘不温者加煨姜 6 ~ 15g；下焦虚寒，四肢不温者加附子（先煎）6 ~ 12g；肝肾不足，腰膝酸软者加杜仲、狗脊、巴戟天各 15 ~ 30g。余随症加减。

按语：此方已经拟用近 30 年，对于身患大病，正气羸弱，或辛勤劳累之人，精力不佳，或原本先后天俱不足，体弱多病者，或大病（癌症）手术、放化疗后白细胞低下，食少体弱等症，用此方调治，都有较好的恢复正气作用。体实无病者不可轻用，以防反致气血壅滞。

【常用成方】河车大造丸原方（王晋三加减吴球方） 熟地黄 60g，生地黄 45g，天冬、当归各 21g，枸杞子 45g，牛膝、黄柏（盐制）、五味子、肉苁蓉、锁阳各 21g，杜仲 30g，制紫河车 1 具，共为细末，炼蜜为丸梧桐子大。每服 9 ~ 15g，日服 2 次，温酒或淡盐汤下。治少年虚劳损怯，老人精血衰颓等症。

斑龙丸（引自《成方切用》） 鹿角胶、鹿角霜、菟丝子、柏子仁、熟地黄各 240g，补骨脂、茯苓各 120g。一方加鹿茸、肉苁蓉、阳起石、附子、黄芪、当归、酸枣仁、辰砂，亦名斑龙丸。法制为丸，服法同上方。治诸虚劳损，驻颜益寿。

龟鹿二仙胶（《证治准绳》，有中成药） 鹿角胶、龟甲胶、枸杞子、人参，法制成胶，烊化和服。治气血大亏，阴阳失调，精血不足，身体羸弱之症，常服延年益寿。

十全大补汤（《太平惠民和剂局方》） 即四物汤（当归、川芎、白芍、熟地黄）合四君子汤（人参、白术、茯苓、甘草）加炙黄芪、肉桂。四君子汤同黄芪补气；四物汤同肉桂补血。治气虚虚弱，精力不足，或生疮日久，气血虚寒等症。

天真丸（引自《成方切用》） 精羊肉 7 斤（去筋膜脂皮，挑开入以下药末），肉苁蓉、山药（湿者）各 300g，当归（酒洗）360g，天冬（去心）500g。4 味为末，安羊肉内缚定，用无灰酒 4 瓶，煮令酒干，入水 2 斗煮烂，再入后药：黄芪 150g，人参 90g，白术 60g，为末，糯米饭做饼，焙干和药末为丸，温酒下。如难为丸，用蒸饼杵丸。治一切亡血过多，形槁肢羸，饮食不进，肠胃滑泄，津液枯竭，久服益气生血，暖胃驻颜。此方做丸若难，亦可按比例缩小分量，将药用纱布包作小包，棉线扎紧，用砂锅炖汤至羊肉烂，去药，食肉喝汤。加入枸杞子、大枣、生姜、陈皮、砂仁各适量同煮，补益气血及暖胃开胃作用更佳。

蟠桃果（引自《成方切用》） 芡实、莲子（去心）、胶枣肉、胡桃仁、熟地黄等份为末，以猪肾 6 个，掺大茴香煮极熟，同上药末捣成饼（重 9～18g，焙干保质），每日服 1 个，空腹食前用滚白汤或好酒一二盅送下。治遗精虚弱，补脾滋肾最佳。

王母桃（张景岳方，引自《成方切用》） 白术（味甘者佳，苦者勿用，米泔水浸一宿，切片炒干）、大怀地（蒸捣）各 60g，何首乌（九蒸九晒）、巴戟天（甘草浸，剥，炒）、枸杞子各 30g，共为细末，炼蜜为丸龙眼大。每服三四丸，饥时嚼服，滚汤送下。或加人参，功效尤大。培补脾肾，功力甚佳。

头发脱落，血虚风燥，养血疏风滋肾经验方

组成：当归 15g，生地黄（酒炒）、制何首乌、桑椹、墨旱莲各 30g，牡丹皮、山茱萸、天麻、防风、荆芥、僵蚕各 15g，黄芪 24g，甘草 6g，水煎温服。四煎药渣宽水，煎开后先熏头面，不烫时洗涤头发 5 分钟，勿用清水冲洗，停用洗发剂。需要精神减压，保障睡眠，饮食勿进辛辣上火及荤腥油腻之物。

功能：滋阴养血，疏风止痒。主治：用于毛发干枯或油腻，头皮偏多或瘙痒，陆续脱发或斑秃，以及毛发失于光泽等症。

方解：方中归、地、首乌、桑椹、墨旱莲益阴养血，滋养毛发；牡丹皮泻血中伏火；山茱萸温补肝肾，固精秘气；黄芪温腠实表；天麻、荆、防、僵蚕疏散风邪，去屑止痒；甘草和药清热。诸味相合，以成滋养阴血、疏风止痒而治脱发之功。用于头屑多，毛发枯，头皮痒，发油腻，头发脱落，有明显疗效。

加减：如上焦风火偏旺，脱发兼有红赤小毒疖不断生出者，可加野菊花、金银花、玄参各 12～24g；大便秘结加酒炒大黄 6～15g；小便黄赤加车前子 30g，栀子 9～15g；脾虚纳差加白术 15g，陈皮或砂仁 9g；目涩目昏加石斛、枸杞子、甘菊花各 15～24g；目痒流泪加霜桑叶 30g，蝉蜕、刺蒺藜各 9～15g；睡眠不实加龙骨、酸枣仁、首乌藤各 15～30g。余随症加减。

按语：个别人效果较差，一是不坚持治疗，二是不用药渣煎水熏洗头部，三是自我调养不遵医嘱，甚至嫌药渣煎水洗有药味等。其实越洗发质越好，且光亮润泽。

【小单方】鲜侧柏叶 90g，高度白酒半斤，浸泡 7 日，去侧柏叶备用。外以生姜切片擦头皮，感觉头皮微热时，用棉签蘸酒涂擦之，有祛风清热止痒、促进毛发再生作用。用于斑秃、脱发，头皮瘙痒或毛发油腻等症。

骨碎补 60～90g，高度白酒 1 斤，泡制、用法、功效同上方。

核桃仁、黑芝麻等量，共捣融如膏，亦用生姜先擦毛发脱落处，然后涂敷此膏，1日3～5次。功同上2方。因人对证内服汤药加外用，可提高疗效。

制何首乌、熟地黄、黑芝麻各15～30g，宽水煎煮去渣，取汁当茶饮，药渣再煎熏洗头皮，有滋养毛发功效。血虚发枯、干燥脱落者，服此有润养毛发、减少脱落作用。

霜桑叶30g，僵蚕9g，当归、枸杞子各15g，生地黄24g，煎服法及外用同上方。有疏风润燥、滋养阴血作用，功同上方。

鲜侧柏叶30～90g，防风15～30g，僵蚕6～9g，宽水煎汁，熏洗头部毛发，1日1～2次，功能疏风清热止痒。用于头皮瘙痒，甚至痒痛交加，起白屑或小毒疹，毛发焦枯或脱落。或用生何首乌、紫草、鲜侧柏叶各适量煎水熏洗，亦可清热解毒和营，用于头皮瘙痒及毛发焦枯脱落，连续熏洗数日，多能见效。

耳鸣口苦，肝火过旺，龙胆泻肝汤加减

组成：龙胆草、醋炒柴胡、泽泻、通草、木通各15g，生地黄30g，当归、栀子、黄芩、蝉蜕各15g，磁石、赭石各18～30g，生甘草6g，水煎温服。

功能：清泻肝火，镇逆通窍。

主治：肝胆火旺，肾水不足，口渴溺赤，气逆耳鸣，心烦口苦等症。

方解：方中龙胆草、栀子、黄芩清泻肝火；柴胡疏肝；生地黄、当归凉血；泽泻、通草、木通清热利尿；二石、蝉蜕镇逆通窍；甘草泻火和药。此为肝火过旺、气逆耳鸣实证常用方。若能饮食清淡，心情平和，保障睡眠，服之多三五剂即见显效，甚至治愈。肾阴不足、虚火上炎耳鸣者忌服。

加减：大便秘结者加大黄9～15g，以解便顺畅为度；常饮酒者加甘葛、枳椇子各15～30g，以甘寒生津解酒；心烦不宁者加朱砂2g（分2次吞服），黄连9g，连翘15g，以清心泻火宁神；多梦善忘加生龙骨30g，琥珀9g，远志15g，以宁神定志；头痛目赤者加蔓荆子、刺蒺藜、薄荷叶各12～18g，以清利头目；口渴欲饮者加天花粉15g，芦根、麦冬各30g。余随症加减。

【常用成方】疏肝清耳汤（《简明医彀》）　黄连9g，黄芩、栀子、当归各12g，青皮、胆南星、香附各9g，龙胆草12g，青黛、木香各9g，焦姜6g，水煎服。治左耳鸣聋，恚怒气郁，肝火炎灼。

平肝清胃汤（《简明医彀》）　枯芩15g，黄连9g，白芍12g，生地黄（上4味俱酒炒）18g，柴胡9g，半夏6g，人参9g，青皮6g，赤茯苓、蔓荆子各15g，

甘草6g。为末，葱汤浸，蒸饼为丸绿豆大。每服百丸，食远葱、茶汤下。治耳聋耳鸣，因于饮食厚味，夹怒气以动肝胃之火者。

黄连解毒汤、龙胆泻肝汤、知柏地黄汤、玉女煎、涤痰汤、导赤散、大承气汤等方，均可对证选用，以治实火所致耳鸣耳闭、心烦口苦、溺赤便秘等症。属于肾水不足、心火上炎而致耳鸣，则用下方调治。

【小单方】因于肝火过旺引起的耳鸣耳闭，可用鲜水菖蒲肉质根茎去皮，粗细适当，长4~5cm，塞入耳内1cm许，干则拔出，换以鲜者，连续不断，有通窍作用。病情轻者，效果较为明显。但不可塞入过深，以防伤及内耳。

肾水不足，耳鸣缠绵，知柏地黄汤加味

组成：生地黄（酒炒）30g，牡丹皮、泽泻、茯苓、山药、山茱萸各15g，知母18g，黄柏12g，磁石18g，白芍（酒炒）15g，五味子、枸杞子、肉苁蓉、石菖蒲、甘草各6g，水煎温服。四煎药渣宽水，煎开后适温泡足。需要精神减压，心情平和，保障睡眠，劳逸适度，勿食辛辣燥热之物。

功能：滋肾养阴，镇逆通窍。主治：肾阴不足、虚火上炎而致耳鸣缠绵，日久不愈，时伴眩晕等症。

方解：方中前8味为知柏地黄汤，滋补肾阴，而泻相火（俗称肾火，症状为尿赤量少，足心燥热，甚至夜寐盗汗等症）；磁石滋肾通窍；五味子涩精纳气；石菖蒲化浊开窍；枸杞子、肉苁蓉补肾益精；甘草清热和药。用于肾水不足，相火过旺，耳鸣心烦，夜寐盗汗等症，有一定疗效。

加减：同肝火过旺耳鸣。若脾胃虚弱，中气下陷者，加炙黄芪15~24g，人参6~12g，升麻、柴胡各6~9g，白术9~12g；或用补中益气汤加石菖蒲、远志、蝉蜕、通草等味，以益气通窍；梦遗失精，或夜寐盗汗，耳鸣眩晕，腰酸健忘者，加桑螵蛸9~15g，芡实、龙骨各15~30g，龟甲9~18g；夜寐失眠，或多梦易醒者，加朱砂3g(分3次吞服)，龙齿、珍珠母各15~30g；中气不足，心慌气短者，减磁石、白芍、黄柏、知母量。余随症加减。

按语：此症近似"神经性耳鸣"，治之比较困难。但能对证加减，坚持调治，亦有减轻症状作用，治愈者偶亦有之。

耳鸣常分为虚、实二证。实证多因肝火上逆，或肾水不足，相火过旺，或与痰火有关；虚证则多属肾阴亏损或中气下陷所致。实证耳鸣声粗壮，起病多急，甚至耳闭耳聋；虚证则鸣声细缓而弱，绵绵不绝。但耳鸣日久，正气不实者，又

多虚实夹杂。初起实证因于肝火上逆、相火过旺者易愈；鸣久肾阴不足或兼脾虚气陷、长期睡眠不足、精神压力过大者难以根治。

【常用成方】肾虚火旺耳鸣主方（《简明医彀》）　黄柏（盐酒炒）9g，知母（盐酒炒）15g，当归、川芎、白芍各12g，生地黄18g，五味子6g。水煎，空腹服。功能壮水制火，治肾虚火乘，耳鸣耳聋。

补肾养阴汤（《简明医彀》）　黄柏（酒炒）9g，知母（酒炒）12g，山药、山茱萸、牡丹皮、泽泻、白芍、白茯苓各15g，石菖蒲、远志、当归、川芎各9g，熟地黄18g。水煎，空腹温服。治右耳鸣聋，属肾水不足，命门火盛。

烧肾散（《张氏医通》）　磁石（煅赤，醋淬，水飞净）30g，附子1枚（炮去皮脐），蜀椒（炒去汗，取椒红）15g，巴戟肉30g，为散。每服3g，用猪肾1枚，去筋膜细切，葱白、盐花和匀，裹十重湿纸，于炭火中煨熟，空腹细嚼，温酒送下，以粥压之，10日效。治肾虚耳聋（耳鸣）。

坎离丸（《寿世保元》）　煅牡蛎、远志、茯苓、石菖蒲、龟甲各15g，炒酸枣仁、当归身各30g，人参15g，麦冬、天冬各30g，生地黄、熟地黄各60g，山茱萸、川黄柏、五味子、柏子仁、怀山药、枸杞子、知母各30g。上药忌铁器，精制，合一处，石臼内捣成饼，晒干，共为细末，炼蜜1斤，加水一碗，调和药末为丸如梧桐子大。每服9g，清晨空腹淡盐汤下，节欲3个月。功能滋肾养心，水火既济。主治操劳过度，健忘心悸，神情倦怠，或思虑过度，心火上炎，耳鸣耳聋。此方水火既济，调养荣卫，聪耳明目，安神定志，既滋肾水，又降心火。肾水不足、心火上炎而致失眠健忘、头晕耳鸣者宜之。

心火下移，小便淋涩，五淋散合导赤散加减

组成：赤茯苓18g，生地黄24g，栀子、黄芩、牡丹皮、泽泻、川木通、滑石、淡竹叶各15g（鲜竹叶30g），甘草、灯心草各6g，水煎温服。三煎药渣宽水，煎开后加陈醋半斤泡足。饮食清淡，保障睡眠，劳逸适度，谨防感冒。

功能：清热通淋，泻火利尿。主治：湿热下注，水道不通，小便淋沥涩痛，口渴面赤，舌红，脉数等症。

方解：方中赤茯苓通利水道；生地黄、牡丹皮、栀子、黄芩凉血泻火；泽泻、木通、滑石渗湿利尿；淡竹叶、灯心草清心泻热；甘草清热和药。诸味相合，以成滋阴清热、泻火利尿之功。用于热淋小便黄赤而短，甚至尿道涩痛，尿急尿频量少，或伴烦渴引饮，小腹憋胀等症。大剂量微温频服，多可速愈。

加减：心烦口渴加麦冬、鲜芦根各 15～30g；口舌生疮加连翘、黄连各 9～15g；心烦不宁加朱砂 2～3g，分 2～3 次吞服，用汤药送下茯神 15g；溺赤尿血加侧柏叶 15g，小蓟 30g，或琥珀 12g，仙鹤草、绿豆衣各 15～30g；尿闭不通加川牛膝、滑石各 15～24g。余随症加减。

热甚，小便淋涩或尿血者，大剂量生牛膝为主，兼车前子、山栀子、生地黄、紫菀、犀角、桃仁、芦根汁、生藕节汁；血虚而热，用生地黄、黄芩、阿胶、侧柏叶少许，水煎服之，此为《千金》治法。若色瘀而淡者，属肾与膀胱虚冷，生料六味丸加肉桂，芦根捣水煎，候冷服。若两尺脉沉弦而数，必有瘀血停蓄，犀角地黄汤加紫菀、牛膝（《张氏医通》）。

【常用成方】犀角地黄汤（《济生方》） 生地黄 24g，白芍 15g，水牛角片（代犀角） 15～30g，牡丹皮 15g。治胃火热盛，吐血，衄血，嗽血，便血，蓄血如狂等症。

五苓散（《伤寒论》） 猪苓、茯苓、白术、泽泻各 15g，桂 6g。治小便不利，微热烦渴者。通治诸湿腹满，水饮水肿，膀胱积热，身痛身重等症。

导赤散（《小儿药证直诀》） 生地黄、木通、淡竹叶各 3g，灯心草、甘草各 2g，水煎，多次少量温服。治心经火热证，口渴面赤，心烦喜冷，口舌生疮，小便赤涩，淋沥刺痛，舌红脉数。

八正散（《太平惠民和剂局方》） 车前子 15g，木通、瞿麦、萹蓄、滑石各 12g，甘草梢 6g，栀子 12g，大黄 9g（后下），加灯心草 15g，一方加木香 9g，水煎服。治湿热下注，咽干口渴，少腹急满，小便不利，或涩痛尿血，或因湿为肿等症。

五淋散（《太平惠民和剂局方》） 赤茯苓 18g，赤芍、山栀子、当归各 15g，甘草 6g，加灯心草 3g。治膀胱有热，水道不通，淋涩不出。石、劳、气、血、膏五淋，皆可以此汤加减。

大分清饮（《景岳全书》） 栀子 12g，茯苓 18g，猪苓 15g，泽泻、木通、枳壳各 12g，车前子 30g。功能清热利湿。治小便不利，或致腰腹下部极痛，或湿热不利，黄疸，溺血，血热蓄血，腹痛淋闭等症。内热甚者加黄芩、黄柏、龙胆草之属；大便坚硬胀痛者加大黄、芒硝之属；黄疸，水不利，身热者加茵陈；血热蓄血腹痛者加红花、青皮等味。

小分清饮（《兰室秘藏》） 茯苓、泽泻、猪苓各 15g，薏苡仁 30g，枳壳、厚朴各 12g。治小便不利，湿滞肿胀，不能受补等症。如阴虚水不能达，加生地黄、牛膝；内无热而寒滞不行者，少加肉桂，余同大分清饮。

凡因湿热下注引起的癃闭，小便不通，心烦口渴，腹胀腹痛等症，以上诸方均可对证选用。若属阴虚泉竭，小便滴沥或癃闭者，禁用泻火、淡渗、利尿之品，当用六味地黄汤以滋肾阴，少加车前子以益阴利尿。

【小单方】灯心草、鲜竹叶、车前草各 15 ~ 60g，水轻煎，取汁频饮。主治心火过旺，心烦口渴，小便黄短，淋沥涩痛等症。初起者服之，多可速愈。

黄芩、栀子、木通各 9 ~ 15g，水煎频饮，功用、主治同上方。

赤茯苓、小生地、车前子各 15 ~ 30g，水煎频饮，功用同上方。

滑石 15g，甘草 3g，麦冬 30g，鲜荷叶半张，水煎频饮。功能清暑利湿通淋，主治夏月感受暑热，烦渴溺赤，肌热倦怠等症。

牡丹皮、苎麻根、藤梨根各 15g，小蓟、白茅根各 30g，水煎频饮。功能清热凉血，利尿通淋。主治湿热下注，小便淋涩，甚或尿血，尿道刺痛等症。

以上 5 方，皆用于湿热下注，小便淋沥涩痛之热淋实证者，虚寒证忌用。能够对证选用，初起实证者及时频饮，大多都可速愈。小方药味易寻，城郊及农村伸手可得。尚有凤尾草、萹蓄（民间称"大蚂蚁草"）、海金沙藤叶（俗称"死人头发"）、薏苡仁根（俗称"醋珠子"）等，每用一二味开水泡饮，均有利尿通淋作用，初起服之，即可治愈。

石淋腰痛，排石为先，八正散为主加减

组成：金钱草 90g，石韦 30g，泽泻、茯苓、猪苓、木通、川牛膝、海金沙（布包煎）、萹蓄、滑石各 15g，生薏苡仁、冬葵子各 30g，甘草 6g，宽水煎取三大碗，分 3 次温服。并加以走路蹦跳，以促进结石排出。

功能：利尿排石。主治：石淋，胁腹隐痛，小便不利，或黄，或浑浊，色泽不定，腰胁小腹痛时不可忍等症。

方解：方中金钱草、石韦、海金沙、萹蓄、木通、滑石、冬葵子清热利尿排石；茯苓、猪苓、泽泻、薏苡仁渗湿行水通淋；川牛膝引药下行；甘草调和诸药。诸味相合，用于治疗石淋、砂淋，排出结石最大的直径超过 1cm，无论一个或多个，一侧或两侧，用此方连续较大剂量服，都能一一排出。只是因为大小、形状、位置的不同，以及服药能否坚持、配合走路蹦跳等，而决定其石排出的时间长短。一般而言，结石小、形椭圆、位置在尿道口或输尿管等处，又能坚持吃药，配合运动的，大多都在服药半月左右悉数排出。

1 日 1 剂，早、中、晚各服 1 次，宽水煎，每服一大碗（约 500mL），并同时加服排石颗粒（不用亦可），多饮白开水，并加以走路蹦跳，以促使结石排出。待结石完全排出后，最好坚持服用六味地黄丸 1 个月，以修复因为利尿而损伤的肾气。能因人对证服补肾汤药三五剂，则肾气恢复较速，且可减少结石的复生。个人经验，仅供参考。

【常用成方】涤石方（《张氏医通》）麦冬 18g，葶苈子（布包煎）、木通各 12g，冬葵子、滑石、车前各 18g，连翘、瞿麦各 12g，知母 15g。治脐腹隐痛，小便难，痛不可忍，溲如砂石，或黄赤，或浑浊，色泽不定。正如汤瓶久受煎熬，底结白碱，宜清其积热，涤其砂石。涩痛甚者，为膀胱蓄血，加琥珀、肉桂、大黄，以散之、下之。

加味葵子茯苓饮（《张氏医通》）冬葵子 90g，茯苓、滑石各 30g，芒硝 15g，生甘草、肉桂各 7.5g，为散，每服 9g，日三服。治石淋、水道涩痛。此方专治石淋，称为圣药。

参苓琥珀散（《张氏医通》）人参、延胡索各 15g，牡丹皮（一作柴胡）、茯苓各 12g，川楝肉、琥珀各 3g，泽泻、当归梢、甘草梢各 9g，为散，每 12g 长流水煎去渣，热服，日 2 次。治小便淋涩，茎中引胁下痛。

石淋兼湿热下注，小便黄赤涩痛者，热淋下诸方亦可对证选用，以清热利尿，促进结石排出。

膏淋肾虚，补肾涩精，六味地黄汤加味

组成：熟地黄 24g，山药、茯苓、山茱萸、牡丹皮、泽泻各 12g，鹿角霜、肉苁蓉各 15g，莲须、芡实、菟丝子各 30g，桑螵蛸 15g，核桃仁 30g（分 3 次嚼服），水煎温服。需要节房事，适劳逸，精神舒缓，饮食温和。

功能：补肾涩精。主治：肾气虚损，精室不固，尿若脂膏，精溺俱出，腰腿酸痛，甚或头晕眼花，健忘神疲等症。慢性肾炎屡发，尿检蛋白渗出者，亦可对证加减应用。

方解：此方以六味地黄汤为主，滋补肝肾真阴不足，而治消渴淋沥；续以鹿角霜、肉苁蓉、菟丝子、桑螵蛸、核桃仁等，以温肾涩精，而止膏淋白浊。

加减：气虚遇劳即发，或膀胱气化失常，小腹坠胀，溺有余沥者，可加黄芪、人参、白术、沉香、肉桂，以治气淋、劳淋；或用补中益气汤加车前子、五味子等味，不可概用利尿通淋之味，续伤肾气。治疗此患大法，总以补肾涩精为

要，见有兼症，随症加减。

【常用成方】**萆薢分清饮**（引自《成方切用》）　川萆薢 24g，石菖蒲、乌药、益智仁各 15g，甘草 6g，一方加茯苓 18g，入盐少许，水煎温服。治肾阳不足，小便频数，溲白如油，名曰膏淋。

菟丝子丸（《沈氏尊生方》）　菟丝子 30g，茯苓、山药、白莲子、甘枸杞各18g。功能益肾涩精。治遗精白浊、劳淋、膏淋等症。

水陆二仙丹（引自《成方切用》）　金樱子取半黄者 500g 熬膏，芡实 500g 研粉，和为丸。每服 15g，日服 2 次，淡盐汤下。治遗精白浊，亦用于膏淋。

鹿芡饮（经验方）　鹿衔草、芡实各 15～60g，水煎温服。或为丸梧桐子大，每服 15g，日服 2～3 次，核桃仁、黑大豆、糯米各适量煮粥调服，温开水送服亦可。功能补肾涩精。主治肾虚白浊如膏，或慢性肾炎蛋白尿，腰酸腰痛，足膝无力等症。肾虚滑精下诸方亦可对证选用。

老年肾虚，小便不禁，巩堤丸合桑螵蛸散加减

组成：熟地黄 24g，菟丝子（酒制）30g，焦白术 15g，党参 24g，炒山药15g，龙骨 30g，韭子（炒）、补骨脂（酒炒）各 18g，益智仁（酒炒）15g，北五味子 6g，桑螵蛸 15g，熟附子 6～12g（先煎）。煎服法及注意同膏淋。

功能：温补脾肾，固脬止尿。主治：小便不禁或频数，属于脬气不足，小便不禁，昼甚于夜者。

方解：方中参、术、山药补脾益气；熟地黄、菟丝子、韭子、补骨脂、益智仁、五味子补肾涩精；附子温肾助阳；龙骨、桑螵蛸收敛缩尿。用于治疗老年及肾阳不足尿不禁或尿频尿多，四肢畏寒，下元虚冷等症，此方屡效。

按语：若属老年尿频而量不多者，乃是肾阴不足，膀胱血少，不可轻用温燥止涩之方，当以滋肾养阴、补膀胱津液为主，方用六味地黄汤加麦冬、五味子之类。

【常用成方】**加减桑螵蛸散**（《张氏医通》）　桑螵蛸 30 枚（酥炙），鹿茸 1双（酥炙），炙黄芪 90g，麦冬 75g，五味子 15g，补骨脂（盐酒制）、人参、制杜仲各 90g，共为细末。每服 9g，空腹羊肾汤下。并用黄酒细嚼羊肾，或羊肾汤泛为丸，空腹酒下 9g。治阳气虚弱，尿频或遗溺。

缩泉丸（《张氏医通》）　益智仁（盐拌炒，去盐）、乌药等份，为末，酒煮干山药糊丸，梧桐子大，每服五七十丸，空腹淡盐汤送下。治脬气不足，小便频

数，昼甚于夜者。

固脬丸（《张氏医通》） 制菟丝子 60g，小茴香 30g，炮附子、炙桑螵蛸、戎盐各 15g，为末，干山药糊丸梧桐子大，酒下 9g。治虚寒小便不禁。

肾阳不足，或老年肾气不足，夜尿过多，四肢不温，腰膝畏寒者，金匮肾气丸（成药）服之亦效。

大便秘结，心烦尿黄，大承气汤合黄连解毒汤

组成：大黄 9～15g（后下），芒硝 6～12g（分 2～3 次冲服），枳实、厚朴各 9～15g，黄连 9～12g，黄芩、黄柏、栀子各 9～15g，水煎温服。

功能：泻火导滞，泻下通便。主治：热邪里结，胃实便秘，腹满痞胀，大便燥结不通，甚或发热谵语等症。

按语：承气汤用硝、黄，乃伤寒邪热入里，胃液干枯，肾水涸竭，故宜急下以救阴津。若老人、虚人及病后肾水本亏，以致大便燥结的，再用硝、黄下之，是谓虚其虚，目下取快一时，来日复秘愈甚，欲再下之，虽铁石亦不能通。黄连解毒汤乃泻三焦实火之剂，用于心烦口燥，小便黄赤，大便秘结，甚至体生痈疖疮毒，舌红苔黄，脉数有力之火毒实证。若为虚火津亏，气阴两虚者，即使大便秘结、小便黄短者，亦当禁用，以防苦寒燥湿，重伤津液，以致小便愈黄，大便愈结。攻实克邪之法，仅可暂用以泻热、通便，体弱、正气不足者禁用。

【**常用成方**】**大承气汤**（《伤寒论》） 大黄（后下）9～18g，芒硝（烊冲）6～12g，枳实、厚朴各 9～15g。治阳明腑证，阳邪入里，胃实便秘，发热谵语，自汗出，不恶寒，痞满燥实，三焦大热等症。去芒硝名小承气汤，主治便秘谵语，潮热而喘，以及杂病上焦痞满不通。

黄连解毒汤（《肘后方》） 黄连、黄芩、黄柏、栀子各 6～15g。治三焦火毒证，便秘溺赤，心烦口燥，咽干不寐，或吐衄发斑，痈疖肿毒，舌红苔黄，脉数有力。

四顺清凉饮（《张氏医通》） 当归、赤芍各 9～15g，甘草 3～9g，酒大黄 9～15g，水煎入生蜜一匙，热服。治血热便秘脉实者。

泻热通便方（经验方） 酒炒大黄（后下，以大便通畅为度）、郁李仁各 9～15g，生何首乌 15～30g，水煎温服。功能泻热通便。主治肠胃积热，大便秘结，脘腹胀满，甚至便燥难下，右下腹胀痛等症。

一味生大黄、番泻叶、黑丑，任选一种适量，开水冲泡饮（二丑为末吞服），

均有泻下通便功效，而且作用明显。但仅可用于热实证便秘，虚人、虚证忌用。

津血不足，肠燥便秘，麻子仁丸合四物汤加减

组成：火麻仁、黑芝麻各 30g，郁李仁、桃仁、杏仁各 9～12g，当归 9～15g，生地黄（酒炒）、玉竹各 15～24g，酒炒大黄（后下，以大便通畅为度）、枳壳、厚朴各 6～9g，炙甘草 6g，粳米 15g，水煎温服。

功能：养血生津，润肠通便。主治：用于津血不足，肠燥便秘，或老年、病后津液不足，大便燥结，或解便困难，反复无度，日久不愈者，此为临证常用方，润肠通便功效显著。

方解：火麻仁、黑芝麻、郁李仁、桃仁、杏仁养血润燥，涤垢润肠；大黄苦寒，酒制则泻下力缓，清热通便必不可少；枳壳、厚朴下气散满；当归、生地黄、玉竹、炙甘草凉血养血，生津润燥；粳米护胃养胃。诸味相合，用以治疗精血不足，肠燥便秘，常收显效。随症加减，疗效更稳。

加减：脾虚气弱加炙黄芪、党参、白术；血虚面色乏泽加龙眼肉、大枣；津液不足，心烦口渴加麦冬、沙参；尿黄淋涩加车前子、冬葵子；失眠多梦加茯神、酸枣仁、柏子仁；纳差食少加炒山楂、陈皮。余随症加减。

【常用成方】麻子仁丸（《伤寒论》）　火麻仁 15～30g，杏仁 9～12g，芍药、枳壳、厚朴、酒大黄各 9～15g。为丸服、水煎服均可。治肠燥便秘。

润肠丸（《脾胃论》）　酒炒大黄、当归尾、羌活、桃仁、火麻仁、防风（有中成药），服法用量同上方。治肠胃伏火，大便秘涩，全不思食，风结血结。

增液汤（《温病条辨》）　玄参 30g，麦冬、莲子、细生地各 24g，水煎温服。治温热伤阴，津枯便秘。或加生何首乌、玉竹、火麻仁各 30g，以增液润肠通便。

固本丸（《张氏医通》）　天冬、麦冬、生地黄、熟地黄各 240g，人参 120g，为末蜜丸，酒下 12g，熬膏尤宜。治老人津血俱亏咳逆便秘。食少便滑者禁用。

苁蓉五仁汤（经验方）　肉苁蓉、玉竹、生地黄各 30g，当归 15g，火麻仁 30g，郁李仁 12g，杏仁、桃仁各 9g，柏子仁、天冬、麦冬各 15g，水煎温服。功能养血增液，润肠通便。主治津血不足，肠燥便秘，以及心烦不寐等症。此方为主，对证略作加减，对于老年及津血亏乏而致便秘虚烦者，效果亦良。肠胃虚寒、纳差食少、大便时溏者禁服。

【小单方】黑芝麻（微炒）、核桃仁（微炒）各 90g，火麻仁（微炒）180g，

共为细末，炼蜜为丸梧桐子大。每服 9 ～ 15g，日服 2 ～ 3 次。肠燥夹热便秘甚者，用酒大黄 3 ～ 9g 开水冲泡取汁送服；脾虚气弱，无力送便者，用人参或炙黄芪各 9 ～ 15g 水煎送服；津液不足，虚烦口渴者，用麦冬 15 ～ 30g、柏子仁 9 ～ 15g 水煎送服。或为末用蜂蜜适量，调和服之。功能增液润肠通便。主治津液不足，肠燥便秘，或老年、小儿津虚肠燥，便秘缠绵，日久不愈等症。此方口感适宜，增液润肠，对于习惯性便秘属于津液不足者，服之最为适宜。小儿及体弱者用量酌减。

郁李仁、瓜蒌仁、当归身各 9g，生何首乌、玉竹各 15g，水煎温服，或开水泡饮。功能、主治同上方。

酒大黄、桃仁各 30g，黑芝麻 120g，共为细末，每服 6 ～ 9g，用蜂蜜适量调服，1 日 2 ～ 3 次，功用同上方。

大剂量方药基本治愈后，小方续服，可减少复发并巩固疗效。饮食尽量避免辛辣燥热之物，以防耗伤津液。

湿滞瘀阻，身重倦怠，释负汤通之

组成：当归尾、赤芍、红花各 12 ～ 18g，丹参 30 ～ 120g，苍术 15g，生薏苡仁 30 ～ 90g，柴胡、香附、郁金、酒炒大黄（以保持大便通畅为度）各 9 ～ 12g，山楂 15g，天麻、川芎、蔓荆子各 15 ～ 18g，地龙 9 ～ 12g，水煎温服。四煎药渣宽水，煎开后加陈醋半斤，适温泡足。

功能：疏肝活血，化瘀通滞。主治：用于气滞血瘀，血行不畅，全身强滞，头脑昏沉，胸胁胀闷，或兼大便涩滞等症。对于高血脂、脂肪肝、脑梗、阻塞性脉管炎等引起的头痛眩晕、胁满脘痞、肢强体困、解便不爽或下肢等处出现瘀紫疼痛等症，均可用此方加减，都有减轻症状、身体轻松之感，故名"释负汤"。

方解：方中当归尾、赤芍、红花、丹参、地龙活血凉血散瘀；苍术、生薏苡仁燥湿渗湿；柴胡、香附、郁金疏肝解郁；大黄、山楂消脂导滞通便；天麻、川芎、蔓荆子上达颠顶、下至血海，且能疏风通络，而治头痛眩晕、肢体强滞。诸味配合，以成疏肝活血、化瘀通滞、轻身减负之功。正气不实、脾肾不足及大便溏稀者禁服。

加减：脾虚便溏者去大黄、山楂、当归尾之泻下、消脂、活血滑肠，加党参 15 ～ 30g，焦白术 15g，煨肉豆蔻 9 ～ 12g，以益气健脾涩肠；小便不利或黄短者加赤茯苓、车前子各 15 ～ 30g，以渗湿利尿；脘腹胀满者加枳实、厚朴各 9 ~ 12g，以宽胸利气；肝阳上亢，头痛易怒者，加生白芍、石决明各 15 ~ 30g，以平肝潜阳，或加水蛭 6 ~ 9g，水牛角片 30g，以凉血活瘀止痛；胁痛甚者加醋炒延胡索、醋炒川楝子各 9 ~ 12g，以活血行气止痛；血瘀甚而下肢等处紫黑强痛者，加桃仁、穿山甲各 9 ~ 12g，三七粉 9g（分 3 次吞服，用汤药送下），以活血散瘀，通络止痛；夜寐易醒，心烦口苦者，龙胆草、黄芩、麦冬、连翘、茯神、朱砂、酸枣仁、龙骨、灯心草等味，任选加用。余随症加减。

按语：此为个人调治体内湿滞血瘀引起的诸多病症经验方，并将前书相同方，结合临证病情变化需要，再次修订小结，目的在于不断提高疗效。

消渴日久，体倦腰酸，滋肾涩精经验方

组成：熟地黄 18 ~ 30g，山药、茯苓、山茱萸各 15g，枸杞子 15 ~ 24g，莲须、芡实、鹿衔草各 30 ~ 60g，五味子 6 ~ 9g，覆盆子、菟丝子、续断、杜仲各 18 ~ 30g，水煎温服。四煎药渣宽水，煎开后适温泡足。忌食辛辣耗津、甘甜油腻等物，保障睡眠，劳逸适度，谨防感冒。

功能：滋肾涩精，控制血糖。主治：主要用于消渴（糖尿病）日久，肾阴不足，腰酸膝软，精力不济，血糖不稳或偏高，单纯降糖效果不佳者，此方服之，有一定控制血糖作用，可减轻腰膝酸软乏力等不适症状。

方解：方中熟地黄、山茱萸、枸杞子、山药、茯苓滋养肝肾；莲须、芡实、鹿衔草、五味子、覆盆子益肾涩精；杜仲、续断、菟丝子补益肝肾，强壮腰膝。诸味配伍，用以滋养肝肾，涩精控糖。对于消渴下消症（糖尿病）的调治，虽不能治愈，但可明显控制或降低血糖，减轻腰酸膝软、精力不济等症状。此方已经使用多年，仍在根据病情变化不断加减药味，寄希提高疗效。

加减：心慌气短口渴者酌加生晒参、黄芪、麦冬，以益气生津止渴；脾虚纳差者酌加漂白术、陈皮、砂仁，以健脾醒胃进食；大便溏稀者酌加煨肉豆蔻、乌梅、诃子，甚者加炮姜，以温中祛寒止泻；睡眠不佳者酌加龙齿、酸枣仁、白莲子，或龙眼肉、柏子仁、首乌藤，以养心安神；脾肾阳虚，畏寒自汗者，酌加附子、人参、白术、浮小麦，或附子、煅牡蛎、麻黄根，以温阳固表止汗；肾阴不足，夜寐盗汗者，酌加知母、黄柏、龟甲，以滋补肾阴止汗。余随症加减。

【常用成方】加味地黄丸（《简明医彀》）　熟地黄 240g，山茱萸、山药各 120g，泽泻、茯苓、牡丹皮各 90g，知母、制黄柏各 120g，当归、白芍、麦冬各 90g，五味子 60g，共为细末，水泛为丸绿豆大，每服 9g，日服 2 ~ 3 次，温开

水送服。治下消症（糖尿病），小便淋浊如膏糊，甚至面色黧黑，形瘦耳焦，名曰肾消。多因恣食甘肥，醉饱入房，耗伤肾精，或大病阴虚，或过劳耗血。所因多种，燥热为之首害。治须清心寡欲，饮食适宜，勿伤肾水真阴为要。

加味地黄汤（经验方） 熟地黄 30g，牡丹皮、泽泻、茯苓、山药、山茱萸各 15g，五味子 6g，白莲子、石斛、玉竹、沙参各 30g，水煎温服。功能滋肾养阴涩精。用于消渴肺肾阴虚，小便混浊，腰酸腿软，口干口渴等症。

【小单方】鹿衔草、芡实、莲须各 30～60g，水煎温服。功能补肾涩精。用于消渴及慢性肾炎蛋白尿，有一定控制或减少蛋白渗出作用。

按语：肾消病日益增多，可有效方却是甚少。虽然古方加减亦有疗效，但总不如人意，可能还是未找到对证方药，或者应用未能切中病机。患者清心寡欲，劳逸适度，注意饮食，自我调养得法，亦是关乎治疗效果的重要方面。

胃热善饥，烦渴引饮，丹溪消渴方加减

组成：黄连 6～9g，天花粉 9～18g，生地黄 15～30g，鲜藕汁（兑服）30～90mL，鲜芦根 30～90g（干品减半），麦冬 30g，鲜石斛 60～90g（干品减半），沙参 30～60g，生石膏 30～90g，知母 15～30g，茯苓 15g。宽水连煎3 次，药汁混合一处，温服不计时，一日夜尽剂。

功能：泻火凉胃，生津止渴。主治：消渴中消症，胃火善饥，烦渴引饮，甚至一日夜饮水不止，依然烦渴，小便赤涩淋沥，尿量极少，大便秘结等症。

方解：方中黄连苦寒泻火；天花粉甘酸微寒解渴；生地黄甘寒养阴；鲜藕汁、鲜芦根、麦冬、鲜石斛、沙参甘寒生津止渴；生石膏辛寒生津；知母泻火滋阴；茯苓甘淡行水以宁心。诸味配合，以治胃热善饥、津枯烦渴、引饮不止之中消症。

加减：胃火不甚，虽渴饮水能止者，去黄连换玉竹，天花粉、生石膏、生地黄量各减半，以防苦寒滋腻，伤阳太过；心悸气短加生晒参、百合、粳米；大便秘结加酒大黄、火麻仁；小便黄赤加车前子、赤茯苓。余随症加减。

按语：此方曾治多例男女新旧胃热烦渴中消症，大渴引饮不止，属于阳明胃腑燥热者。新起者三五日治愈，病久者烦渴大为减轻，续调乃愈。阴虚烦渴、脾胃虚弱者禁服。

【常用成方】竹叶石膏汤（《伤寒论》） 竹叶 18g，石膏 30～90g，半夏6～12g，人参 9～18g，麦冬 15～30g，炙甘草 6～9g，粳米 15g。治热伤气阴，

呕逆烦渴，口干唇燥，咽干呛咳，胸闷心烦，舌红苔少。

消渴方（丹溪方，引自《成方切用》） 黄连 30g，天花粉 60g，共研为细末，生地黄汁、鲜藕汁、牛乳各适量调服，每次 6 ~ 9g，日服 2 次。或加姜汁、蜂蜜调膏，噙化缓咽。治消渴症属于胃热者，善消水谷。

甘露饮（引自《成方切用》） 生地黄、熟地黄、天冬、麦冬、石斛各 15g，茵陈 18g，黄芩、枳壳、枇杷叶各 15g，甘草 6g，水煎服。治胸中客热，牙宣口气，齿龈肿烂，时出脓血，吐血衄血，饥烦恶食，咽喉肿痛等症。

按语：上消肺热叶焦，干咳胸燥，甚或咳唾带血等症，可参考肺热干咳方及其下常用成方诸方，对证选用。一般胃热口渴，单用鲜芦根、鲜石斛、麦冬、沙参、甘葛各 15 ~ 30g，天花粉 6 ~ 12g，玄参 9 ~ 15g，选一二味，开水冲泡当茶饮，有生津止渴作用。夏日可用鲜荷叶半张，滑石 9g，甘草 3g，开水泡饮，以清暑利湿，宁心除烦。或单用葛粉适量冲服，清胃热、止烦渴亦效。

梅核气症，咽中如梗，四七汤加味

组成：清半夏 9 ~ 12g，姜厚朴、紫苏子、前胡、茯苓、陈皮、桔梗各 9 ~ 15g，甘草 6g，生姜 3 ~ 5 片，大枣 3 ~ 9 枚，水煎温服。

功能：燥湿化痰，宽胸解郁。主治：气结成疾，咽喉不舒，或如梅核梗于喉中，咯不出，咽不下，胸脘痞闷，甚或恶心呕吐等症。

方解：半夏辛温，除痰开郁；厚朴苦温，降气散满；苏子辛温，宽中畅肺，定喘消痰；茯苓甘淡，渗湿益脾，交通心肾，痰去气行，则郁结自散；橘红苦温，消痰和中；桔梗苦平，载药上行，清利咽喉；甘草甘平，清热化痰，调和诸药；生姜辛温，散寒止呕，且制半夏之毒；大枣甘温，益气补脾，而和百药。诸药同用，以治七情郁结，痰涎结聚，咯不出，咽不下，胸咽痞闷等症，常获显效。

加减：脾虚纳差，食少倦怠者，加党参、白术、炒神曲、砂仁，以健脾益气，消食醒胃；气虚气短加炙黄芪，以补中益气；胸咽憋闷，胁腹气滞胀痛者，加乌药、香附、柴胡，以疏肝解郁、行气止痛；咽干口渴，心烦欲饮者，去姜、枣，清半夏换以胆南星，另加麦冬、玄参、连翘，以清心火，而生津止渴去烦，余随症加减。

【常用成方】半夏厚朴汤（《金匮要略》，又名四七汤） 半夏 9 ~ 12g，厚朴、紫苏、茯苓各 9 ~ 15g，生姜 3 ~ 5 片，大枣 3 ~ 5 枚。治气结成积，状若破絮，或如梅核，结在咽喉，咯不出，咽不下，中脘痞闷，气郁不舒，恶心呕吐，一切郁证实者。

加味四七汤（《张氏医通》） 治心气郁滞。即上方四七汤加茯神、远志、石菖蒲、甘草。治心气瘀滞，神情恍惚等症。

苏子降气汤（《太平惠民和剂局方》） 紫苏子、橘红、当归、前胡、厚朴各 9g，半夏、炙甘草各 6g。治脚弱上气，凡痰涎壅盛，肺满喘咳，服之气降即安。

香砂六君子汤（引自《成方切用》） 木香、砂仁各 6 ~ 12g，人参 9 ~ 18g，陈皮 6 ~ 12g，半夏 6 ~ 12g，白术、茯苓各 9 ~ 18g，炙甘草 6 ~ 9g。治老人胸膈气滞，痞满不舒，或痛，或不能食。

补中益气汤（方见中气下陷症下） 烦劳内伤，中气下陷，心悸气短者，可以之常服为主，少加舒郁之味以调之。

【小单方】姜半夏 9g，厚朴、青果、桔梗各 30g，甘草 9g，共为极细末，蜂蜜和为丸樱桃大。每用 1 丸含于口中，缓缓咽下，1 日 3 ~ 4 丸。病情不重而缠绵日久者，此方有效。咽干口渴加麦冬、玄参各 30g，咳嗽加贝母 15g。

慢性咽炎，兼有咽中如有物梗，吞之不下，吐之不出，咽喉或红或肿或痛，饮食基本正常者，用金果榄、胖大海各 60g，桔梗 30g，配制服法同上方，功能清咽利喉止痛。无论咽炎、梅核气，用之皆效。

脾胃虚弱，噫气叹息，六君子汤加味

组成：人参 9 ~ 18g，白术 12 ~ 18g，茯苓 12 ~ 15g，陈皮、姜半夏、砂仁、厚朴、炙甘草各 6 ~ 9g，煨姜 3 ~ 5 片，大枣 3 ~ 9 枚，粳米 9 ~ 30g。水煎，食远温服。

功能：温中健脾，益气和胃。主治：素体脾虚，运化力弱，或病后脾胃虚寒湿滞，气机升降失常，以及小儿脾虚气滞，食少倦怠，时常噫气，即俗称"唉声叹气""长吁短叹"，脘痞不舒等症，近似于"胃虚呃逆"。

方解：方中人参甘温，大补元气；白术苦温，燥湿健脾；茯苓甘淡，补益心脾；炙甘草甘温，和中益气；陈皮苦温，理气散逆；半夏辛温，燥湿祛痰，开郁降气；砂仁辛温，快气调中；厚朴辛苦性温，下气散满；煨姜性温，温中散寒；大枣甘温，补中益气，调和诸药；粳米甘平，益气养胃。诸药配合，用以温中健脾，益气和胃。对于脾虚噫气，无论男女老幼，用之皆有显效。

加减：气阴两虚，微渴虚烦者，去半夏、煨姜、厚朴之温燥，换以沙参、麦冬、竹茹，以滋阴益气，生津止呕；气虚甚者，酌加炙黄芪，以温中益气；积滞脘胀者，酌加枳实、槟榔，以消食导滞；胸胁不舒者，酌加乌药、香附，以顺气舒郁；大便秘结者，酌加酒炒大黄、郁李仁，以润肠通便，但不可过量，以防复伤脾胃中和之气。余随症加减。

【常用成方】嗳气方（《简明医彀》） 陈皮 9g，半夏 6g，茯苓 12g，香附、藿香、黄连、砂仁、木香各 9g，炙甘草 6g，加生姜 3 片，大枣 3 枚，水煎服。寒加白豆蔻、益智仁、厚朴各 9g；热加栀子 12g，石膏 18g；虚加人参 9g；气实加枳实、槟榔各 9g。治胃中伏火，膈上停痰，令人嗳气。是症多因胃气不和，窒塞不通，肝盛脾虚，治宜健胃消滞、消痰降火为主。

半夏丸（《简明医彀》） 清半夏、制南星、软石膏、香附、栀子等份为末，神曲糊为丸梧桐子大，每服 70 丸，食远白汤下。治痰火嗳气。

旋覆代赭汤、橘皮竹茹汤（方俱见脾虚呃逆下） 皆治若汗、若吐、若下后心下痞，噫气未除，或反胃呕逆，气失顺和等症。

疝气腹痛，睾丸坠胀，天台乌药散合济生橘核丸加减

组成：乌药 15g，木香、小茴香、青皮、川楝子、延胡索各 12g，橘核 15g，柴胡、香附、八月札（预知子）各 12g，党参 30g，白术 15g，桂心、炙甘草各 6g，水煎温服。四煎药渣宽水，煎开后加陈醋 3 两，适温泡足。

功能：疏肝理气，散寒止痛。主治：疝气坠胀，牵引脐腹疼痛，甚至睾丸下坠胀痛，遇寒、遇劳即发，即所谓癫疝、气疝，为"七疝"中最为常见的二种。此方用治多例不同年龄如上症状患者，加以自我调养及手扶固定，消除坠胀疼痛效果较佳。

方解：乌药散膀胱冷气，能消肿止痛；川楝子导小肠邪热，从小便下行；木香、青皮、小茴香、柴胡、香附、八月札、延胡索、桂心行气平肝，散寒缓肾；党参、白术、炙甘草补脾益气，缓中止痛。诸药配合，以成疏肝行气、散寒止痛之功。用于治疗癫疝、气疝二症，即小肠疝气，牵引脐腹疼痛等症，效果显著。

加减：气虚加黄芪；血瘀加当归尾、川芎、赤芍；睾丸肿胀或小便不利加木通、海藻、昆布、海带，或用巴豆仁炒川楝子（去净巴豆不用）、槟榔、川牛膝。余随症加减。

【常用成方】济生橘核丸（引自《成方切用》） 橘核、川楝子、海藻、海

带、昆布、桃仁、延胡索、厚朴、枳实、木通、桂心、木香各等份，共研细末，酒糊丸绿豆大，盐汤下 6 ~ 9g，日服 2 次。治疝气阴茎睾丸肿硬，不痛不痒，或引脐腹绞痛等症。

天台乌药散（《医学发明》） 乌药 30g，川楝子 15g（用巴豆仁 3g、麦麸 15g 炒，去净巴豆、麦麸），木香、小茴香各 24g，高良姜 30g，青皮、槟榔各 15g，共为细末，酒下 3g。治小肠疝气，牵引脐腹疼痛。

沉香降气汤（《太平惠民和剂局方》） 沉香 12g，炙甘草 24g，炒砂仁 12g，香附（童便浸，去外皮，微炒）60g，4 味为散，每服 6g，入盐少许，沸汤调服。治一切气滞，胸膈不舒，少腹刺痛，以及妇人经血不调。加橘核、小茴香、乌药、寻骨风各适量，亦治小肠疝气，睾丸坠痛。

疝气主方（《简明医彀》） 乌药 15g，陈皮 9g，苍术、小茴香、香附、当归、延胡索、木香各 12g，制川乌 3g，甘草 6g，加生姜 3 片，水煎服。囊热加栀子 12g，去川乌；冷湿加吴茱萸 6g。诸疝定痛，山楂、枳实、橘核、荔枝核、青皮、龙胆草、川楝子、三棱、莪术、槟榔、川芎、柴胡、穿山甲、砂仁、益智仁等酌用，痛甚，调乳香、没药；有痰，加海浮石、半夏；小便涩，配五苓散。治诸疝小肠气，睾丸坠胀疼痛。

苍附汤（《简明医彀》） 苍术、香附（俱盐水炒）、黄柏（酒炒）、青皮、延胡索、益智仁、桃仁、小茴香各 9g，附子、甘草各 6 克，或加补骨脂、胡芦巴各 9 克。治诸疝痛。

【小单方】寻骨风、八月札、荔枝核、乌药、橘核各 9 ~ 15g，水煎温服。四煎药渣宽水，煎开后加陈醋半斤，适温泡足。功能疏肝理气止痛。用于小肠疝气坠痛，有明显减轻胀痛功效。

枸橘、小茴香各 15g，水煎，加清黄酒适量温服。功用同上方。

脊痛项强，腰难屈伸，羌活渗湿汤加味

组成：羌活、独活、防风、川芎、藁本各 15g，蔓荆子 18g，炙甘草 6g，生黄芪 30g，当归、续断、金毛狗脊、川牛膝各 24g，鸡矢藤 60g，水煎温服。药渣加陈醋、白酒各适量拌匀，加热布包敷患处（颈项、脊背、腰）不计时，需要防寒保暖。

功能：祛风除湿，活络止痛。主治：项强脊痛，腰难屈伸，督脉、太阳经感受风湿，血脉失和所致。

方解：风能胜湿，羌活、独活、防风、川芎、藁本、蔓荆子皆为祛风之药，湿气在表，6 味辛温升散，又为解表之药，使湿从汗出，则诸邪自散；生黄芪、炙甘草温腠益气；当归、续断和血；狗脊益肾强腰；鸡矢藤活络止痛。用于风湿侵袭督脉、太阳经，脊痛项强，身难转侧，甚至强痛不可忍等症，常获祛风除湿、活络止痛之显效，可谓屡用屡验之方。

按语：此方内服外敷，通经止痛之功显著。加用三七粉，每次吞服 3g，日服 2 次，食远温黄酒下，可提高活血止痛功效。此症属于痹证而单独列方者，因为近似"胸椎间盘突出"，症状多以脊强、脊痛较为突出，按风湿痹痛通治，往往效果不够显著，根据临证治疗体会，故另小结于此。

【常用成方】羌活胜湿汤（《脾胃论》） 羌活、独活、防风、川芎、藁本、蔓荆子、炙甘草各 3g，生姜 3 片，水煎热服。缓取微似汗，过汗则风去湿不去也。如无头痛，去蔓荆子，换苍术。治风湿上冲头痛，项似拔，脊强，腰似折。

地龙汤（《张氏医通》） 焙地龙、肉桂各 1.5g，桃仁 10 粒（研），羌活 6g，独活、炙甘草、姜炒黄柏各 3g，麻黄 1.8g，苏木 2.4g，当归梢 1.5g，水煎食远服。治瘀积太阳经中，腰脊痛不可忍。

张璐说："脊者，督脉之经，与膀胱之经，皆取道于脊也。故项脊常热而痛者，阴虚也，六味丸（即六味地黄丸）加麋茸；常寒而痛者，阳虚也，八味丸（即金匮肾气丸）加鹿茸。有肾气攻背，而项筋痛连脊髀，不可转移者，此地气从背而上入也，椒附散。太阳经脊痛项强，腰似折，项似拔，羌活胜湿汤……打扑损伤，从高坠下，恶血在太阳经中，腰脊痛不可忍，地龙汤。"

卷二　外科部分病症效验方

阳实痈疖，红赤焮痛，真人活命饮加减

组成：金银花 24g，当归 15g，炙穿山甲、皂角刺各 6g，生甘草 6g，赤芍 9g，制乳香、制没药各 6g，天花粉、防风、贝母、白芷、陈皮各 9g。好酒煎，善饮者多饮酒以行药势，忌酸物。患在上部，先饮酒 1 杯后服药；患在下部，先服药后饮酒 1 杯，以行药力。

功能：清热解毒，消肿散结。主治：一切大痈、毒疖及无名肿毒等患属于阳实证者，红肿焮痛，患处赤热，初起能消，已成能溃，透脓托毒，诚为外科阳实证之第一良方。治痈毒，发背，疗疮，对口，丹毒，及一切热毒疮患。服之宣散风热，行瘀活血，疏通脏腑，消散肿痛，功效甚佳。

方解：金银花清热解毒，为痈疖疗疮及无名肿毒等热性疮疡圣药；天花粉清痰降火；白芷除湿祛风，并能排脓消肿；当归和阴而活血；陈皮燥湿而行气；防风泻肺疏肝；贝母散结；甘草化毒和中；乳香调气，托里护心；没药散瘀消肿定痛；穿山甲善走散结；皂角刺辛散穿透，直达患处，溃壅破坚。加酒者，欲其通行周身，散其邪聚，消其肿结，大痈毒疖初起红肿焮痛，或脓已成而不溃者宜之。实为阳实证热毒疮疡首选良方。

上代及个人数十年应用，无论锐毒、发背、腋痈、脐痈、委中痈、足背发等许多大小不等阳实痈疖，辨证施治无误，皆得如期治愈，诚为外科仙方。

【常用成方】消散乳痈汤（经验方）　蒲公英、金银花各 15～30g，赤芍、瓜蒌皮、白芷、浙贝母、陈皮各 12～15g，生黄芪、当归尾各 15～24g，炙穿山甲、生甘草各 3～9g，水、清黄酒各半煎，饭后温服。初起憎寒恶热者，发出微汗良。功能清热解毒，消肿止痛。主治乳痈初起，患侧乳房肿硬，红赤焮痛，乳路不通，甚至恶寒发热等症。初起脓尚未成服之，至多 3 剂即可完全消散

治愈。若脓已成而不得出者，加皂角刺 6 ~ 9g，服下即可自溃脓出，肿消痛轻，脓尽收口。不动刀针，便可痊愈。运用数十年，从无一失。

内疏黄连汤（《医宗金鉴》） 栀子、连翘、薄荷各 9g，甘草 6g，黄芩、黄连、桔梗、大黄各 9g，当归 15g，炒白芍、木香、槟榔各 9g。水煎，加蜂蜜二匙温服。功能清热泻火，攻里解毒。主治大痈阳毒在里，火热发狂或发热，二便秘涩，烦躁呕哕，舌干口渴饮冷，六脉沉数有力，急服之以除里热。

五味消毒饮（《医宗金鉴》） 金银花 30g，野菊花 15g，紫花地丁 30g，天葵子 15g，蒲公英 24g，水煎温服。功能清热解毒，消肿止痛。主治疔疮初起，壮热憎寒，患处红赤肿硬，焮痛或兼木痒等症。加用蟾酥丸或梅花点舌丹，内服外敷，便可疗效稳妥，迅速治愈。因为疔疮发毒迅疾，治之不可稍缓，以防热毒入内，而成疔疮走黄，引起神识昏迷等险症。

地丁饮（《验方新编》） 紫花地丁 30g，明矾、生甘草各 9g，金银花 90g，或加蒲公英 30g，白果 12 粒（打碎），桔梗 9g。锐毒、背痈等症加连翘、黄芩各 9g，忍冬藤 30 ~ 60g。水煎温服。功能清热解毒，消肿止痛。主治一切疔毒，凡颜面疔疮及暗疔俱可用此方治之（原方原量，凡未注明用量之方，皆可因其人之身体强弱、疮患毒势轻重而定量，上下方皆同）。

解毒大青汤（《医宗金鉴》） 大青叶、木通、麦冬各 15g，人中黄 6g，栀子、玄参、知母、升麻、淡竹叶各 9g，生石膏 18g，灯心草 15 克为引，水煎服。大便秘结加大黄 9g；神情闷乱加牛黄清心丸 3g 和汤药服。功能泻火解毒，疏表清里。主治热毒痈疖及疔疮，误受火灸，热毒内攻者，依此清解之。此方加生地黄、牡丹皮各 15g，金银花 30g，连翘、野菊花各 12g，水牛角片 15g，紫草 9g，去木通、升麻、淡竹叶、生石膏，用于治疗热毒疱疹（带状疱疹）、丹毒等患，疗效亦良。

萆薢五神饮（《验方新编》） 萆薢、薏苡仁各 18g，黄柏 9g，赤茯苓、牡丹皮、泽泻、滑石各 15g，通草 9g，茯苓 15g，金银花 24g，牛膝 15g，车前子、紫花地丁各 18g，水煎服。功能清热燥湿，利尿解毒。主治下部丹毒及委中毒，湿脚气，湿毒溃烂等症。

醒消丸（《外科症治全生集》） 净乳香、净没药各 30g，麝香 4.5g，雄精（雄黄之上品）15g。除麝香外，共研极细末，再合麝香同研，用煮黄米粥适量（30g）入药末捣为丸如菜菔子大，晒干，忌烘。每服 3 ~ 6g，热陈酒送下，小儿酌减。功能和营通络，消肿止痛。此方大能消痈毒肿痛，为一切热证实证始终之圣药。孕妇禁服。

蟾酥丸（《外科症治全生集》） 蟾酥6g（酒化），轻粉1.5g，麝香、枯矾、煅寒水石、制乳香、制没药、铜绿、胆矾各3g，雄黄6g，蜗牛21条，朱砂9g。上药各为细末，先将蜗牛研烂，加蟾酥，后入药末捣匀，丸如绿豆大。亦可做饼、锭、条，阴干备用。每服3丸（绿豆大）。用葱嚼烂，包药在内，取热陈酒1杯送下，盖被取汗为效。重症可再进一服。外用做条插入，或酒、醋化开敷患处留疮头。有消肿化疗、去腐镇痛之功。治一切热证疮疡，大痈疔毒（疔疮内服最好勿用酒下），热疖及无名肿毒，内服、外敷俱可。

梅花点舌丹（《外科症治全生集》，有中成药） 乳香、没药、硼砂、藤黄、熊胆、血竭、葶苈子、大冰片、沉香各3g，蟾酥、麝香各6g，破大珍珠9g，牛黄、朱砂各6g。上药各精制为末，蟾酥以人乳汁化开，入上药末和捶为500丸，如绿豆大，金箔为衣。凡红肿痛疔初起，取1丸入葱白内打碎，酒送服（热毒疔疮慎用酒服），盖被取汗即消，亦可酒化涂敷患处，其清热解毒、消肿定痛之功极佳。

代刀散（《外科症治全生集》） 皂角刺、生黄芪各30g，炒甘草、生甘草、制乳香各15g，各为细末和匀。每服9g，热陈酒送服，立溃。功能排脓托毒。用于疮毒脓已成而不能自溃外出，畏用刀针者。此方服之，疮头即破，毒脓自出。

内固清心散（《医宗金鉴》） 绿豆粉60g，人参6g，冰片3g，雄黄、朱砂、白豆蔻、玄明粉、茯苓、生甘草、乳香各6g，各为细末，蜂蜜调下（3g），不拘时服。用于治疗大痈发背，对口，疔疮，热甚焮痛，烦躁饮冷，其人内弱服之，以防毒气攻于心。

洞天鲜草膏（《外科症治全生集》） 生用壮年头发1斤，菜籽油3斤，头发入锅内熬至发枯浮起，滤净发渣，听用；以活大力草（即牛蒡子草）、生野菊花连根全草、苍耳草连根、忍冬藤、马鞭草、生仙人对坐草各1斤，如鲜草难寻，少一二味亦可，入菜籽油10两，熬至草枯，滤去渣再用；白芷、甘草、五灵脂、当归各半斤，入锅内熬至药枯，出渣，俟油冷，将熬头发之油并入，共称准斤两，每油1斤，用当日炒透黄丹7两，入油内搅匀，再熬至滴水成珠，以不黏手为度。离火收贮，拔去火毒，半月后可用。用时摊纸上贴患处。治一切红肿热毒痛疖疔疮，皆可贴之。如作嫩膏则清热消肿、散风活瘀之功尤胜。嫩膏为每油1斤，入炒黄丹4两即得。热毒疮疡初起肿痛，膏药上撒少许麝香、冰片、藤黄各选一味细末，其消肿解毒、散结止痛之功更佳。

麝苏膏（《外科症治全生集》） 麝香、五灵脂、雄黄、乳香各30g，蟾酥15g。上5味各为细粉，苏合油60g，上方"洞天嫩膏"240g。共搅匀，入瓷瓶密贮。遇大痈，留出患顶，以此膏深围，如干，新鸡毛蘸酒拂润之，加内服醒消丸，其患立消。主治一切热毒大痈及疔疮等症。

咬头膏（《外科症治全生集》） 铜绿、松香、乳香、没药、杏仁、生马钱子仁、蓖麻仁等份，巴豆仁不去油量加倍。共捶成膏，每膏1两内加入白矾霜粉约0.3g，再捶匀，收贮备用。临用时取绿豆大一粒，放于患顶，以膏药掩之，其患即溃。溃后患孔向下，令脓流尽洗净，再换膏药，掺以拔毒散（如下方一笔钩）贴之。

万应膏（《医宗金鉴》） 川乌、草乌、生地黄、白蔹、白及、象皮、官桂、白芷、当归、赤芍、羌活、苦参、土木鳖、穿山甲、乌药、甘草、独活、玄参、定粉（炒黄丹）、大黄各15g。上诸味，定粉在外，用净香油5斤，将药浸入油内，春5日，夏3日，秋7日，冬10日，候日数已足，入洗净大锅内，慢火熬至药枯，浮起为度。住火片时，用布袋滤去渣，将油称准，每油1斤，兑定粉（黄丹炒）半斤，用桃、柳枝不时搅之，以黑如漆、亮如镜为度，滴入水内成珠，薄纸摊贴。功能活血消肿，拔毒散结。此膏治一切痈疽发背、对口诸疮、痰核流注等毒，贴之甚效。

二青散（《医宗金鉴》） 青黛、黄柏、白蔹、白薇各30g，青露（即芙蓉叶）90g，白及、白芷、水龙骨（即多年舱船旧油灰）、白鲜皮各30g，天花粉90g，大黄120g，朴硝30g。上味为末，用醋、蜜调敷。已成者留顶，未成者遍敷。功能清热解毒，消肿化瘀。主治一切热证、湿热证，如痈疖、湿毒等症。

新增太乙一笔钩方（《验方新编》） 生大黄90g，藤黄30g，蟾酥15g，白矾15g，麝香6g，乳香、没药各6g。各研细粉，以人乳化蟾酥，同和捣融，加蜗牛数条，捣烂成锭，晒干。用时以醋磨涂，或以新毛笔蘸药汁，自外而内圈疮即消。功能清热消肿，拔毒止痛。治痈毒发背，疔疮，无名肿毒，肿胀焮痛，已溃未溃，皆可用之。

柏叶散（《医宗金鉴》） 侧柏叶（炒黄为末）、蚯蚓粪（韭菜地内者佳）、黄柏、大黄各15g，雄黄、赤小豆、轻粉各9g。上为细末，新汲水调搽，香油调搽更效。功能清热解毒，活血散瘀，止痛止痒。治缠腰火丹（带状疱疹），成块成片，或如粟米，红赤痛痒者。

托里消毒散（《医宗金鉴》） 皂角刺1.5g，金银花3g，甘草1.5g，桔梗

1.5g，白芷 1.5g，川芎 3g，生黄芪 3g，当归 3g，白芍 3g，白术 3g，人参 3g，茯苓 3g。水二盅，煎八分，食远服。此方治痈毒已成，因气血不足，不能助其腐化，宜服此方托之，令其速溃，则腐肉易脱，而新肉自生矣。此为气血不足、体气较弱者设也。体虚者用此方益气托毒。

轻乳生肌散（《医宗金鉴》） 煅石膏 30g，血竭 15g，乳香 15g，轻粉 15g，冰片 3g，为末撒之。有水加龙骨、白芷各 3g，不收口加炙鸡内金 3g。用于腐脱、红消者，以此定痛生肌。

生肌玉红膏（《验方新编》） 当归 60g，白芷 15g，白蜡 60g，轻粉 12g，甘草 36g，紫草 6g，血竭 12g，麻油 1 斤。先将当归、白芷、紫草、甘草 4 味入油内浸 3 日，大勺内慢火熬微枯，细绢滤去渣，复入勺内煎滚，入血竭化尽，次入白蜡，微火化开，待微冷，再将轻粉研极细粉，投入油内搅令极匀。放冷水中拔去火毒，半月后可用。治一切疮疡溃烂腐不脱、痛不止、肉难生者，用之甚佳。有活血祛腐、解毒生肌之功，乃生肌而不碍邪之妙方。

生肌白玉膏（《中医外科临床手册》） 尿浸石膏（须浸半年，然后以清水漂净，或用熟石膏亦可）500g，制炉甘石 30g。共研极细粉，和匀，以熟麻油调膏，复加黄凡士林（十分之七），调匀即可，用药膏少许涂纱布上，贴患处，内掺生肌药粉，生肌收口之效更速。此膏主治诸疮脓毒已尽，疮口不收敛者。倘脓腐未尽，忌用。又尿浸石膏，浸半年后，放凉水中漂 2 个月，使净，煅熟为粉，方可入用。功能润肤生肌收敛。

虚寒阴疽，肿硬隐痛，阳和汤为主

组成：熟地黄 30g，麻黄 1.5g，鹿角胶 9g，白芥子（炒研）6g，肉桂 3g，生甘草 3g，炮姜炭 1.5g，水煎温服。

功能：温经散寒，化痰散结。主治：骨槽风，流注，阴疽，脱骨疽，鹤膝风，乳癌，结核，石疽，贴骨疽，以及漫肿无头，平塌白陷，一切阴寒证。

方解：熟地黄甘温，养血滋阴；麻黄辛温，去营中寒邪而调血脉。麻黄得熟地黄不发表；熟地黄得麻黄不凝滞，神用在此。鹿角胶甘温，养血助阳；白芥子辛温，利气豁痰，消肿止痛；肉桂辛甘大热，益阳消阴，疏通血脉，宣导百药；姜炭苦温，祛沉寒痼冷；甘草甘平，能表能里，可升可降，缓中止痛，调和诸药。

王洪绪曰："诸疽平塌，不能逐毒者，阳和一转，则阴分凝结之毒自能化解。"此方用于气血虚寒之阴疽，皮色不变，平塌不起，肿而不坚，难消难溃，隐隐作痛之贴骨疽、鹤膝风、乳癌、痰核等患，实为千古第一良方。能够认证无误，用之无不稳验。包括热性疮疡过用寒凉，以致肿硬难消难溃，或过早误用刀针，疮口不能愈合，甚至深烂见骨等症，属于阳虚阴凝，毒难化解者，皆可以此方为主，审慎对证加减，亦能"阳和一转"，由逆转顺，继而治愈。

前书验案很多，此为良方选辑，医案不予重述。

【常用成方】西黄丸（《外科症治全生集》）　制乳香末、制没药末各30g，麝香4.5g，雄精15g，牛黄0.9g。共研和，取黄米饭50g，捣烂，入药末再捣为丸，如莱菔子大，晒干，忌烘。每服9g，热陈酒送服。患生上部临卧服，下部空腹服。功能解毒散结，消肿定痛。主治癌症、阴疽、瘰疬、痰核、横痃、流注、肺痈、肠痈等一切阴疽疮疡大毒。

小金丹（《外科症治全生集》）　白胶香、草乌、五灵脂、地龙、木鳖（均制净末）各45g，没药、当归身、乳香（净末）各22.5g，麝香9g，墨炭3.6g。各精制研细末和匀，以糯米粉36g为厚糊，和入诸药末，捣千捶，为丸如芡实大，每料约250丸，每用1丸，热陈酒送服，取汗。功能破瘀通络，化湿祛痰，消肿止痛。如阴疽、流注初起，以及一应痰核、瘰疬、乳癌、横痃等患，初起乃消。如流注等症成功（未能消散化解，毒脓已成），将溃、溃久者，当以10丸作5日早、晚服。服则以杜流走，患不增出。服此药忌与人参药同服。上墨锭宜陈久者，烧存性研。如小儿不能服汤药者，此药服之尤妙。

回阳软坚汤（赵炳南方）　上肉桂3～9g，白芥子9～15g，炮姜6～12g，熟地黄15～30g，白僵蚕6～15g，三棱9～15g，麻黄3～6g，莪术9～15g，全丝瓜络6～15g，水煎温服。功能回阳软坚，温化痰湿。主治胸前疽、腋疽及一切皮色不变肿硬凝结症属于阴证者。

四物保元汤（《外科症治全生集》）　人参9g，黄芪18g，甘草9g，当归、川芎、熟地黄、白芍各15g，少加肉桂、炮姜各3g，水煎服。功能益气养营，和血托毒。主治阴疽大毒溃后，毒陷不起，脓水清稀者，以此方温补托毒，使毒脓外达。

内补黄芪汤《医宗金鉴》　黄芪24g，人参9g，茯苓、当归、川芎、白芍、熟地黄各15g，甘草6g，肉桂3g，远志、麦冬各12g，加生姜5片，大枣5枚，水煎服。功能温养气血，扶正托毒。主治痈疽溃后，气血虚寒，毒难外出，以及疮毒不发等症，并宜此方调理，以养正托毒外达，以期早愈。

阳和解凝膏（《外科症治全生集》） 鲜牛蒡子根、叶、梗 3 斤，鲜白凤仙花梗 120g，川芎 120g，川附子、桂枝、大黄、当归、肉桂、草乌、地龙、僵蚕、赤芍、白芷、白蔹、白及、乳香、没药各 60g，续断、防风、荆芥、五灵脂、木香、香橼、陈皮各 30g，苏合油 120g，麝香 30g，菜籽油 10 斤。先将白凤仙花梗熬枯去渣，次日除乳没、麝香、苏合油外，余药俱入锅煎枯，去渣滤净，秤准斤两，每油 1 斤加黄丹（烘透）7 两，熬至滴水成珠，不黏指为度，撒下锅来，将乳、没、麝、苏合香油入膏搅匀，半月后可用于摊贴患处（熬煎须将药浸油内 5 ~ 7 日）。功能解毒散结，消肿定痛。主治一切阴疽初起、溃后，以及冻疮等症，肿胀疼痛，或溃后毒脓不出。疟疾贴背心。

阴毒内消散（《药奁启秘》） 麝香 3g，轻粉 9g，丁香 6g，猪牙皂 6g，樟冰 12g，腰黄 9g，高良姜 6g，肉桂 3g，川乌 9g，炙穿山甲 9g，胡椒 3g，制乳没各 6g，阿魏（瓦上炒去油）9g。共研细末，掺膏药内贴之。功能温经散寒，消坚化痰。主治一切阴证肿疡。

溃后可用生肌玉红膏（见前文）等温和类方，以去腐生肌，收敛疮口，忌用寒凉类药。

寒热疑似，虚实两兼，内服黄芪中和汤

组成：生黄芪 30 ~ 120g，全当归、熟地黄、金银花各 15 ~ 30g，红花、白芥子（微炒研）各 6 ~ 12g，麻黄 3 ~ 6g，肉桂、炮姜各 3 ~ 6g，鹿角胶 9 ~ 15g（烊冲），炙穿山甲 3 ~ 9g，生甘草 6 ~ 9g，水、酒各半煎，食远服。

功能：益气和血，消肿化毒，去腐生肌。主治：痈疽日久，正气不足，毒难起发，脓难形成，或溃后久不收口，或死肌紫黑，坚硬不化，骨痹骨膜坏死（股骨头坏死），创伤感染溃烂，久不愈合；或素体正气不足，身患疮疡，以及过用寒凉毒凝，疮患难消难溃难敛等症。此方为千金内托散、阳和汤、仙方活命饮、降痈活命饮四方化裁，用于寒热交织、虚实两兼、正气不足之证，能温和气血，扶正托毒。扶正托毒之剂，适宜于既非阳热实证，又非阴虚寒凝之证，以及外伤感染溃烂，疮疡毒脓不尽，甚至肌死骨坏，新肌不易生长等症。

方解：方中黄芪甘温益气，实腠理而温分肉，排脓内托，为疮家圣药；当归甘温和血，苦温散寒；熟地黄味甘微温，为补血养阴之上品；鹿角胶甘温养血，助阳温腠；白芥子辛温，消肿止痛；金银花甘寒，解毒疗疮；穿山甲咸寒，善通经络，消肿排脓；红花温经活血，行瘀止痛；麻黄辛温，解肌散寒，调血脉，通

九窍，与熟地黄合用，温分肉而不发散；肉桂辛甘大热，益阳消阴，能疏通经脉，宣导百药；甘草、大枣协和诸药，生肌止痛。诸药相合，益气和血，托毒止痛。以治气血失和、正虚毒恋之肌死腐坏不去、新肌难生之险恶证候，经过五十余年验证，实为中和稳妥、实效屡验之方。

加减：患在上加川芎，在中加桔梗，在下加牛膝。泄泻加苍、白术；呕吐恶心加陈皮、砂仁；不思饮食加白术、陈皮；气虚加人参（党参亦可），倍黄芪；阴疽加陈皮、炮姜；排脓加白芷；欲破加皂角刺；疼痛加制乳香、制没药；不寐加龙骨、酸枣仁。

服法：长流水或甘澜水与清黄酒各半煎，鹿角胶炖化兑服。患在上饭后半小时服，在中食远服，在下空腹服。剂量需因人因证加减，小儿用量酌减。并可用药汁适量，微温冲洗患处，1日2次，厚敷以生肌玉红膏。待脓水尽、新肌生满，若皮肤不能老化、触之容易出血者，则用石灰水方，其皮自能老化，屡用皆验。

石灰水方（《验方新编》）　整块石灰1斤，放盆内，以清水8斤烧滚倾入，待石灰化开，用柳、槐枝搅匀，俟水澄清，轻轻将水上漂浮物去净，取中间清水，缓缓倒入另外净器。用时以细软棉布或消毒纱布，量疮大小剪块，浸湿贴患处，一日换十数次，数日收功。神效。灰水务须多层细布滤清净，装入玻璃净器，方可使用。功能：燥湿收敛，老化皮肤。主治：诸疮日久湿烂不敛，尤以新肉已满，而皮不老化，触之容易出血者，用之甚效。下肢疮患更效。

【常用成方】神效瓜蒌散（《医宗金鉴》）　大瓜蒌1个焙末，当归、甘草各15g，乳香、没药各6g，加川芎、橘叶、鹿角霜各15g，白芥子9g，消肿散结效果更佳。共为粗末，每服15g，醇酒三盅，慢火熬至一盅，去渣，食后服之。治乳中结核，渐渐增大，坚硬疼痛，根形散漫，串延胸肋腋下，胀痛不已者，以此方服之，以消其肿结。

降痈活命饮（《验方新编》）　大当归24g，生黄芪、金银花各15g，甘草9g。酒煎浓汁，温服。服后盖被取汗即消。毒在上加川芎6g，在中加桔梗3g，在下加牛膝6g；泄泻加苍、白术各6g；呕吐恶心加陈皮、半夏各3g；不思饮食加陈皮3g，白术9g；气虚倍黄芪，加党参15g；阴疽色白肉淡，无论冬夏，加陈皮、麻黄各2g，肉桂、炮姜各5g；排脓加白芷9g；欲破加皂角刺5g。此方药简，其功无穷，我甚珍之。此为原方下加减，并嘱咐"断不可妄行加减"，仅作参考。治一切无名肿毒，无论阴证、阳证，初起能益气活血，解毒消散；已成能使溃破；破后能排脓托毒，祛腐，生肌长肉。疮科始终之圣药，功在仙方活命饮等方之上。产后生痈毒者，服之更效（原方下注，经过反复应用，效果确实甚佳）。

托里散（《外科真诠》）生黄芪24g，当归、白芍、续断、云茯苓各15g，香附9g，枸杞子12g，穿山甲珠3g，金银花15g，甘草6g，龙眼肉12g，水煎服。治疮疡已成或溃后，凡气血虚者，均可以此出入用之，以扶正托毒。此亦补而兼托之方。

黄芪汤（《验方新编》）生黄芪、当归身、甘草、白芍、穿山甲各15g。上部加川芎15g，中部加杜仲15g，下部加牛膝15g。上药用淡陈酒一碗，水一碗，煎至一碗，热服避风，盖被暖睡出汗。未出汗时，忌一切冷热汤水，汗出一时后不忌。此方治搭手、发背、对口、痈疽及一切大小无名肿毒。未成者散，已成者溃，已溃者易收口。轻者一服，重者二服即愈。小儿酌减，孕妇忌服。

千金内托散（《千金要方》）台党参12g，生黄芪12g，防风3g，厚朴4.5g，川芎4.5g，白芷6g，桔梗6g，当归6g，肉桂3g，生甘草3g，水煎兑热陈酒服。酒助药势，扶正托毒。一切介于阴阳疑似之间，正气不足，疮疡溃后，脓稀腐烂，新肉难生者，此方加减服之。

真君妙贴散（《外科症治全生集》）荞麦面5斤，明净硫黄（为末）10斤，白面5斤。3味共一处，清水微拌，干湿得宜，擀成薄片微晒，单纸包裹，风中阴干，收用。临用研细末，新汲水调敷。如皮破血流湿烂者用麻油调敷，天疱、火丹、酒刺者用靛汁（即板蓝根或大青叶取汁）调搽并效。治阴疽诸毒，顽硬恶疮，散漫不作脓者，用此敷之，不痛者即痛，痛者即止。

围毒散（《简明医彀》）川乌、草乌、苍术、细辛、白芷、薄荷、防风、甘草各等份，为末，鸡子清调敷留毒顶。治同"真君妙贴散"。

二白散（自拟方）炒白芥子、白芷各30g，蒲公英根60g，共为细末，热酒调敷患处。功能消肿散瘀，解毒化结，止痛。治气血凝滞，痰结肿硬，皮里硬核，以及疮疡、外伤愈后肌肉失柔，并治疮疡溃后用手挤脓太过，留下硬结不散等症。

六和散（《外科症治全生集》）海螵蛸、龙齿（研，水飞）、象皮（炙存性）、血竭、乳香、轻粉各等份，各研极细粉和匀。患孔湿则干撒，无脓水而不生肌者，蒸鸡子油调敷。主治溃疡脓毒已尽，用之生肌收口。

八宝丹（《疡医大全》）珍珠3g，牛黄1.5g，象皮、琥珀、龙骨、轻粉各4.5g，冰片0.9g，炒甘石9g，各药精制研细粉，和匀备用。治痈毒恶疮溃后脓水将尽，阴证，阳证，半阴半阳证，均可通用，以生肌收口。掺于患处即可。

附：疮疡不同用途方备要

护心散（《医宗金鉴》） 生绿豆粉、制乳香末各9g，朱砂、甘草各3g，4味研细末，每服6g，白汤调服。功能清心解毒，护里和营。主治疮毒内攻，口干烦躁，恶心呕吐者，服之护心解毒。

琥珀蜡矾丸（《医宗金鉴》） 白矾36g，雄黄3.6g，琥珀（另研极细）3g，朱砂（研细）3g，白蜜6g，黄蜡30g。上4味先研末，另将蜡、蜜入铜勺内溶化，离火片时，候蜡四边稍凝，方将药味入内，搅匀共成一块，将药火上微热，急做小丸，如绿豆大，朱砂为衣。每服二三十丸，食后白汤下。毒甚者，早、晚服，其功甚捷。此方治痈疽发背，疮形已成，而脓未成之际，其人即不虚弱，恐毒气不能外出，内攻于里。预服此丸，护膜、护心，且活血解毒。

清营汤（《温病条辨》） 犀角（水牛角片代）18g，生地黄、玄参、竹叶卷心、金银花、连翘各15g，黄连9g，丹参18g，麦冬15g，水煎温服。功能清热解毒，护阴。治热入营分，身热夜甚，口渴谵语，心烦不寐，痈毒、发颐、丹毒、疱疹等患，毒邪内陷之象者。虚人及阴疽患者忌服。

托里养荣汤（《简明医彀》） 人参、黄芪、生地黄（酒蒸）、当归、川芎、芍药、白术各3g，五味子、麦冬、甘草各1.5g，生姜3片，水煎服。治瘰疬流注及一切不足之证。不作脓或不溃，或溃后发热恶寒，肌肉削瘦，饮食少思，睡卧不宁，盗汗不止等一切虚弱之体，毒邪难以外达者。

安宫牛黄丸（成药） 牛黄、郁金、犀角、黄芩、黄连、栀子、雄黄、朱砂各30g，冰片、麝香各7.5g，珍珠粉15g，研细，蜜丸，每丸3g，金箔为衣，以蜡护之。每服1丸，虚者人参汤送下，实者银花薄荷汤送下，病重体实者一日三服。功能清心宁神，退热解毒。主治疔疮走黄及疮疡毒入心营，神昏谵语，狂躁惊厥由于热盛者。

神功内托散（《医宗金鉴》） 人参4.5g，制附子3g，川芎3g，当归身6g，黄芪3g，焦白术4.5g，炒白芍3g，木香1.5g，炒穿山甲2.4g，炙甘草1.5g，陈皮3g，白茯苓3g。加煨姜3片，大枣2枚，水二盅，煎八分，食远服。治痈疽脑顶诸发等疮，日久不肿不高，不能腐溃，脉细身凉。宜服此温补托里之剂，以助气血。

平安饼（《外科症治全生集》） 乌梅肉3g，轻粉1.5g，研和，以不见星亮为度，如硬，用津少许（切勿用水），研至成膏，照患口大小，做薄饼几个，以贴毒根。外用膏掩，日易一次，俟毒根不痛落下方止。此方用之，不痛不痒，毒根患坚亦可落。

白花膏（《外科症治全生集》） 麻油 1 斤，青槐枝 100 寸，陆续入油熬至焦枯，去渣净，加黄蜡 45g，铅粉 45g，离火微温再下制乳、没、白花蛇（乌蛇亦可）、净儿茶各 9g，潮脑 30g，共研极细末，真麝香 3g，加入同搅成膏，浸水中 3 日，拔去火毒听用。专治恶疮痒极，甚至溃烂见骨，痒不可忍者。用此膏敷之（先洗净患处），日 1 ~ 3 次，甚效。

金素丹（《验方新编》） 生白矾 18g，枯白矾 9g，明雄黄 3g，共研极细粉，过细筛，再研千余下，愈研其色愈美，收贮备用。治一切痈疽大毒，发背，对口，腰疽，臂痈，腐肉暗黑，死肌坚硬，臭秽难闻，患处奇痒等症。用时掺于患处，膏药盖之，其死肌坏腐自脱，余患自除。

二味拔毒散（《验方新编》） 明雄黄、枯白矾等份，为细粉，茶清调，轻敷患处，痒痛即止，红肿湿烂自消。

推车散（《外科症治全生集》） 推车虫（屎壳郎大者）1 个（炙），干姜 1.5g，各研极细末，和匀。干撒患孔内，或吹入疮孔内，或掺膏药内贴疮上。主治骨槽风已损骨者，以及一切恶疮深腐至骨，坏腐之骨不出，疮患难愈者。用之即可推出，或腐骨浮动，手法取之。

金花散（《验方新编》） 熟石膏（研极细粉）500g，飞净黄丹 30g，研细和匀，再筛再研，研至极细粉。用真香油调搽，上盖油纸，一日一换。不可用茶水洗。如有脓水流开，用药敷所流之处，以免烂开。

当归方（《验方新编》） 当归 3g，香油 1 两。放勺内将当归慢火熬枯，去油（油亦可润肤生肌），当归研细末，用真生香油调匀，敷入疮口，即可渐长新肌，而且镇痛。我用此方多年，加紫草 3g 同熬至药枯，去净渣，将油熬至滴水不散，放地上一日夜，去尽火气。用时以油涂患处，上盖净纸，日涂二三次。其润肤和营、消肿止痛、生肌收敛之功甚佳。药渣研细如膏，敷疮亦良。用药油可加入白蜡 6g，生肌作用更良。简易生肌法，不如生肌玉红膏效稳。

移山过海散（《验方新编》） 雄黄、小麦面、新鲜蚯蚓粪各等份，共为细末，用好醋调匀，渐渐敷于致命处（即疮毒所生险处）半边，自能移过不致命处。治疮毒生致命处，用此移至无害部位。

移毒散（《验方新编》） 白及 48g，紫花地丁 18g，乌鸡骨（煅）、朱砂、雄黄、轻粉各 3g，五倍子（焙黄）6g，大黄 6g，猪牙皂 2.4g，共为细末。用好醋调敷毒之上截，即移至下截。同时宜辨寒热虚实，内以药饵调治，方免无患。此方治毒发于骨节间或险要处，如太阳穴、颈项，内有重要脏器等处，用此药移之，或上或下，使无残疾之患，屡试屡验。

护膜散（《医宗金鉴》） 白蜡、白及各等份，为细末。每服 3 ~ 9g，黄酒、米饮下。治痈疽大毒生于胁肋腰腹空软之处，服此防毒内攻。

脱囊方（《外科症治全生集》） 黄柏 4.5g，泽泻 6g，木通 9g，龙胆草 6g，生甘草 3g，水煎服。外用：苏叶、雄黄、明矾，不拘多少煎水洗患处；再将苏叶为细末，洗毕随掺患处，日二三次。治脱囊，虽肾子露出，溃烂痛痒难忍，用上方即可痊愈（先父略有加减）。（王洪绪原方：蝉蜕煎汤洗患处，并以鲜苏叶捣如泥外敷患处。无鲜苏叶则用干苏叶为粉撒患处，患处干烂则用麻油调苏叶末敷之。主治同上方，其效甚佳。）

夏枯草膏（《丸散膏丹集成》） 夏枯草 1.8 斤，当归、白芍（酒炒）、玄参、乌药、象贝（即浙贝，去心）、炒僵蚕各 15g，昆布、桔梗、陈皮、川芎、甘草各 9g，香附（酒炒）30g，红花 6g，共入砂锅内，水煎浓汁，滤净渣；汁复入锅内，文火熬浓，加白蜜 8 两，再熬成膏备用。每服一二匙，开水冲后温服。治瘰疬无论已溃未溃。治多年顽疮、臁疮、疼痛不收口者，杵苋敷之，取虫。一日一换，3 日后腐肉已尽，红肉如珠时，换生肌药收口。

芙蓉散（《验方新编》） 芙蓉叶（秋叶佳）为末，蜜、醋调敷患处周围，留头，干则随换。如取秋叶绞汁和酒服，其效更佳。凡一切红肿痈疖，疔疮丹毒，无论根皮、叶，用之俱奇效。若加赤小豆末用之，其效更速。加蜜免干则拘紧疼痛，且润肤易取。阴寒证白疽忌用。

凤仙膏（《验方新编》） 白凤仙花连根洗净风干，捶取自然汁，入铜锅内（忌铁器），勿加水，熬稠，敷患处。一日一换。诸毒初起，虽肿大如碗，二三次即消。破皮者勿用。主治同上方，瘰疬初起尤妙。

羊蹄根散（《医宗金鉴》） 羊蹄根（即土大黄）24g，枯矾 6g，研末，和匀，醋调敷患处。治牛皮癣、热疖、肤癣湿痒等症。

肥皂膏（《验方新编》） 生肥皂荚（去子、弦与筋）捣烂，好醋和敷立愈。不愈再敷，奇验无比。治一切无名恶毒。

芙蓉膏（赵炳南方） 黄柏半斤，黄芩半斤，黄连半斤，芙蓉叶半斤，泽兰叶半斤，大黄半斤（加赤小豆半斤，赤芍半斤，蒲公英 1 斤，青黛半斤，尤妙），共研细末，过筛，用酒、醋、蜜调敷俱可。功能清热解毒，活血消肿。治丹毒、发背、乳痈等一切热毒实证。

疔疮奇效方（沙亦恕方）　百草霜 4.5g，耳屎 0.9g，土鳖虫 3 个，人乳适量，共捣如泥，敷患处，即可消散。治疗疔疮多例，有效。

苍耳虫方（民间常用方）　生香油一二两，白露节前后捉苍耳虫（虫在秆中，形如小蚕）浸油内，约 7 日后即可用之。用时以虫放疔头上，外以嫩膏贴之，其肿即消，痛即止。无论初起、溃后用之俱效。功能消肿定痛，解毒化疔。若于油内少加冰片、麝香、朱砂，加入蓖麻油适量，其效更速，无论何种疔疮，初起、已成，用之皆验。

蚤休方（民间常用方）　蚤休一味，醋磨汁（或为细末，醋调糊）涂敷患处留疮头。治一切红肿诸毒初起及蛇虫咬伤，俱效。

金果榄方（屡验方）　金果榄一味，酒或醋磨汁涂患处，或为细粉，醋调敷。主治无名肿毒及一切热毒疮疡，有清热解毒、消肿止痛功效。治喉痛咽肿，肺胃实火者，用水磨浓汁先含后咽，甚效。

水火烫伤方（经验方）　生地榆研细粉 60g，冰片 0.9g，火伤加大黄粉 9g，麻油或菜籽油浸泡，调匀涂敷患处，甚效。功能清热散瘀，消肿镇痛，主治水火烫伤。

白酒方（经验方）　烫火初伤时，速用上好白酒冲洗，能及时肿消止痛，简便有效。切勿用冷水浇洗。

草药方（经验方）　虫虫眼草（麦地里常有，亦可食用，民间多有识者）不拘多少，以口嚼融，涂敷患处，主治水火烫伤甚效，愈后且无瘢痕。

热毒疱疹方（经验方）　雄黄 9g，冰片 0.9g，硼砂 9g，共研细粉，好白酒调敷患处。功能清热解毒，消肿止痛。治通身各处猝起小疱，初如粟米（疱疹），渐大如掌，成块成片，迅疾发展，痛痒交作者，此方甚效。加青黛 9g，可提高疗效。

黄水疮方（《验方新编》）　蚕豆壳，瓦上焙枯研末，加广丹少许同研细粉，真麻油调敷。干则再敷，见效甚速。治黄水疮，溃烂流水痛痒。屡用俱效。

桃花散（《医宗金鉴》）　白石灰 300g，川大黄片 45g，石灰用水泼成末，与大黄同炒，以石灰变红色为度，去大黄，筛细备用。干掺患处，或凉水调敷均可。主治创伤出血，湿毒疮疹，疮口出血俱效。

万应紫金膏（《验方新编》）　赤芍、当归、红花、黄芩、防风、荆芥、连翘、黄柏、僵蚕、蝉蜕、白芷、甘草、胎发、大黄、金银花、蜈蚣、川乌、草乌、羌活、苍术、细辛、川椒、秦艽、乳香、没药、骨碎补、何首乌、蛇床子、木鳖子、大枫子、生南星、生半夏各15g，猪油、麻油、桐油各半斤。将三油倾入锅内，纳药浸泡，春夏3日，秋冬7日，须用铜锅文火煎至药色焦枯，离火滤净渣，再熬，加黄丹10两，用槐枝不住手搅匀，续熬至滴水成珠，再加白蜡15g，随即取起，用槐枝搅匀（搅至冷凝住手），收入瓷器，浸入水中拔去火毒，十余日后可用。用时以布或绵纸摊贴。此膏主治瘰疬，痰核，对口，发背，乳痈，鱼口，便毒，臁疮，热疖，疔疮，无名肿毒，手足腰背疼痛，闪挫伤损，以及哮吼喘咳，泄泻痢疾等症。

冻疮酒剂（经验方） 生当归60g，红花、花椒各30g，肉桂（薄片）60g，樟脑15g，细辛（研细末）15g，干姜（切碎片）30g，红尖椒9g，用高度白酒2斤，浸泡1个月备用。每日用棉花蘸酒在患处（溃后在患处上部）揉擦2次，每次擦药片时（约10分钟）。治冻疮无论新久及脱疽，其效甚良。纵是屡年冻伤，红肿溃烂，用之亦验。

冻疮洗方（经验方） 白茄秆（无则紫茄秆亦可，连根）去净泥土、油桐树叶（秋叶佳）、尖椒秆（以上三物，鲜而干者良，干而淋雨后无用），不拘多少，生姜一块（约15g）拍碎，熬水趁热先熏后洗，甚效。

神应养真丹（《医宗金鉴》） 羌活、木瓜、天麻、当归、菟丝子、熟地黄（酒蒸捣膏）、川芎等份为末，入地黄膏，加蜜为丸，梧桐子大。每服百丸，温酒或白汤下。此方治本，滋肾养血，息风止痒。治头油风脱发，即俗说鬼剃头。

海艾汤（《医宗金鉴》） 海艾、菊花、藁本、蔓荆子、防风、薄荷、荆芥穗、藿香、甘松各6g，水五六碗，煎药数滚，盛盆先熏后洗，日二三次。避风寒，忌鱼腥。主治同上。

香贝养容汤（《医宗金鉴》） 白术（土炒）6g，人参、茯苓、陈皮、熟地黄、川芎、当归、贝母（去心）、香附（酒炒）各3g，桔梗、甘草各1.5g，姜3片，枣2枚，水二盅，煎八分，食远服。功能益气养营，治上石疽、乳疽等症。胸膈痞闷加枳壳、木香；饮食不甘加厚朴、苍术；寒热往来加柴胡、地骨皮；脓溃作渴倍人参、当归、白术，加黄芪；脓多或清倍当归、川芎（应少加肉桂、炮姜）；胁下痛或痞加青皮、木香；肌肉生迟加白蔹、肉桂；痰多加半夏、橘红；口干加麦冬、五味子；发热加柴胡、黄芩；渴不止加知母、赤小豆；溃后反痛加熟附子、沉香；脓不止倍人参、当归，加生黄芪；虚烦不眠倍人参、熟地黄，加远志、酸枣仁。

硇砂散（《医宗金鉴》） 硇砂 3g，轻粉、雄黄各 0.9g，冰片 0.15g，共研细粉，水调浓，用新小楷毛笔尖，蘸药点痔及恶死硬肌上。功能消坚化腐。治鼻痔、鼻中胬肉、耳痔、耳挺等顽恶死肌，坚硬胀痛，久不消散等症。只可外用，严禁入口！

二矾散（《医宗金鉴》） 白矾、皂矾各 120g，儿茶 15g，侧柏叶 240g，水十碗，煎数滚听用；先将桐油擦患处，再用纸捻蘸桐油，火燃向患处熏片时，次用煎汤，趁热贮净木桶内，手架桶上，以布将手连桶口盖严，汤气熏手勿令泄气，待微热将汤倾入盆内，蘸洗良久，一次即愈。7 日不可见水。治鹅掌风及诸癣湿痒。

溻痒膏（《医宗金鉴》） 苦参、狼毒、蛇床子、当归尾、威灵仙各 15g，鹤虱草 30g，用河水十碗，煎数滚，滤去渣，贮盆内，趁热先熏，待温投二三枚公猪胆汁，和匀洗之甚效。功能祛湿杀虫。治妇人阴疮阴蚀等症。

海藻玉壶汤（《外科正宗》） 生海藻、陈皮、贝母、连翘、昆布、半夏、青皮、独活、川芎、当归、生甘草各 3g，水二盅，煎八分，量病轻重，食前后服之。此方清热化痰，软坚散结，主治瘿瘤痰核及瘰疬等症。

通治瘰疬方（《外科正宗》） 陈皮 9g，白术 12g，柴胡、桔梗、川芎各 9g，当归 15g，白芍、连翘各 9g，茯苓 15g，香附 9g，夏枯草 12g，黄芩、藿香、半夏、白芷各 9g，甘草 6g，生姜 3 片，水煎，入酒一小杯，临睡时服。治瘰疬不分新久、表里虚实及诸痰结核并效。

子龙丸（《外科正宗》） 甘遂、大戟（必如法精制为粉）、白芥子（炒研）各等份炼蜜为丸。日服 3 次，每服 0.9g，淡姜汤送下。忌与甘草同服。主治瘰疬、痰核、瘿瘤等症，以及一切痰涎凝结之患。

二陈汤加味（《外科症治全生集》） 橘红 15g，半夏 6g，茯苓 3g，甘草 1.5g，炒白芥子 6g，水煎服、为丸方俱可。主治同子龙丸而力缓、安全。

湿疹痒痛，或如癫癣，二妙散加味

组成：黄柏、苍术、苦参各 12g，白鲜皮、荆芥、防风、僵蚕、蝉蜕、生地黄、当归、紫草、红花各 15g，乌梢蛇 9g，金银花 18g，甘草 6g，粳米 15g。前三煎内服。四煎需多加水，煎开后先熏后洗患处或全身。饮食需要清淡，戒酒，忌食海鲜等发病之物。

功能：清热燥湿，活血解毒。主治：局部或全身湿毒奇痒，或痒痛交加，初起硬疹如粟米，或大如豌豆，淡红或暗紫，破流淡血或黄水，浸淫扩展，反复复发，日久不愈。亦有湿疹重叠成片，肤色深红或暗紫干燥，表层起白屑，而成银屑病（即牛皮癣）者，以及脓疱疮、掌侧脓疱疮、手足水疱奇痒等症，均可用此方加减治之。但牛皮癣日久，治之较难。

方解：方中苍术、黄柏、苦参、白鲜皮清热燥湿；荆、防、蝉蜕疏风败毒；归、地、红花、紫草凉血活血润燥；乌梢蛇搜风止痒；金银花清热解毒；甘草调和诸药；粳米和胃养胃。诸味配合，以成清热燥湿、凉血润燥、搜风止痒之功。用于湿毒瘙痒或痒痛交加、皮肤枯糙起白屑等症，均有较好疗效。加减随症。药渣熏洗水煎时，可加入槐枝、苦楝树皮、千里光、土槿皮、枯矾、雄黄等味各适量同煎，可增强清热燥湿解毒、杀虫止痒定痛之功。

【常用成方】祛风换肌丸（《医宗金鉴》） 胡麻仁、炒苍术、牛膝（酒洗）、石菖蒲、苦参、生何首乌、天花粉各60g，当归、川芎、生甘草各30g，共为细末，陈酒煮糊为丸绿豆大。每服6g，白滚汤送下。功能养血润燥，主治头面白屑风，皮肤枯糙瘙痒等症。忌鱼腥、发物、火酒。

清热解毒止痒方（经验方） 金银花24g，野菊花、蒲公英、千里光、当归、生地黄、生何首乌、白鲜皮、三颗针、土茯苓各15g，甘草6g，水煎温服。三煎药渣加土槿皮、露蜂房、大枫子（打碎）、紫草、苦参、苦楝树皮各15～30～60g（熏洗全身则加量，熏洗局部则减量），宽水煎开后加陈醋适量，先熏后洗局部或全身。需要饮食清淡，戒酒及忌食一切发病之物。功用清热解毒，祛湿止痒。主治湿热毒疹，痒痛交加，日久不愈，甚则状若癫癣等症。

疱疹初起外用方（经验方） 木芙蓉叶（霜降节后采，去梗，阴干）90g，黄柏、苦参、青黛、芦荟、薄荷叶、金果榄、白蚤休、白蔹、土大黄、雷公藤根皮各30g，雄黄、明矾各15g，麝香1g（无则亦可，有此更佳），冰片9g。上药除冰片、麝香另研极细粉后入外，余味共研极细粉，再入冰片、麝香研细和匀，密贮备用。用时以稀蜂蜜或鸡蛋清、陈醋、白酒任选一种，调为稀糊，涂敷患处及周围，1日2～3次。若患处溃破流出水湿浸淫，可用金银花或金银花藤叶不拘多少，煎水滤净渣，待微温洗之，洗后将药粉干撒患处。1日2～3次。上方已用数十年，治疗丹毒疱疹及湿毒瘙痒等症，效果均较显著。仅供外用，不可入口。

外洗止痒治癣方（经验方） 雷公藤根皮一味，量患处大小，1次15～120g，患处面积小则用量小，大则用量大，煎水先熏后泡洗患处，1日1～2次。忌食鱼腥等发病之物。功能清热燥湿，杀虫止痒。主治手足顽癣及鹅掌风、湿毒瘙痒，他药无效者，用此熏洗，效果显著。多年手足顽癣不愈者数人，用此方适量水煎熏洗而治愈。体癣用之，亦有显效。但此药有大毒，切不可入口！

土槿皮、土大黄各 30g，枯矾、雄黄各 6g，共研细粉，用凡士林适量调为软膏，洗净患处涂敷。功能燥湿杀虫止痒。用治皮癣干糙，或浸淫水湿奇痒等症，均有一定疗效。

附：跌仆伤痛内服外用方

少林寺跌打伤痛秘方（《验方新编》） 当归、泽泻各 2g，川芎、红花、桃仁、牡丹皮各 9g，上好苏木 6g（以上为原方量。个人常用量为：当归、泽泻、川芎、牡丹皮各 9～15g，桃仁、红花、苏木各 9～12g）。1 剂药煎 2 次，水、酒各半，煎取六分，分 2 次温服。药渣加陈醋、白酒各适量（各约半两）拌匀，加温（微温即可，切勿大热）布包敷患处，以感到舒适痛减为度。功能活血散瘀，消肿止痛。主治跌打损伤，皮肉未破，瘀血壅阻，血脉不通，肌肤紫黑，肿胀疼痛，活动不便，甚至瘀血内攻，心烦郁闷等症。头伤加藁本 9g；手伤加桂枝 9g；腰伤加杜仲 18g；胁伤加白芥子 9g；腿伤加牛膝 18g。亦可酌加土鳖虫、三七（为末吞服黄酒下）、血竭、自然铜（醋制）、续断等，以增强活血疗伤之功。

按语：此方药味不多而平淡，用于跌打损伤气滞血瘀，局部红肿紫暗疼痛等症，按损伤部位加引药，内服、外敷，其活血散瘀、消肿止痛之功较为显著。

回生丹（《验方新编》，记述为清朝刑部秘方） 土鳖虫（选雄而健者，去足，放净瓦上用木炭火缓缓焙黄，取净末）15g，自然铜（木炭火煅红，米醋淬半刻，如此 9 次，研净末）9g，真乳香（每 30g 用灯心草 6g，拌入炒枯，去净灯心草，取净末）6g，真陈血竭（水飞净干末）6g，巴豆（去壳，用净粗纸包裹，捶去油，换纸数次去净油，取净霜）6g，真麝香（用当门子佳）1g，真朱砂（研细末，水飞净晾干，净末）6g。上药须各精制，拣选明净者，同研极细末，瓷瓶收贮密封，勿令泄气。大人每服 1g，小儿酌减，温酒冲服。牙关噤闭者，设法撬开嘴灌下。谨避风寒，注意调养。药味宜精，分量宜准，服之方效。功能活血化瘀，开窍醒神。主治跌打损伤、溺死、吊死等症，无论轻重，只要身软、体尚温者，多可救活。预先配制，以备仓促间偶遇重伤昏迷，或肢体不能活动者，以施药救治。但失血、气脱、手撒、大汗淋漓、二便失禁、瞳孔散大等脱证表现者，此药忌用。

麻臼散（经验方） 祖师麻（高山生，花色淡红，植株柔软皮厚，外褐色、里微黄，味甘辛辣者良）、鬼臼（即八角莲，十堰又称一碗水、百步还原，药用根状连珠茎，色白微黄，洗净泥土晒干，质硬而脆粉质者佳，色枯黑质柔晒不干者勿入药）各等份，研为细末。每用1g，分2次服，为1日量，温黄酒送服，不饮酒者用温开水送服。切不可超量服，以免引起腹痛雷鸣、泄泻不止。功能活血祛瘀，消肿止痛。主治跌打损伤局部瘀肿胀痛，皮色紫暗灼热，活动不便，或兼有瘀血内积，胁腹痞闷刺痛，甚至大便不通，精神郁闷或烦躁等症。此药服下半小时左右，即感欲解大便，内有瘀血的随便而出，肿胀疼痛随之减轻。体质壮实之人，若服下1小时后仍无肠鸣轻泻反应的，可将1g药末1次服下，1日至多服1～2次，体弱者不可轻易加量。此方屡用皆验，疗效显著。但因药性较烈，体弱、小儿及孕妇禁服。此方对于腰椎间盘突出症，腰痛及坐骨神经痛疼痛麻木，屈伸不利，甚至疼痛难忍，卧床不起者，如法服之，亦有显著效果。但用量切勿随意增加，以防腹痛雷鸣、泄泻不止。尤其是八角莲有毒，内服过量而致死者，偶有传闻。关键在于用量适度，方能治病显效，不出意外。

麻虫方（经验方） 八棱麻根鲜品30～90g或干品15～30g，土鳖虫焙焦为末，每服3～6g，用八棱麻根煎汤，加入老黄酒适量（会饮酒者1次半碗，不会饮酒者用少许为引），送服土鳖虫末，1日2次。煎过八棱麻根捣融加陈醋适量，外敷患处。功能活血散瘀，消肿止痛。主治同麻臼散，但药力较缓。伤情不重者，服一二次即可肿消痛止，内无瘀血的无明显泻下作用。或单用土鳖虫为末，温黄酒送服，亦有一定散瘀消肿止痛功效。

麻藤汤（经验方） 八棱麻根干品30～60g（鲜品加倍），鸡矢藤60～120g，1剂药水煎2次，药汁混合一处，兑入大曲黄酒适量，分2次温服。药渣捣融，加陈醋、白酒各适量，加温布包敷患处。功能活血通络，消肿止痛。主治同上方。头伤加川芎6～12g；胸前伤加桔梗12g；背伤加羌活12g；胁伤加柴胡、香附各12g；腰伤加杜仲18g；腿脚伤加川牛膝15g。陈伤作痛夹有风湿的加当归、独活各15g，黄芪30g，防风、千年健各15g，制乳香、制没药9g；腰腿疼痛较重的再加杜仲、续断、金毛狗脊、川牛膝各15～30g；脾虚纳差加党参18g，白术15g，陈皮、砂仁（后下）各9g。余随症加减。

立效散（《验方新编》） 当归6g，通草3g，桃仁、穿山甲、怀牛膝各6g，酒大黄9g，青皮3g，骨碎补（去净毛）、制乳香、制没药、白芷各6g，紫苏子3g，红花5g，杜仲6g，降香、甘草各3g，血竭9g，三七6g，土鳖虫6g，石楠枝头 9g，水煎，加童便、老黄酒各一盅温服。伤情极重者，二服即见显效。亦有改为末药服者，病情不重者每服 9g，加药引水煎温服。伤重者仍用汤药。专治跌打内伤，并闪挫风气一切疼痛。

顺气活血汤（《伤科大成》）　苏木 9g，厚朴、枳壳各 12g，砂仁 6g，当归尾、红花、木香、赤芍、桃仁、苏梗、香附各 9g，水酒各半煎服。功能活血祛瘀，顺气止痛。主治损伤气滞，胁腹胀闷，甚或肿胀疼痛等症。

复元活血汤（《医学发明》）　柴胡 6g，天花粉 3g，当归尾 6g，炙穿山甲 2g，甘草 3g，红花、桃仁各 6g，大黄（酒炒）3g，共为粗末，每服 30g，黄酒煎服。功能活血祛瘀，通便止痛。主治跌打损伤，瘀血停滞，胁腹作痛，大便不通。或作汤剂，水煎 2 次，黄酒为引温服。

新伤续断汤（经验方）　当归尾 12g，土鳖虫、泽兰叶、制乳香、制没药各 9g，醋制自然铜、牡丹皮、红花、苏木各 6g，骨碎补、续断、牛膝各 15g，水煎，未出血者黄酒为引温服。药渣温敷患处不计时，以辅助散瘀消肿、接骨。功能祛瘀生新，续筋接骨。用于新伤骨折筋断的初、中期，手法或其他方法正骨固定后，用此方以活血祛瘀，消肿止痛，续筋接骨。

夺命丹（《伤科补要》）　当归尾、桃仁各 90g，血竭 15g，土鳖虫 45g，孩儿茶 15g，制乳香、制没药各 30g，红花 15g，煅自然铜 60g，大黄（酒炒）90g，朱砂 15g，骨碎补 30g，麝香 2g，各药精制，共为细末，用黄明胶温化为丸，朱砂为衣，每丸重 9g。每服 1 丸，陈酒磨汁服。功能活血化瘀，通关窍，接骨。用于一切伤险症，脏腑蓄血，大便不通，胁腹刺痛，甚至神识不清，病情较重者服之能通关窍，活血脉，祛瘀，接骨。成药如黎峒丸、活血丹、止血丹、补筋丸、正骨紫金丹、健步虎潜丸等，都可对证选用。

复方金毛狗脊酒（经验方）　金毛狗脊、三七（打碎）各 120g，川牛膝 90g，海风藤、石楠藤、木瓜、桑枝、松节各 45g，续断、杜仲各 90g，秦艽、桂枝各 45g，熟地黄、当归身、鹿筋、千年健、骨碎补、巴戟天、人参、黄芪各 90g，玉米大曲白酒（45 ~ 50 度）20 ~ 30 斤，同泡于一个容器（玻璃瓶或细釉坛），时时摇荡之，1 个月后即可饮用。每次饮半两，1 日 2 次，亦可加热外擦疼痛麻木处。功能祛风胜湿，舒筋活络。用于气血不足或感受风湿，手足指趾麻木，关节活动不便或疼痛，以及跌打损伤日久，陈伤作痛或关节僵硬等症。亦可与内科肾虚风湿症下诸方参考选用。

跌打闪跌方（《验方新编》）　续断、大黄、骨碎补、制没药、当归尾、赤芍各 6g，红花、煅自然铜、炙穿山甲、刘寄奴各 3g，丝瓜络半条（原方有虎骨，可用川牛膝、巴戟天替代，分量可适当加大），水煎冲酒服，年久陈伤亦效。治闪跌殴打腰痛。

陈伤作痛草药方 托腰七（俗称公何首乌，粗壮根茎）、扣子七（鄂参、珠儿参）各 300g，石楠藤、鸡矢藤、八棱麻根、千年健、川牛膝各 120g，纯玉米大曲白酒（50～55 度）10～20 斤，同入 1 个容器浸泡 1 个月，每次饮半两至 1 两，1 日 2～3 次。亦可加热外擦患处。功能强壮腰膝，舒络止痛。用于陈伤作痛，肾虚腰痛，风湿痹痛及劳伤肢体关节疼痛等症，安全有效。

脚崴肿胀疼痛仅软组织损伤者，单用八棱麻根鲜品 250g（干品 60～90g），水煎浓汁，兑入老黄酒适量温服。药渣加陈醋、酒糟各适量，布包温敷患处（肿胀灼热者冷敷），亦有活血散瘀、消肿止痛作用，轻者内服、外敷二三次即愈，较重者多用几日，亦可消肿止痛。或用酢浆草、生栀子、生大黄、扦扦活（接骨木的根及皮）各适量，捣融外敷患处，消肿止痛作用亦佳。

软组织损伤肿痛，用土鳖虫、红花制乳香各等份，共研细末，每服 6g，日服 2～3 次，用温黄酒送服。功能活血散瘀，消肿止痛。可用于身体各处外伤肿胀疼痛，或见皮肤瘀紫等症。

单味红景天（俗称强盗草、不死草、山马齿苋、大佛爷指甲等）鲜品 90g，干品减半，水煎加黄酒温服，渣加陈醋适量外敷患处，消肿止痛之功亦良。

跌打损伤外敷消肿方（《验方新编》） 刘寄奴、草乌、川乌、薄荷各 12g，生栀子 9g，生大黄、没药各 6g，酌加老葱一把，生姜一块，面粉、酒、陈醋（皮破不肿者不用醋）各适量，同捣极烂，炒热（出血者冷敷）敷患处，用纱布包裹，一天一换。功能祛风活血，消肿止痛。用于跌打损伤局部瘀阻肿痛，活动不便等症。酢浆草消肿止痛尤佳。

玉真散（《验方新编》） 明天麻、羌活、防风、生南星（姜汁炒）、白芷各 30g，禹白附 360g。上药须拣选明净者，同研极细粉，细釉瓷瓶收贮密封备用。功能祛风定惊，止血愈创。外用止血定痛，消肿愈创。破伤出血，将药粉适量干撒于创口，即刻止血定痛；如已溃烂浸淫，用茶水避风洗净患处，再上药粉。跌打瘀肿，破伤受风，手足扯动拘紧，甚至口眼㖞斜者，亦可用热酒调服 3g，至重 9g，开水送服亦可。如破伤风已见呕吐者，用之无效。此药俱用生料，则外用止血定痛、消肿愈创及预防破伤风效果较佳。但内服量须慎，因禹白附、生南星都有大毒。如伤口湿烂不能收口者，用熟石膏 6g，黄丹 1g，玉真散 15g，同研极细粉，生姜煎水或茶水洗净患处，再上药粉，一日一换，即可去腐生肌愈创。

消肿定痛散（经验方） 羌活、独活、防风、白芷、当归尾、红花、苏木、生草乌、生川乌、生南星、生半夏、生蒲黄、生栀子、生大黄、赤芍、紫荆皮各30g，蟾酥6g（另研细粉），共研细末，兑入蟾酥粉混匀，收贮备用。功能麻痹肌肤，消肿定痛。用于损伤骨折，错位，手法正骨前消肿定痛。牛程蹇（足底生硬疱，色紫黑疼痛难忍，坚硬难破），白酒调糊厚敷，消肿散瘀止痛之功甚速。风湿痹痛、麻木肿胀等症，白酒调敷患处，其祛湿消肿、活络止痛之功亦良。此方有大毒，仅供外用，严禁内服。亦可用白酒浸泡，外擦陈伤作痛及风湿麻木、关节不利等症。

散瘀消肿方（经验方） 羌活、独活各60g，血竭、红花、生草乌、生川乌各15g，白芷90g，共为细末，视伤处大小，每用适量，白酒、陈醋各半调厚糊敷患处，干则用白酒淋湿，一日一换。功能祛湿消肿，麻痹止痛。用于跌打损伤，伤处水肿，难以手法诊断、正骨、固定，此方外敷，可使肿胀消散，疼痛减轻，以利手法接骨及固定。只可外用，严禁内服。

单味紫荆皮适量捣融，加白酒、陈醋各适量调糊，外敷患处，功用同上方。

麦麸适量，少加陈醋拌湿，加温敷熨患处，亦有消肿止痛功效。

红肿热痛小验方 栀子、大黄、红花各等份，共为细末，陈醋、白酒各半调糊，稀酒糟适量调之亦可，厚敷患处，干则以白酒淋湿，一日一换。功能清热散瘀，消肿止痛。用于跌打伤肿，局部紫暗肿胀，灼热疼痛，活动不便等症。或用鲜酢浆草不拘多少捣融，厚敷患处；或用鲜八棱麻根捣融，少加陈醋，外敷患处；或用牡丹皮、赤芍、泽兰叶各等份为末，白酒或陈醋适量调糊敷患处；或用泡桐树根皮适量捣融，少加陈醋敷患处，均有清热消肿、散瘀止痛功效。小伤未骨折，局部或关节红肿紫暗灼热疼痛者，用之皆有清热消肿、散瘀止痛作用。

接骨秘方（《验方新编》） 旱公牛角1个（炭火上炙干一层刮一层，为末），黄米面、荞麦面、榆白皮各不拘多少，川椒六七粒，杨树叶不拘多少（无则亦可），共研细末，以陈醋熬成稀糊，用青布摊贴，再用薄柳木片缠住，闻骨折处响声不绝，俟定即接。如牛马跌伤及树木被风折断，此药敷之俱效。

接骨验方（《验方新编》） 杉木炭（无则以杉木烧枯亦可）研细粉，用白砂糖蒸极融化，将炭末和匀，摊纸上趁热贴之。无论破骨伤筋，断指折足，贴之数日可愈。忌生冷及发病之物。加服续筋接骨方，其效更佳。

此二方我亲见父亲给人接骨使用多年，但需要手法正骨，加以外敷，并内服接骨疗伤方，其续筋接骨效果及预后都较良好，故原方整理于此。

接骨单方（《验方新编》）　大红月季花瓣阴干研末，成人 1 次 3g，好酒调服，盖被睡卧半日，闻骨响为断骨对接，勿惊。

又方（《验方新编》）　刺五加皮 120g，小雄鸡 1 只，干拔去毛，其余俱存，同五加皮捣极融，敷骨折处，骨节发出声响，待响声定去药，接骨甚效。

扦扦活方（经验方）　扦扦活根皮（俗称"接骨丹"）鲜品 300g 捣融，续断、孩儿茶、自然铜、土鳖虫各 30g，同捣极融，加入陈醋少量，视伤处大小轻重，厚敷患处，适度固定，一日一换。功能活血散瘀，接骨续筋。骨折外敷，促进筋骨接续，亦有消肿止痛功效。

玉红膏、石灰水方（方俱见外科去腐生肌、皮不老化方）　用于损伤溃破感染，久溃不敛，甚至肉烂见骨，不能生肌收敛，或新肌胀满，而皮不能老化，触之容易出血者。

跌打损伤名家名著名方甚多，此处仅是根据父辈治疗骨折伤痛的部分常用稳验之方，以及个人伤痛经验方等，晚年一并梳理小结于此，以防散失。

卷三　妇科常见病症效验方

经期超前，量多烦热，清经汤为主加味

组成：牡丹皮 15g，生地黄（酒炒）24g，白芍（酒炒）、地骨皮、茯苓各 15g，青蒿、知母（盐水炒）、黄柏（盐水炒）各 12g，丹参、茜草各 24g，栀子 12g，水煎温服。于行经前 7 日连服 3 ~ 5 剂，三煎药渣宽水，煎开后加陈醋半斤，适温泡足。饮食勿进辛辣油腻等上火之物，保障睡眠，心情平和。

功能：清热凉血调经。主治：月经先期，无血块，腹不痛，血色红，量偏多，手心烦热，面红口渴，舌苔黄，脉数有力。

方解：牡丹皮、生地黄、白芍泻火凉血敛阴；茯苓交心肾而宁神；青蒿、知母、地骨皮、黄柏清虚热而泻阴火；丹参、茜草凉血止血；栀子泻三焦实火。诸味合用，以凉血敛阴，泻火调经，而用于血热量多超前，手足心热，心烦等症，常获满意效果。

加减：口渴加麦冬 15 ~ 24g，天花粉 6 ~ 12g；心烦、尿黄加朱灯心 3 ~ 6g，淡竹叶 15g；脾虚纳差加白术 15g，陈皮 9g；便秘加酒大黄 6 ~ 9g。余随症加减。或用下方。

两地汤（蒋玉伯方）　生地黄（酒炒）30g，地骨皮 9g，玄参 30g，白芍（酒炒）、麦冬（去心）各 15g，阿胶 12g（分 2 次冲服）。主治血热而虚者，肾水不足以制肝火，以致经水先期而行。

经期超前，胁痛心烦，逍遥散加减

组成：当归、白芍各 15g，生地黄 24g（酒炒），白术、柴胡、郁金、香附（醋制）各 12g，茯神 15g，丹参 30g，甘草 6g，煨姜 3 片，薄荷 12g。煎服法及注意事项同"清经汤"。

功能：舒郁调经。主治：月经先期，两胁或小腹胀痛，心烦，郁久生热，唇红口干，舌质偏红，舌苔薄黄，脉象弦数。妇人郁怒伤肝，致血妄行，赤白淫淋等症，均宜此方加减治之。

方解：肝虚则血病，当归、芍药、生地黄养血凉血以敛阴；木盛则土郁，甘草、白术和中而补土；柴胡升阳散热，合芍药以平肝，而使木得条达；茯神清热利湿，助甘、术以益土，而令心气安宁；丹参凉血和血调经；煨姜暖胃祛寒，调中解郁；薄荷搜肝泻肺，理血消风，疏逆和中；郁金、香附疏肝解郁，理气止痛。用于肝气郁结，月经失调，经期超前，胁痛心烦等症，屡见显效。

加减：加牡丹皮、山栀子名八味逍遥散，亦名丹栀逍遥散，治怒气伤肝，血少目暗。牡丹皮能泻血中伏火，栀子能泻三焦郁火，故薛氏加之，以利肝气，兼以调经。加熟地黄名黑逍遥散，以益阴补血而养肝，可治经期超前，血量不多等症。经血过多或淋沥不绝者去煨姜，加茜草根、血余炭；兼有鼻衄者酌加侧柏叶、小蓟；心烦不寐或兼尿黄者酌加朱灯心、朱连翘、车前子；口干口渴加麦冬、天花粉。余随症加减。

经期超前，有块腹痛，桃红四物汤加味

组成：桃仁、红花各9～12g，生地黄（酒炒）24g，当归、川芎、白芍（酒炒）各15g，血竭6g，丹参30g，延胡索（醋炒）12g，泽兰18g，香附（醋炒）12g，甘草6g。煎服法及注意事项同"清经汤"。

功能：凉血活血，散瘀调经。主治：经期超前，甚至一月二行，血量少而经行不畅，色暗有块，小腹胀满疼痛拒按，或大便色黑，舌有瘀点，脉象沉涩。此方活血行瘀，舒郁止痛，而药性略偏于凉通。

方解：当归辛苦甘温，入心脾生血和血调经；生地黄甘寒，入心肾滋阴养血凉血；芍药酸寒，入肝脾敛阴养血；川芎辛温，通上下而行血中之气；桃仁、红花、血竭、丹参凉血活血，行瘀散滞；香附、泽兰、延胡索活血解郁，行气止痛；甘草甘平，缓急止痛，调和诸药。用于血热血瘀，经期超前，血色瘀暗有块，胁满腹胀疼痛等症，屡用皆验。加减随症。

【小单方】丹参30～90g，泽兰15～30g，水煎去渣，加入益母草红糖15～30g，空腹温服。功能活血解郁，调经止痛。用于经期超前，经行不畅，色暗有块，腹痛等症，于行经前3～5日连服3～5剂，多可治愈。或单用益母草红糖，同老黄酒、开水各适量，冲化搅匀温服，亦能活血调经止痛。

经期滞后，色淡面黄，补血续经汤加减

组成：炙黄芪30～90g，当归、熟地黄、川芎、白芍、阿胶（烊冲）、龙眼肉、人参、白术各15g，肉桂、炙甘草各6～9g，大枣5～9枚。煎服法及注意事项同下文"温经摄血汤"。

功能：益气养血续经。主治：气虚血少，经期滞后，血色淡，量偏少，无血块，腰腹酸胀，得暖痛减，面色萎黄或㿠白，眩晕耳鸣，大便不实，舌淡苔少，脉象细弱等症。甚者年不及三旬，经血数月不潮，或见红即无，此方治之，以续经血。若属血热经枯者，此方禁用。

方解：方中参、芪、术、草、枣补脾益气和营；四物汤补血调经；龙眼肉养益心脾；阿胶补阴血；肉桂温肾助阳，疏通血脉，宣导百药。诸味配合，以成补养气血、悦色调经之功。用以治疗血虚经少、经期滞后、眩晕倦怠等症，疗效显著。

加减：冲任受损、胞宫虚甚者酌加紫河车、鹿角胶、龟甲胶等味，以血肉灵性之物补之；肾虚腰酸者酌加续断、杜仲、巴戟天等味，以补益肝肾；肾阳虚加炮附子；脾胃虚寒加炮姜、肉豆蔻；痛经加延胡索、乌药；经行不畅，兼有血块加益母草、泽兰；兼有带下清稀者酌加炮附子、煅牡蛎、煅龙骨、鹿角霜、炒山药等味。余随症加减。

【小单方】大枣6～12枚，肉桂3～6g，煎水冲服阿胶3～6g，1日1～2次，饭后半小时温服。功能温里补血，续经调经。或用炙黄芪30～90g，当归身9～15g（即当归补血汤），肉桂3g，大枣9枚，文火缓煎浓汁，少加老黄酒温服。作用基本同上方。大有益气补血、续经悦色之功。气虚血少、面色萎黄、口淡眩晕等症，属于血虚偏寒者，服之乃宜。血热血枯者忌服。

经期滞后，气滞胁胀，九味香附丸为主

组成：香附（童便浸一宿，再用醋煮，晒干，炒）120g，当归（酒洗）、白芍（酒炒）、川芎（酒洗）、生地黄（酒炒）、陈皮（去白）各30g，白术60g，黄芩（酒炒）45g，小茴香15g，共为细末，陈醋煮糊为丸梧桐子大。每服6～9g，空腹酒下，早、晚各1次。或减量水煎，兑入黄酒适量服亦可。

功能：行气活血，舒郁调经。主治：经期滞后，血色深红量少，面色暗青，精神抑郁，胸胁不舒，嗳气后减轻，胁腹微胀微痛，苔白或微黄，脉来弦象者。

　　方解：方中香附、川芎、小茴香、陈皮理气舒郁；黄芩清肝火；白术燥脾湿；生地黄、白芍、当归养血和血调经。诸味配伍，用以行气舒郁，活血调经，而适宜于气滞经血滞后者。

　　加减：若感胸脘痞闷，甚或痰多者，可加姜半夏、茯苓、姜厚朴，以燥湿化痰，宽胸利气；若兼白色带下，腰胀腿沉，加炒山药、白果仁、煅牡蛎，以断下止带；气虚气滞，脘痞纳差者，加党参、砂仁，以益气醒胃；气滞腹痛，加木香、乌药，以顺气止痛。余随症加减。

　　【小单方】香附、川芎各9～15g，吴茱萸3～6g，水煎温服。功能行气活血，舒郁止痛。主治同主方，简便易行。或用乌药15g，砂仁9g，吴茱萸3g，水煎温服。或用姜半夏6g，陈皮、木香各9g，水煎温服。均可用于气滞气郁，经期胁胀哕酸，以及月经滞后等症。内有积热而非气滞夹寒者忌服，可用下方调之：醋制香附12g，泽兰18g，竹茹15～30g，水煎温服。功能行气调经止呕。用于气滞胁胀，胃失降和，经期胁痛胁胀，时欲泛酸呕吐等症。或用乌药15g，砂仁9g，芦根18g，水煎温服，功同上方。

经期滞后，宫寒肢冷，温经摄血汤加减

　　组成：熟地黄30g，白芍（酒炒）15g，川芎（酒炒）、焦白术各15g，当归18g，炮姜、肉桂、吴茱萸（汤泡，炒）、沉香各6～9g，炙甘草12g，大枣5枚，水煎温服。四煎药渣宽水，煎开后适温泡足。注意保暖，饮食以温和为要，勿进寒凉之物，注意保暖。其余同"清经汤"下嘱。

　　功能：温经祛寒，舒郁调经。主治：实寒证经行后期，量少色暗，小腹绞痛拒按，得热则缓，甚至面青肢冷，或畏寒身痛，舌苔白滑或灰润，脉来沉紧或迟。

　　方解：方中四物汤养血调经；白术温中健脾；姜、桂、萸、沉香暖宫祛寒，舒郁止痛；炙甘草、大枣甘温缓急，调和诸药。用于治疗寒滞胞宫，经期滞后，畏寒腹痛等症，效如桴鼓。气血两虚证、非实寒者慎用。

　　加减：寒甚四肢逆冷、腰与小腹凉痛者加炮附子6～9g（先煎），益智仁15g，以温肾助阳；脾虚气弱、食少倦怠者加人参9～15g，炙黄芪30～60g，砂仁9g（后下），以益气醒脾；血行不畅或有血块者酌加红花、桃仁各适量，以活血行瘀。余随症加减。

　　【小单方】干姜、吴茱萸各3～9g煎水，冲入老红糖30～60g，空腹微温

服，或少加老黄酒亦良。功能散寒舒郁，调经止痛。用于经期滞后、小腹冷痛、四肢不温等症，每于行经前数日服之，多可治愈。或单用黑附片3～9g，文火缓煎1小时，取汁加入老红糖适量，空腹温服，功同上方。

经无定期，脾虚便溏，参苓白术散加减

组成：人参、白术、茯苓、炒山药各9～15g，炒白扁豆9～12g，炒薏苡仁15～60g，白莲子（去心）12～18g，陈皮、砂仁（后下）各6～9g，煨姜3～5片，大枣3～9枚，益智仁、桔梗各9～12g，炙甘草3～9g，水煎温服。四煎药渣宽水，煎开后适温泡足。注意保暖，饮食以温和容易消化而有营养为要，保持心情平和，劳逸适度。

功能：补脾益气，温中祛寒。主治：脾虚气弱，不能运化水谷，敷布津液，长养气血，引起气血失调，月经前后无定期，甚至四肢不温，脘腹畏寒，纳差食少，倦怠无力等症。

方解：治脾胃者，补其虚，除其湿，行其滞，调其气而已。参、术、苓、草、山药、薏苡仁、扁豆、莲子皆为补脾之药，而茯苓、山药、薏苡仁理脾兼能渗湿；砂仁、陈皮调气行滞，和四君、煨姜、大枣暖胃又能补中；桔梗苦甘入肺，能载诸药上浮，又可通调大肠（肺与大肠相表里），使气得以升降而益和；加益智仁者，补心肾，涩精气，开发郁结，使气宣通，温中祛寒，调治经带。此方用于脾胃虚弱，脘痞畏寒，四肢不温，经期紊乱前后无定期者，是谓治本为主，欲求治愈，还需加以自我调养，方可调治至正常。

【小单方】白术15～30g，大枣6～12枚，水煎，加饴糖适量温服。功能补脾和营。主治脾虚经无定期。或用丹参30～60g，水煎冲服饴糖适量，有补脾定经作用，脾虚血少、经无定期者宜之。

经无定期，腰酸胁满，定经汤为主加减

组成：当归（酒洗）15g，熟地黄24g，白芍（酒炒）18g，菟丝子（酒炒）30g，炒山药、茯苓各15g，五味子6g，山茱萸18g，柴胡、荆芥穗（炒）、香附（醋炒）各12g，续断、杜仲（盐水炒）各24g，水煎温服。宜于行经前7天、经期结束后各服三五剂，并注意保暖，饮食温和，劳逸适度。

功能：固肾培元，疏肝调经。

主治：经期或先或后，量时多时少，色淡稀薄，面色晦暗，头晕腰酸，小腹

空坠或痛，夜尿偏多，或脘闷胁胀等症。

方解：归、芍、熟地黄、山茱萸养血和血益阴；菟丝子、五味子、续断、杜仲补肾涩精强腰；山药、茯苓补脾肺，交心肾；炒荆芥穗、柴胡、香附疏肝解郁调经。用于肾虚肝郁，腰酸胁满，夜尿偏多，血色淡薄，经前后无定期者，亦是治本为主，补肾养血，疏肝调经，肾虚肝郁者宜之。

【小单方】当归、枸杞子各18g，乌药15g，水煎温服。功能益肾养血理气。主治肾虚气郁，经无定期，腰酸胁痛等症。腰腹畏寒或冷痛者加干姜、吴茱萸、黑附片（先煎）各3～9g。

超前错后，经行不畅，通瘀煎加减

组成：当归尾、川芎、赤芍各15g，山楂、香附（醋炒）各12g，乌药15g，青皮、柴胡（醋炒）、红花各12g，泽兰24g，郁金12g，甘草6g，水煎，加红糖、黄酒各适量温服。三煎药渣宽水，煎开后加陈醋半斤，适温泡足。需要保持心情平和，饮食温和，勿近寒凉油腻及过于辛辣燥热之物。

功能：理气舒郁，活血调经。主治：行经时胁腹胀闷，乳房胀痛，精神抑郁不舒，血色紫暗有块，或小腹胀痛拒按等症。

方解：归、芍、川芎、红花、山楂活血散瘀止痛；香附、柴胡、青皮、乌药、泽兰、郁金疏肝解郁行气；炙甘草温中缓急，调和诸药。用于治疗气郁血瘀引起的经期超前错后，经行不畅，色暗有块，小腹及两胁胀闷或痛，甚至乳房胀痛，大便色黑等症。于行经前7天服三五剂，有行瘀理气、调经止痛之功。

【小单方】枸橘6～15g，鸡矢藤30～90g，水煎，加红糖、黄酒各适量温服。功能疏肝行气，活血止痛。用于肝气郁结，经行不畅，胁胀腹痛，或有血块等症，每于经前三五日服之，有明显行瘀止痛功效。

醋制香附、川芎各9～15g，煎服法、功用同上方。或小茴香6～9g，红花9～12g，煎服法及功用亦同上方。

月经量多，冲任不固，举元煎为主加减

组成：人参9～18g，炙黄芪15～60g，白术12～18g，升麻、柴胡各6～9g，当归、白芍（酒炒）、生地黄（酒炒）各9～15g，续断、杜仲（盐水炒）各15～24g，阿胶（烊冲）9～15g，炙甘草3～9g，大枣3～9枚，水煎温服。四煎药渣宽水，煎开后适温泡足。需要精神舒缓，劳逸适度，注意保暖，

饮食以温和容易消化而有营养为要。

功能：益气举陷，摄血调经。主治：气陷失于收摄，经血量多，或过期不止，血色淡薄，面色㿠白，气短懒言，心腹空坠，腿软无力，舌质淡红，舌苔白润，脉象虚弱无力等症。

方解：参、术、芪、草补脾益气；归、芍、生地黄、阿胶益阴养血；大枣和营；升麻、柴胡升阳举陷；续断、杜仲补益肝肾，用于气虚下陷、冲任不固而致月经量多，或过期不止，气短腿软等症，屡用皆验。

加减：脾肾阳虚，四肢不温，腰腹冷痛者，酌加炮附子（先煎）、炮姜、醋炒艾叶各 3 ~ 9g，以温肾助阳，温经止血；纳差食少，脘腹痞闷者，酌加陈皮、砂仁各 6g，炒山药 15g，以健脾醒胃。余随症加减。

月经量多，血热唇红，先期汤为主加减

组成：生地黄 24g，当归、白芍、川芎各 15g，黄柏、知母、黄芩各 12g，白茅根 30g，牡丹皮 15g，茜草、丹参各 30g，血余炭（布包煎）6 ~ 9g，甘草 6g，水煎温服。四煎药渣宽水，煎开后加陈醋半斤，适温泡足。保持心情平和，劳逸适度，饮食勿进辛辣油腻及燥热之物。

功能：清热凉血，调经止血。主治：血热引起的月经量多，或过期不止，或淋沥十余日不绝，血色深红或暗紫，兼有血块，腰腹胀痛，心烦口渴，面红唇干，小便黄短，大便秘结，舌红，苔黄乏津，脉象滑数。此方与清经汤可相互参看，对证互用。

方解：方中四物汤养血调经；知母、黄柏、黄芩、白茅根、牡丹皮、丹参清热凉血；茜草、血余炭益阴止血；甘草清热，调和诸药。用于血热火旺，经血量多，逾期不止，心烦口渴，二便秘涩等症，常获显效。

加减：大便秘结甚者酌加酒大黄 9 ~ 12g（后下，以保持大便通畅为度）；小便黄短或赤涩心烦者酌加车前子 30g，朱灯心 3 ~ 6g，以清心利尿；睡眠不安者酌加茯神、酸枣仁各 15 ~ 18g，以安神除烦；出血量多或淋沥不绝加棕榈炭、莲蓬炭、仙鹤草各 12 ~ 18g。余随症加减。

【小单方】单味断血流 30 ~ 120g，水煎服。功能止血调经。用于经血量多，逾期不止，甚则如崩如漏，服之俱验。此药止血不留邪而调经，屡用皆验。或用断血流 60g，红药子 15g，出血甚则量加倍，水煎温服，其止血作用更稳。用之多年，止血功效甚佳。血止后观察，亦未见有留邪遗患之弊。或用仙鹤草 30g 煎

水，冲服京墨细粉 1 ~ 3g，其止血作用亦良。

月经量少，血虚形瘦，五福饮加味

组成：人参 15g，熟地黄、当归身各 18g，白术 15g，炙甘草 9g，炙黄芪 30 ~ 90g，大枣 9 枚，鹿角胶（烊冲）、阿胶（烊冲）各 12g，肉桂 6g。1 剂药煎 3 次，药汁混合一处，早、晚食远各温服 1 次，1 日半服 1 剂，缓服有利于运化吸收。四煎药渣宽水，煎开后适温泡足。饮食要温和而有营养，劳逸适度。

功能：养血扶脾，益气滋虚。主治：月经量少色淡，面色萎黄，身体消瘦，皮肤失润，头晕耳鸣，失眠心悸，四肢不温，舌淡苔少，脉象虚细者。

方解：参、术、芪、草益气扶脾；归、地、大枣、二胶养血益阴；肉桂宣导血脉。用于脾虚气弱、血少宫寒所致经血量少、面色无华、四肢不温、身体消瘦等症，于每月经期前后服用数剂，加以自我调养，即可调至正常。平时亦可用大枣 15 ~ 30g，炙黄芪 30g，当归身 12g，同黄小米适量煮粥或炖汤服，均有补益气血之功。脾虚肌瘦、经血量少者宜之。

加减：胃寒口淡者加煨姜 6 ~ 15g；小腹不温或冷痛者加肉桂、八角茴香各 2 ~ 3g，所加之味作为食疗，有补益气血、温中祛寒功效，气血虚寒者宜之。

气滞血瘀，甚或闭经，当归益母草汤加减

组成：当归、川芎、赤芍各 15g，生地黄（酒炒）24g，益母草 30g，红花、桃仁各 9g，川牛膝 18g，柴胡、香附各 12g，丹参 30g，甘草 6g。煎服法同上方"五福饮"。四煎药渣煎开后加陈醋半斤，适温泡足。需要心情平和，饮食偏于清淡，勿熬夜，劳逸适度。

功能：养血活血，舒郁调经。主治：月经量少，色暗有块，少腹或两胁胀痛，或大便色黑，甚至闭经，舌质暗红有瘀点，脉象沉涩。

方解：方中归、芎、芍、地（四物汤）养血活血；红花、桃仁活血散瘀；川牛膝通经活瘀；益母草、丹参活血调经；柴胡、香附疏肝解郁；甘草调和诸药。诸味配合，用于经血量少，因于气滞血瘀，血行不畅，色暗有块，甚或胁腹胀痛，逾期经血不至等症，为临证常用方。

加减：若属身体偏胖，湿滞痰聚，阻碍经脉，血行不畅，量少色淡稠黏，胸脘痞闷，或兼痰多，带下，苔白，脉滑者，可加茯苓、半夏、陈皮、神曲等味各适量，以燥湿行滞，活血调经。

经行鼻衄，烦躁易怒，茜根散加减

组成：茜草根30g，黄芩15g，阿胶（烊冲）9g，侧柏叶18g，白茅根、生地黄（酒炒）、当归、大蓟、栀皮、川牛膝各15g，生甘草6g，水煎温服。四煎药渣宽水，煎开后加陈醋半斤适温泡足。需要心情平和，饮食清淡，保障睡眠，劳逸适度。

功能：清热凉血，引热下行。主治：平素过食辛辣燥热之物，或误服辛热燥血之药，热伏血分；或性情急躁，或郁怒伤肝，肝火上逆，血随火上，而致经前或经期吐血、鼻衄，血色暗红量多，烦躁易怒，便秘溺赤，苔黄乏津，脉来洪数者。

方解：茜草行瘀止血；黄芩、栀皮清泻肝肺实火；阿胶、生地黄、当归益阴养血止血；侧柏叶、白茅根、大蓟凉血止血；川牛膝引热下行，且能活血调经；甘草清热，调和诸药。诸味配伍，乃是茜草根散加味，治疗经期吐血、鼻衄，屡用皆验。

【常用成方】**茜根散原方**（《景岳全书》）茜草根30g，黄芩15g，阿胶（烊冲）9g，侧柏叶18g，酒炒生地黄24g，甘草6g。治血热经期吐血或鼻衄。

顺经汤（《傅青主女科》）生地黄、当归、白芍、牡丹皮、茯苓、沙参、黑芥穗各12g，或加藕节、小蓟、白茅根各15g。治阴虚血热，经期鼻衄或吐血，色红量少，舌红苔少，脉象细数。

凉血止衄方（经验方）生地黄18g（酒炒），当归、白芍（酒炒）、牡丹皮、栀子、茜草、地骨皮、黄芩各12g，侧柏叶、仙鹤草、小蓟各18g，生甘草6g，水煎服。功能清热凉血，调经止衄。用于血热妄行，经期鼻衄，或大便秘结，小便短赤等症。

方解：生地黄甘寒凉血，以治血热妄行；当归甘温，补血和血，引血归经；白芍酸寒，养血平肝；牡丹皮辛苦微寒，以泻血中伏火；栀子苦寒，清热凉血；茜草苦平，凉血止血；地骨皮甘寒止血；黄芩苦寒泻火；侧柏叶、仙鹤草、小蓟皆苦凉，均为凉血止血上品；甘草清热，以和诸药。诸味相合，用以治疗血热妄行经期鼻衄或月经量多等症，对证应用，每获显效。

加减：血热甚者酌加侧柏叶、水牛角片；经行不畅腹痛者酌加香附、泽兰，或少加桃仁、红花；血出过多者，血余炭、白及、藕节、断血流等味均可对证酌加，并可用于治疗血热崩漏。

经期发热，或伴头痛，四物汤加柴芩藁本

组成：当归、川芎、白芍（酒炒）各 15g，生地黄（酒炒）18g，柴胡、黄芩、藁本各 15g，白芷 12g，蔓荆子 15g，甘草 6g，生姜 3 片，大枣 3 枚，水煎温服。三煎药渣宽水，煎开后加陈醋半斤，适温泡足。需要防寒保暖，注意勿感冒，心情平和，劳逸适度，饮食温和。

功能：养血退热，疏风止痛。主治：每遇行经发热，或伴头痛，状似外感而仅限于经期，经期过后自然恢复正常者。此类患者遇到不少，甚至数年治之不愈者亦有，用此方为基本方，随症略作加减，皆得治愈。

方解：因为每于经期发热或头痛，故用四物汤以活血调经；加柴胡以解表退热而舒肝郁；加黄芩泻火燥湿，以退血分实热；藁本、白芷祛湿散寒止痛；蔓荆子疏散风热，上清头目；生姜辛温解表；大枣甘温和营；甘草调和诸药。用于治疗经期发热或伴头痛等症，屡获显效。

加减：若头痛兼有眩晕，脉弦有力者加天麻 9 ~ 18g，石决明 15 ~ 30g，以平肝定眩；夹有经行不畅或有血块者加桃仁、红花各 6 ~ 12g，以活血散瘀；胁胀腹痛者加香附、延胡索各 9 ~ 12g，以疏肝活血。余随症加减。

肝气郁结，乳房胀痛，柴胡疏肝散加减

组成：柴胡、香附（醋炒）、青皮各 12g，乌药 15g，制乳香、制没药各 6 ~ 9g，川芎、赤芍、当归、熟地黄各 15g，鹿角霜 18g，枳壳 12g，炙甘草 6g，水煎，加黄酒、红糖各适量温服。药渣再煎泡足，宜于行经前数日，乳房尚无明显胀痛时，连服 3 ~ 5 剂。尽量精神减压，心情平和，保障睡眠，饮食温和。

功能：疏肝理气，活血止痛。主治：欲行经时乳房胀痛，经行顺畅则轻，或经期及其前后胸胁痞闷，乳房胀痛或刺痛，或有包块已成乳癖者。此方服之，皆有显效，甚至可以消除包块。尚无包块而经血将至胀痛者，效果最为显著。

方解：柴胡、香附、青皮、乌药、川芎、枳壳皆为疏肝理气解郁之味；加以归、芍、熟地黄养血调经；乳、没散结消肿止痛；鹿角霜活血消肿温阳；炙甘草益气和药。用于治疗行经前乳房胀痛，效果显著。若已成乳癖，无论是否经期，皆隐隐作痛，或有包块者，可结合外科门乳癖方治之。

加减：乳房有包块者加炙穿山甲 3 ~ 9g；畏寒加炮姜、肉桂各 3 ~ 6g；正气不足加人参 9 ~ 18g，生黄芪 30 ~ 60g；脾虚纳差加焦白术 15g，陈皮、砂仁

（后下）各9g。余随症加减。

血热肠燥，经前便血，四物汤合槐花散加减

组成：生地黄（酒炒）24g，当归、白芍（酒炒）、川芎、荆芥穗（炒黑）、防风（炒）、槐花、地榆、栀子（炒）各15g，火麻仁30g，阿胶（烊冲）9g，甘草6g，水煎温服。保持心情平和，饮食尽量清淡，勿熬夜，劳逸适度。

功能：清热凉血，润肠止血。主治：行经前数日，大便下血色深红，面红唇赤，心烦易怒，渴喜冷饮，大便干燥，小便黄赤量少，舌质红，苔黄燥，脉象弦数者。因于外感非时暴热之气，或平素过食辛热燥血之物，致使血郁大肠，当经行之前，气盛血旺之时，迫血妄行，而见便血等症。

方解：四物汤养血调经；荆、防微辛微润，炒黑且能止血；槐花、地榆凉血止血；栀子泻三焦实火；阿胶、火麻仁养血润燥；甘草清热解毒，调和诸药。用于血热肠燥，行经前便血等症，效如桴鼓，若能对证加减，其效更稳。

加减：三焦火旺，烦渴引饮者酌加黄连、黄芩、天花粉，以泻火生津止渴；心烦口渴，夜寐不宁者酌加茯神、麦冬、朱灯心、朱连翘，以清心宁神；大便燥结甚者酌加酒大黄，以苦寒通便；小便黄短或涩痛者酌加车前子、滑石，以清热利尿。

若属心肾两虚，面色失润，经前便血，色不深红，或伴耳鸣，腰酸腿软，精神倦怠，大便不实，小便频数，舌质淡红少苔，脉细无力，尺部更弱者，治宜养血补肾，方用顺经两安汤（《傅青主女科》）为主：当归（酒洗）、熟地黄、白芍（酒炒）各15g，山茱萸（蒸）6g，人参9g，白术（土炒）、麦冬（去心）各15g，黑芥穗6g，巴戟肉（盐水炒）、升麻各3g，水煎温服。功能补肾养血。主治心肾两虚，经前便血，头晕眼花，心悸易惊等症。勿过度劳累，心情平和，饮食温和而有营养，勿进寒凉、辛辣之物。

便血多而不止者可酌加五倍子、仙鹤草，或阿胶（烊冲）、花蕊石各适量；面色㿠白，心悸气短者酌加龙眼肉、白莲子、炙黄芪。余随症加减。

宫寒痛经，得热则减，吴茱萸汤加减

组成：当归18g，肉桂、吴茱萸各6g，川芎15g，细辛5g，炮姜6g，柴胡、香附各12g，沉香9g，乌药、益智仁各15g，炙甘草9g，水煎温服。四煎药渣宽水，煎开后适温泡足。注意保暖，饮食勿进寒凉。

功能：温经散寒，行滞止痛。主治：用于痛经寒实证，小腹冷痛拒按，痛时如绞，得热稍减，经血量少，血色暗红有块，经行不畅，舌苔白润，脉象沉紧，即所谓宫寒者。

方解：当归、川芎和血行气；肉桂、炮姜、吴茱萸温中散寒；细辛温散寒滞；柴胡、香附、乌药疏肝解郁顺气；沉香、益智仁温肾调气；炙甘草温中缓急。诸药相合，有温经散寒、行滞止痛之功。

加减：肾阳不足，四肢逆冷者，加炮附子 6～12g（先煎）；气滞胀闷，纳差食少者，加木香、砂仁、陈皮各 9g；胃痛泛酸，时欲呕吐者，加海螵蛸 15g，煅牡蛎 30g，延胡索、姜半夏各 9g；脾虚气弱者，加炙黄芪 30g，焦白术 15g，人参 12g；血虚面色苍白，腹痛绵绵，经血量少者，除参、芪外，再加熟地黄 24g，阿胶（烊冲）15g，龙眼肉 18g；睡眠不实者，加龙齿 30g，酸枣仁 18g，琥珀 9g。余随症加减。

【小单方】干姜 6～15g，煎水冲老红糖 30g，兑入黄酒适量，空腹温服。功能温中祛寒，活血调经。用于宫寒痛经病情较轻者，服之显效。能注意保暖，并可治愈。加用艾灸神阙穴（肚脐正中）、丹田穴（肚脐下约 3 寸）二处，散寒止痛效果更速。或用吴茱萸 6～9g，川芎 9～24g 煎水，兑入老红糖适量温服，经行小腹冷痛者，服之亦有活血散寒止痛之功。每日用艾叶一把（约 90g），干姜 15g，宽水煎开后适温泡足，亦有温经散寒、减轻疼痛功效。但注意保暖、饮食勿进寒凉等，切不可忽略。

血热痛经，心烦便秘，凉血清热方加味

组成：当归 15g，生地黄（酒炒）24g，川芎、白芍（酒炒）、牡丹皮、栀子各 15g，桃仁、红花各 9g，木香、香附（醋炒）、延胡索（酒炒）各 12g，甘草6g，丹参 30g，酒大黄 6～12g，水煎温服。四煎药渣宽水，煎开后加陈醋半斤适温泡足。饮食勿进辛辣油腻助湿生热之物，保持心情平和，劳逸适度。

功能：清热凉血，行气散瘀。主治：血热痛经，血色暗红气浓，经行不畅腹痛，瘀滞有块，心烦，便秘等症。

方解：四物汤养血调经；牡丹皮、栀子清热凉血；桃、红活血祛瘀；延胡索行滞止痛；木香、香附理气散郁；酒大黄清热通便；甘草清热和药；丹参凉血活血调经。用于血热痛经，痛引小腹两侧，或经期超前量多，色暗有块，气味偏浓，唇红口干，便秘尿黄，舌红苔黄，脉象弦数或滑数者。可随症加减，但不可

过用寒凉之味，以防因寒而瘀，反致经行不畅，痛久不愈。

加减：口干口渴加麦冬 15g，天花粉 12g；小便黄短或涩痛加木通 12g，车前子 30g；心烦不寐加朱灯心 6g，茯神 15g。余随症加减。

瘀滞痛经，小腹拘急，失笑散加味

组成：生蒲黄、五灵脂各 12g，桃仁、红花各 9g，延胡索（酒炒）、香附（醋炒）、青皮、郁金（醋炒）各 12g，川芎、当归尾、赤芍各 15g，川牛膝 18g，鸡矢藤 30g，甘草 6g，水煎，加黄酒、红糖各适量，空腹温服。注意保暖，谨防受寒，心情平和，饮食温和，劳逸适度。

功能：活血行瘀，理气止痛。主治：瘀滞痛经，经行前或月经将至时小腹拘急胀痛或刺痛，按之或硬，经行不畅，血色紫暗有块，血块下后痛即减轻，瘀甚则面色暗青，皮肤干糙，口干不欲饮，大便色黑，小便自利，舌质暗红，或有瘀点，舌苔正常或微黄，脉象沉涩者。

方解：生蒲黄、五灵脂、桃仁、红花活血祛瘀；香附、郁金、川芎、延胡索、青皮行气散滞；当归尾、赤芍、川牛膝、鸡矢藤活血通经；甘草缓急，调和诸药。用于瘀滞痛经，血行不畅，小腹胀痛或刺痛，血色暗红有块等症，行瘀止痛之功甚速。

加减：大便秘结者可加酒大黄，以通便行瘀；瘀滞甚者可酌加三棱、莪术，增强祛瘀之功，但不可过量，以防引起出血不止；气滞甚者，胁腹胀闷或疼痛，加乌药、木香，以理气止痛；血瘀夹热，口渴欲饮者，加牡丹皮、白茅根，以泻火生津，凉血活血。余随症加减。

【常用成方】痛经经验方　当归、川芎、白芍、熟地黄各 15g，柴胡 12g，香附 15g，小茴香 12g，乌药 15g，沉香 9g，延胡索 15g，红花、桃仁各 9g，炙甘草 6g，粳米 15g，水煎温服。四煎药渣宽水，煎开后适温泡足，以温和气血，缓解疼痛。方中归、芎、芍、地（四物汤）为理血首方，加以柴胡、香附、小茴香、乌药、沉香、延胡索、桃仁、红花疏肝理气，活血散瘀；炙甘草甘以缓之，益气和药，不寒不热，不补不泻，平调经血，理气止痛；粳米益脾护胃。诸味寻常之药，看似平淡，而调经止痛之功稳妥有效。

加减：寒甚者加附子、肉桂、炮姜；脾虚气弱者加炙黄芪、人参、白术；血虚血少、面无华色者加鹿角胶、龟甲胶、阿胶（烊冲兑服）。余随症加减。

血虚闭经，数月不行，圣愈汤加味

组成：熟地黄（酒炒）30g，炙黄芪60g，人参、当归、川芎、白芍（酒炒）各15g，龙眼肉18g，阿胶（烊冲）15g，大枣9枚，肉桂、炙甘草各6g，1剂药文火缓煎3次，药汁混合一处，早、晚食远各温服1次，1日半服1剂。四煎药渣宽水，煎开后适温泡足。服药期间忌食萝卜、绿豆、茶叶水、酸菜，以免抵消药效。饮食以温和而有营养为要，注意保暖，劳逸适度。

功能：补益气血，培本调经。主治：气血不足，无血可行，面色萎黄，双目无神，头晕头痛，心悸气短，身体消瘦，皮肤干糙，舌质淡，脉细涩。

方解：归、地、芎、芍、龙眼肉、阿胶、大枣养血补血；人参、炙甘草补中益气；肉桂祛寒通脉，宣导百药。用于血虚气弱，月经数月不行，四肢不温，怯寒畏冷，身体消瘦等症，乃是治本之法，服之虽不能速效，但也无捷径可行。临证所见甚多，需要坚持服药调治，方能治愈。

加减：脾胃虚弱，食少倦怠者，加焦白术、炒山药各15～24g，陈皮、砂仁各6～9g；潮热唇干，手足心热，睡眠不稳者，去肉桂，加龟甲、知母各9～15g，酸枣仁12～18g；或加沙参、麦冬各15～30g，柏子仁15g；气血大亏，身体羸弱，无血可行者，原方加紫河车9～15g，鹿角胶6～12g（烊化，分3次冲服）；肾虚腰酸，视物模糊者，加枸杞子、续断、制何首乌、潼蒺藜各12～18g；腰酸背痛，足膝无力者，加杜仲、桑寄生、肉苁蓉、怀牛膝各15～18g。总以补益肝肾，滋养气血。

按语：常有30岁左右，中西医诊断无病，自我感觉一切正常，而月经却数月数年不潮，既不气虚，亦无血虚，饮食、睡眠、精神、工作都无影响，就是月经不潮，用过活血调经、散寒温经、化瘀通经等治法，仍不行经者，亦可用本方加减，以充生化之源，多数都能调至月经正常，但仍有百分之一二患者，数月乃至数年不行经者，依然经汛不至。10年前未曾见过，近年来不明原因月经不潮者仍在不断增多，使人费解。个人所见，仅作小结。

血瘀闭经，面青胁胀，抵当汤合少腹逐瘀汤加减

组成：酒大黄6～15g（后下，以大便通畅为度），桃仁9g，水蛭（醋炒）6g，当归、川芎、赤芍各15g，生蒲黄6～12g，五灵脂、小茴香、制没药各9～12g，益母草30～60g，川牛膝15～30g，水煎，兑入黄酒、红糖各适量，

空腹温服。饮食温和，勿进寒凉，心情平和，劳逸适度，注意保暖。

功能：活血行瘀，通经。主治：月经数月不行，面色暗青，小腹胀硬疼痛，重按痛甚，胁腹胀闷，口干不思饮水，舌色紫暗或有瘀斑，脉象沉弦。如瘀积过久，已成干血，则四肢倦怠，时有潮热，皮肤干糙，甚则状若鱼鳞，脉沉而涩，此方调治，如瘀行而经血来潮，则续用四物汤为主，对症加减调之，以经汛每月来潮，自我感觉正常即可；若因干血已成，此方调治，瘀不行、经血仍不来潮者，可用"大黄䗪虫丸"（有中成药），以行血破瘀。

方解：大黄泻血分实热积瘀；桃仁破血行瘀；水蛭破血通经；当归、川芎、赤芍养血活血调经；生蒲黄祛瘀活血；五灵脂、小茴香、没药活血行气止痛；益母草活血调经；川牛膝活血通经，引药下行。总为活血行瘀，理气止痛，用于血瘀气滞，经血闭阻，数月不行，腹痛拒按等症，属于攻下峻剂。若非气滞血瘀、经血闭阻、正气不虚者，不可轻用。

加减：正气不虚，经闭日久，宿血难以行散，服此方月经仍不来潮者，可酌加水蛭量，或再加三棱、莪术各适量，多可瘀行经至，月经来潮。但用量不可过大，以防引起大出血。如属气虚血瘀，食少气短者，可加人参、黄芪、白术、砂仁各适量，气旺则血行；大便不实，酒大黄可减量，或酌加桂心适量，以祛寒行瘀。余随症加减。

【常用成方】**抵当汤原方**（《伤寒论》） 水蛭、虻虫各6g，桃仁9g，大黄（后下）12g，水煎，或加老红糖30g、老黄酒适量温服。功能活血攻瘀。治少腹硬满，小便自利，内有蓄血，以及经闭不行等症。

大黄䗪虫丸（《金匮要略》，有中成药） 当归、黄芩、甘草、桃仁、杏仁、芍药、干地黄、干漆、虻虫、水蛭、蛴螬、䗪虫。为细末，炼蜜和丸，小绿豆大。酒为引，服5丸，日3次。可根据体质、病情增减用量。功能破血行瘀。主治内有干血，肌肤甲错，两目暗黑，瘀积日久，经血不行等症。

少腹逐瘀汤（《医林改错》） 小茴香、延胡索、没药各9g，当归、川芎、赤芍各12g，蒲黄、五灵脂各9g，水煎温服。功能理气行瘀。主治气滞血瘀腹痛，痛而拒按等症。

通窍活血汤（《医林改错》） 赤芍、川芎各3g，桃仁、红花各9g，老葱3根，生姜3片，大枣（去核）7枚，麝香少许（0.15g，绢包），黄酒半斤，药煎一盅，再入麝香，又煮三沸，卧时服，酒不可少。治瘀阻头痛，眩晕耳聋，脱发，面色青紫而暗，妇人闭经及干血痨等症。

寒凝闭经，肢冷腹痛，温经汤加味

组成：当归、川芎、赤芍各15g，桂心、炮附子（先煎）、吴茱萸、沉香各9g，莪术12g，牡丹皮15g，党参24g，白术18g，川牛膝15g，炙甘草6g，水煎，兑入老黄酒、红糖各适量，空腹温服。注意保暖，饮食勿进生冷寒凉之物，劳逸适度。

功能：散寒行瘀，活血调经。主治：因于寒凝胞宫，经血数月不行，面色暗青，四肢不温，小腹冷痛，或大便不实，小便清长，舌质色淡，或有瘀点，舌苔白润，脉象沉紧或迟涩者。

方解：方中归、芎、赤芍养血活血调经；桂、附、沉香、吴茱萸温里散寒化凝；莪术、牡丹皮、牛膝活血散瘀通脉；参、术、炙甘草益气补脾缓中。用于治疗妇女少腹寒痛，四肢不温，闭经数月不行，便溏尿清者，常获显效。

加减：寒去而经行仍不顺畅者，可酌加桃仁、红花；气滞胁痛，肝气不舒者，酌加柴胡、香附、郁金、延胡索；胸闷呕恶，痰涎偏多者，酌加姜半夏、茯苓、陈皮、生姜；腰腿酸软无力者，酌加杜仲、续断、肉苁蓉；纳差食少脘痞者，酌加陈皮、砂仁、炒山药。余随症加减。

【小单方】吴茱萸、炮附子各3～9g，文火缓煎浓汁，兑入老黄酒、红糖各适量，空腹微温服。功能温经散寒，暖宫止痛。用于寒凝胞宫，小腹冷痛，四肢不温，呕吐清水，大便不实，小便清长，经行不畅等症。或用干姜、艾叶各6～9g煎水，加入红糖、黄酒各适量，空腹温服。作用近同上方。若嫌艾叶太苦，可单用干姜一味煎水，加入益母草红糖、老黄酒各适量温服，与上方作用相近。艾灸小腹，可直接祛寒，缓痛效果甚速。

热烁闭经，颧红心烦，两地汤加减

组成：生地黄（酒炒）30g，地骨皮、玄参、白芍（酒炒）各15g，阿胶（烊冲）12g，当归、川芎各15g，知母、黄柏、龟甲胶（烊冲）各12g，牡丹皮15g，川牛膝（酒炒）24g，红花12g，水煎温服。四煎药渣宽水煎开后加陈醋半斤，适温泡足。保持心情平和，劳逸适度，饮食勿进辛辣燥热伤阴之物。

功能：清热益阴，养血调经。主治：热烁伤阴，手足心热，或夜寐盗汗，两颧发红，心烦气躁，多食易饥，身体消瘦，大便时秘，小便或黄，血枯闭经，或数月不行，舌质红绛，苔薄黄糙，脉弦细数者，用此方以养阴活血，调治经闭。

加减：生地黄、阿胶、当归、川芎、白芍、龟甲胶益阴养血；地骨皮、牡丹皮、玄参清热泻火；知母、黄柏滋阴退热；红花、牛膝活血通经，用于热烁经闭或心烦盗汗等症，即使数月不行，能坚持对证调治，亦可经血来潮。但要自我调养得法，如上所嘱。加减近同"血虚经闭"。

血热崩症，血色深红，四物汤合十灰散加减

组成：生地黄（酒炒）24g，当归、白芍、牡丹皮、栀子、黄芩各15g，地榆、棕榈炭各18g，血余炭（布包煎）9g，茜草根、藕节、仙鹤草各30g，阿胶15g（烊冲），水煎温服。保持情绪稳定，适当休息，饮食尽量清淡，勿进辛辣上火及荤腥油腻之物。

功能：凉血止血。主治：血热崩症，出血量多，或淋沥不断，时多时少，日久不止，血色暗红或深红，烦躁口渴，头眩或痛，睡眠不安，舌质红绛，舌苔黄糙，脉象滑数者。此方调治，多可速止。

方解：生地黄滋阴凉血；当归引血归经；白芍酸寒敛阴；丹、栀、黄芩清热泻火；地榆、茜草、藕节凉血止血；棕榈炭、血余炭、仙鹤草止血上品；阿胶益阴养血止血。诸味配合，用于妇女崩症出血量多及淋沥不止，属于血热妄行者，经过五十余年验证，可谓疗效稳妥之方。待崩漏止住后，当审证求因，对证续调，以图月经正常。

【常用成方】止血三奇饮（经验方） 断血流30～120g（单味服用量最高可达240g），红药子15～30g（最大量单味用到过90g），仙鹤草15～60g，水煎温服。三煎宽水，煎开后加陈醋半斤，适温泡足。注意事项同上方。

功能：凉血止血。主治：崩漏出血量多，或淋沥不止，属于血热妄行，血不归经，即所谓"宫血"者，子宫肌瘤出血亦可暂用止血。

方解：断血流微辛性平，活血止血；红药子涩苦微凉，清热止血；仙鹤草微苦性凉，为收敛止血之上品。3味合用，凉血活血止血，为治妇女经血过多、崩漏失血等症价廉实效屡验方。待血止后，再对证标本兼治。

加减：加大米15g，大枣3枚，以养营护胃。血虚加四物汤同煎；气虚加四君子汤，若仓促间无上药，不加亦可。待血止后，再对证调理。腹痛加鸡矢藤、香附，二味理气活血止痛极佳。余随症配伍。

按语：经过百例治验，此方止血不留邪，实为崩漏良方。以上三药，无论单用任何一种水煎服，都有显著止血作用。尤其是断血流一药，其止血止崩之功，

尤为显著。

气虚崩症，气短便溏，固本止崩汤加味

组成：人参 9～18g，生黄芪 15～30g，焦白术、熟地黄、当归各 15g，姜炭、升麻、柴胡各 6～9g，莲蓬炭 30g，血余炭（布包煎）、阿胶（烊冲）各 9～15g，炙甘草 6～9g，大枣 3～9 枚，文火缓煎 3 次，药汁混合一处，早、中、晚空腹温服。保持心情平和，不可劳累，饮食以温和而有营养为要，但不可陡进荤腥油腻及大热峻补之物，注意保暖，谨防感冒。

功能：益气升提，养血止血。主治：气虚暴崩不止，血随气脱，或淋沥不绝，血色淡红稀薄，精神疲倦，气短懒言，饮食不思，或恶寒自汗，便溏尿清，舌质淡，苔薄润，脉象虚大或细弱者。如失血过多，将成厥脱，则双目昏暗，眩晕昏仆，甚至不省人事，脉来微细欲绝者，是谓崩漏险症，切不可大意！治宜补气摄血，用本方急急调治（有条件最好速到二甲以上医院抢救）。

方解：人参、黄芪大补元气；白术健脾；熟地黄养血；当归引血归经；姜炭温经止血；升麻、柴胡升阳举陷；二炭、阿胶益阴止血；甘草、大枣缓急和营。用于气虚不能摄血，离经而出，崩漏不止，及时如法煎服，多能迅速控制出血。血止后续以对证药物及饮食调治，并加以自我养护，多可恢复正常。

加减：加减同"气虚经血量多"。后续调治方如归脾汤、补中益气汤等，对证加减（方已见前）。

【常用成方】止崩方（《验方新编》）　黄芪、山药、炒薏苡仁各 21g，当归炭 12g，阿胶（蛤粉炒成珠）15g，莲蓬炭、棕榈炭各 9g，炒白芍、荆芥炭各 6g，水煎温服。治血崩不止，无论老少，日久崩漏不止者，服之亦效。

劳损跌仆，崩漏出血，经验方当归续断汤

组成：当归（酒洗）15g，续断 24g，白芍（酒炒）15g，生地黄（酒炒）24g，三七粉 9g（分 3 次吞服，用温开水下），牡丹皮、泽泻、蒲黄炭、血余炭各 12g，花蕊石 18g，仙鹤草 30g，水煎温服。适当休息，心情平和，暂勿饮酒，饮食温和。

功能：活血止血。主治：跌仆劳损引起的出血不止，状若血崩或淋沥不绝，血色鲜红，腰胁酸胀，脉象弦滑或虚芤者。速服此方，以活血止血。

方解：当归和血，引血归经；续断续伤止崩；白芍、生地黄凉血益阴；三七

疗伤，水下止血（三七水送服止血，酒送服活血）；牡丹皮、泽泻凉血活血；二炭、仙鹤草收敛止血；花蕊石既行瘀亦止血。用于跌仆伤损冲任，出血如崩，或淋沥不绝等症。此方既行瘀，亦止血，止血并不留瘀，屡用皆验。

加减：脾虚气弱，食少倦怠者，加人参、黄芪、白术、陈皮；气郁不舒，胁腹胀闷者，加柴胡、香附、乌药；积瘀出血有块，小腹坠胀或刺痛者，三七粉改为老黄酒加热送服，暂去二炭、仙鹤草；若瘀血积久，便秘烦躁者，去二炭、仙鹤草，加酒大黄、桃仁、红花，或蒲黄（生、炒各半）、五灵脂。待瘀血化而排出，腹痛、便燥消除之后，如仍然淋沥不净，再用原方续调。

脾虚带下，色淡神疲，完带汤加味

组成：白术（黄土炒）30g，山药 15g，人参 9g，白芍（酒炒）、制苍术各 12g，甘草 6g，陈皮 9g，黑芥穗、柴胡各 12g，车前子 15g，煅龙骨 30g，姜炭 9g，文火缓煎，空腹温服。四煎药渣宽水，煎开后适温泡足。注意保暖，饮食温和，勿过度劳累，尽量远离寒凉水湿。

功能：健脾升阳，除湿止带。主治：脾虚带下，色白如涕，几无气味，月经一般正常，腰腹无明显胀痛，面色㿠白，四肢不温，偶或双足浮肿，精神疲倦，小便清长，大便不实，舌苔白润，脉象缓弱者，此方主之。

加减：人参、白术、山药健脾益气；苍术燥湿；甘草和药；陈皮行滞；白芍敛阴；黑芥穗、柴胡升阳；煅龙骨收敛止带；姜炭温里祛寒。用于脾虚带下，寒热俱不明显者，有效而稳妥。白扁豆、白果仁、炒薏苡仁等味，亦可加入应用。

肾虚带下，腰痛畏寒，家传断带汤

组成：菟丝子、潼蒺藜、鹿角霜各 30g，茯苓、炒山药、山茱萸各 18g，焦白术 30g，炮附子（先煎）9g，益智仁 15g，煅龙骨、煅牡蛎各 30g，炙甘草 9g，1 剂药文火缓煎 3 次，药汁混合一处，早、晚空腹各温服 1 次，1 日半尽剂。四煎药渣宽水，煎开后先熏后洗阴部，然后加热泡足。加强保暖，劳逸适度，饮食温和，远离寒凉，精神减压。

功能：温肾助阳，收敛止带。主治：肾虚带下，色白清冷，状如蛋清，日久不止，面色晦暗，精神委靡，腰腿酸痛，下肢不温，舌质淡，苔白润，脉象沉细无力者。

方解：菟丝子、潼蒺藜、鹿角霜、益智仁固肾培元；茯苓、山药、焦白术补益脾肾；山茱萸、龙骨、牡蛎收敛止带；附子补火助阳；炙甘草温中缓急，调和诸药。诸味配合，用于治疗肾虚带下清稀、腰腹畏寒冷痛等症，经过数代百年以上应用，屡收显效，治愈者无数。

加减：腰痛甚者加盐制杜仲、续断、金毛狗脊各 15 ~ 30g；气虚加炙黄芪 30 ~ 60g，人参 9 ~ 15g；血虚加当归 12 ~ 24g，熟地黄 30g；大便溏稀加炮姜 6 ~ 9g，肉豆蔻、诃子各 15g；带下不止加白果仁、桑螵蛸、蛇床子、白扁豆各 9 ~ 15g；小腹冷痛加肉桂、沉香各 6 ~ 9g，小茴香 9 ~ 12g；食少脘痞加陈皮、砂仁各 9g。余随症加减。

【小单方】煅龙骨、鹿角霜各 30g，炮附子 6g（先煎），文火缓煎，空腹温服。功能温肾止带。主治同主方，简便易行，胞宫虚寒、带下清稀、小腹冷痛者宜之。或用焦白术 30 ~ 90g，炮姜 6 ~ 15g，白果仁 9 ~ 18g，水煎空腹温服，药渣宽水再煎，熏洗外阴、泡足，温中祛寒、燥湿止带作用亦良。

湿痰内蕴，带下胸痞，止带汤加减

组成：苍术 15g，白术、茯苓各 18g，陈皮 12g，清半夏 9g，白芷、白扁豆、黄柏、樗白皮（去净外皮，麦麸炒黄）各 12g，炒山药、车前子各 30g，水煎温服。四煎药渣宽水，煎开后先熏后洗阴部，再加热泡足。勿饮酒，忌食荤腥油腻太过，劳逸适度。

功能：清热燥湿，祛痰止带。主治：湿痰内蕴，胸痞腰胀，头重腿沉，带下稠黏味腥，口淡或腻，食少倦怠，小便时黄，大便解时不爽，舌质淡，苔白腻，脉滑或缓者。

方解：二术、山药、白扁豆、白芷燥湿健脾止带；茯苓、车前子渗湿利水；陈皮、半夏行滞祛痰；黄柏、樗白皮清热燥湿，收敛止带。诸味相合，用于白带因于湿痰内蕴，脾虚运化失常，湿痰下注，带下稠黏，或气味腥臭，腰腿酸胀，食少乏力等症，以及形体偏胖，湿痰偏重而带下色白稠黏、绵绵不绝，腰胀腿沉者，此方亦可对症加减治之。

临证加减与"肾虚带下"相近。但若湿热偏重，带下偏黄、气味腥臭者，则与"黄带"用方互参，不可过用温燥、涩敛之味，以防止涩过早滞邪。

湿热下注，带下黄稠，愈带丸加减

组成：樗白皮（去净外皮，麦麸炒黄）、川黄柏（酒炒）、龙胆草、黄芩各

9 ~ 15g，生地黄（酒炒）24g，白芍（酒炒）15g，苦参9 ~ 12g，苍术（米泔水浸泡，黄土炒）9 ~ 18g，薏苡仁30 ~ 60g，茯苓15g，白扁豆12g。煎服法及注意事项同"湿痰带下"。

功能：清热燥湿，收敛止带。主治：湿热下注引起的带下色黄，稠黏腥臭，心烦口渴，小便黄短，大便滞涩，甚至手足心热，阴部潮湿，腰胀腿沉，舌质暗红，舌苔黄腻，脉象滑数或濡数者。

方解：樗白皮、黄柏、龙胆草、黄芩、苦参清热燥湿止带；生地黄、白芍养血益阴；苍术健脾燥湿；薏苡仁、茯苓、扁豆渗湿健脾止带。治疗湿热下注，带下色黄，气味腥臭等症，乃是常用有效方。

加减：带下红白相间，血带夹杂者，加当归、地榆、茜草根各12 ~ 18g，以清热凉血止血；似带非带，似血非血，状如褐色粉末，或夹杂黏液，绵绵不绝者，加当归、阿胶（烊冲）各9 ~ 15g，龙骨、牡蛎各15 ~ 30g，以滋阴养血，收敛断下；心烦不寐，潮热盗汗者，加龟甲、知母、地骨皮各12 ~ 24g，以滋阴清热，而治阴虚盗汗；脘痞食少，消化不良者，加白术15g，陈皮、砂仁（后下）各9g，以健脾燥湿，行滞醒胃。余随症加减。

【常用成方】止带汤（张文睿方）　苍术、白术、茯苓、高良姜各9g，樗白皮45g，白芍15g，黄柏、补骨脂各18g，续断、山药、巴戟天各9g，牡蛎、龙骨各30g，陈皮15g，五味子9g。共为细末，炼蜜为丸，每丸重4.5g，每天1丸，重者2丸，用豆浆或温开水送服。治湿热下注，白带过多，下元不固，腰膝酸痛等症。

断带丸（家传经验方）　焦白术、茯苓各45g，白芷、白芍、鹿角霜各30g，木贼21g，龙胆草、煅牡蛎、煅龙骨各30g，黑附片9g，炙甘草12g，共为细末，炼蜜为丸如芡实大。每服9 ~ 15g，日服2次。早用米饮空腹送服，晚用白汤或温黄酒送服。治脾肾两虚，寒湿带下，腰膝酸痛，体倦乏力等症。

止带汤（经验方）　党参、白术、茯苓各12g，党参、薏苡仁、山药各15g，白扁豆、白果仁、蛇床子、煅龙骨各12g，炙甘草6g，水煎温服。四煎药渣再煎，熏洗阴部、泡足。治脾虚湿滞，白带淋沥不绝，四肢乏力，身体倦怠等症。带下清稀畏寒者加鹿角霜15 ~ 30g，附子（先煎）、炮姜各6 ~ 9g，以温肾助阳；脾肺气虚气短者党参换人参9 ~ 18g，加炙黄芪18 ~ 45g；湿热下注，带下黄稠腥臭者加黄柏、樗白皮各9 ~ 12g；腰膝酸痛者加续断、杜仲、金毛狗脊各15 ~ 24g；下肢浮肿者加生姜皮、茯苓皮。余如"脾虚带下"加减。

湿热带下熏洗方（经验方）　生樗白皮、苦楝树皮、鹤虱、苦参各 30 ～ 60g，明矾、雄黄各 3 ～ 9g，宽水煎煮，滤净渣，趁热先熏、后洗阴部，不温时加热泡足。功能清热燥湿止带，解毒杀虫止痒。用于湿热带下黄稠腥臭，阴部瘙痒等症。加以止带汤内服，药渣合本方同煎熏洗，作用更佳。无苦楝树皮用苦楝子或川楝子、土槿皮替代亦可。

按语：带下是妇女常见病之一，故有"十女九带"之说。前人分为青、黄、赤、白、黑五种，另外还有赤白带、五色带、白崩、白淫、白浊等称谓，但临证常见者以白带、黄带为多，赤白杂下的偶亦有之，可在相应方下加减治之。单纯的赤带、青带、黑带等则极为少见。至于白崩、白淫，治法基本与白带相同。此集为治验方整理，故以临证常见病症及实效验方为主。

妊娠恶阻，呕吐不食，小安胃饮

组成：漂白术（无则用焦白术）、黄芩各 6 ～ 12g，砂仁（后下）6 ～ 9g，陈皮 3 ～ 6g，粳米 9 ～ 15g。1 剂药连煎 2 次，药汁混合一处，分多次、少量温服，1 日尽剂。保持心情平和，动静结合，勿久坐、久睡及过度活动，注意保暖，谨防感冒，勿强行进食荤腥油腻之物，以五谷为主，可口蔬菜为辅，容易消化吸收为要，最好气味清香宜人，勿近腥秽气浊之物。

功能：健脾和中，醒胃止呕。主治：受孕后无论时间长短，脘痞呕哕，不能进食，得食则呕吐更甚，全身乏力，体质渐弱，或大便不实，小便微黄，舌质偏红，舌苔白，脉滑，重取无力。

方解：白术微苦燥湿，甘温补脾，和中止呕安胎；黄芩泻中焦实火，除脾家湿热，解渴安胎；陈皮调中快膈，理气导滞；砂仁和胃醒脾，调中安胎；粳米甘凉，和胃补中，除烦止渴。5 味合用，以成健脾醒胃、和中止呕之功。用于体质渐弱，或平素湿热内蕴，或脾胃较虚，怀孕后时欲呕吐，甚至水米难进，倦怠无力等症。此方服之，多能呕逆平息，胃口恢复，续进饮食，正常孕育。

加减：胃热烦渴呕哕者加竹茹、麦冬各 6 ～ 12g；腰腿酸痛者加续断、杜仲各 9 ～ 15g；气虚自汗者加生黄芪 9 ～ 15g，人参 6 ～ 9g；血虚失荣者加熟地黄、当归各 9 ～ 12g。余随症加减。

按语：不用半夏者，因其辛温燥散有毒，虽为降逆止呕之上品，但"孕妇忌之"，亦为诸多本草所记载。且我亲见有用半夏治恶阻呕吐而致堕胎者，故不可轻易使用。父辈从不用半夏治恶阻，我亦临证五十余年，治恶阻从不用半夏，而呕吐——都得以平息，身体逐渐恢复正常，孕育足月而生，母子平安。勿嫌药味少而方平淡，个人应用五十余年，无效者几无。

妊娠期中，无论调治何病，都必须步步顾及胎孕，不可稍存疏忽。治疗恶阻大法，总以安中止呕、补益脾肾为要。凡峻下、滑利、破气、行瘀、燥热、耗散等味及一切有毒之品，均要慎用或禁用，即使病情需要，也要根据"衰其大半而止"的原则，严格控制剂量，以免伤及胎孕。

近三五年中，不少受孕后呕吐，水米不进，正气羸弱，甚至身瘦如柴，需要打胎保大人者，应用此方，皆得一一调理痊愈。足月产后，母子平安无恙。如一 31 岁刘姓妇女，素体偏胖，婚后数年不孕，试管妊孕不足 2 个半月，即感脘痞、呕哕，甚至饮水即吐，因其同学 32 岁试管受孕后恶阻呕吐，身体难以支撑，而打胎保全大人，其悲伤之状使刘某十分恐惧。即用此方 2 剂，诸症平息，恶阻治愈。

胎动不安，气血不足，泰山磐石饮为主

组成：人参 9～15g，黄芪 15～30g，当归、续断各 9～15g，黄芩 6～9g，熟地黄、川芎、白芍各 9～12g，白术 9～12g，炙甘草 3～6g，砂仁（后下）6～9g，糯米 6～15g，水煎温服。有孕后即可每三五日进 1 剂，至 5 个月后，则可无虞。能服至 8 个月后，可使孕妇体健，胎儿孕育正常。

功能：益气养血，固胎助育。主治：气血不足，或肥而不实，或瘦而血热，或肝脾素虚，倦怠少食，而屡致堕胎者。但觉有孕，即常服之，以安其胎。

方解：参、芪、术、草、糯米健脾益气；归、地、芎、芍补血养血；续断补肝肾，暖子宫；白术健脾胃安胎；黄芩清热安胎；砂仁和中安胎。

加减：肾虚腰痛加杜仲、桑寄生；睡眠不实加茯神、龙骨；纳差胃胀加陈皮；恶阻呕哕加竹茹。余随症加减。加减需要审慎，不可与主方相悖，总以益气和胃、养血安胎为要。

按语：用于安胎保育，可谓良方。经治千人而无一失，我甚珍之。经验小结，仅供参考。饮食等注意事项，同"恶阻"下嘱。

胎动不安，肾虚腰酸，寿胎丸加味

组成：菟丝子 15～30g，桑寄生、川续断各 9～24g，真阿胶（烊冲）9～12g，加杜仲 15～24g，当归、熟地黄各 12～18g，水煎温服。劳逸适度，

注意调养。

功能：固肾安胎。主治：妊娠期中，腰腿酸痛，或眩晕耳鸣，或阴道少量出血，小便清长，舌淡，尺脉缓弱者。

方解：菟丝子、续断、桑寄生、杜仲固肾安胎；阿胶、熟地黄、当归养血益阴。用于肾虚下元不固、阴血不足而致腰酸腿软，或者阴道少量出血等症。

加减：出血淋沥不止者，熟地黄换以生地黄（酒炒），另加血余炭 3～6g（布包煎）；脘痞食少者加白术 9～12g，砂仁 6～9g（后下）。余随症加减。

胎动不安，血热漏下，保阴煎为主加减

组成：生地黄（酒炒）12～24g，白芍（酒炒）9～12g，当归 9～15g，续断 12～24g，黄芩、栀子、黄柏（酒炒）、知母（盐水炒）各 6～9g，甘草 3～6g，水煎温服。保持心情平和，饮食勿进辛辣干燥上火之物，动静结合，勿剧烈活动及熬夜、饮酒，禁止性生活（怀孕后都应如此）。

功能：清热养血，止血安胎。主治：用于血热激经胎漏，面赤唇红，手足心热，小便黄短，舌红苔黄，乏津口渴，脉象滑数者。

方解：生地黄、白芍、当归益阴养血；续断固肾安胎；芩、栀、知、柏滋阴清热，凉血止血；甘草缓急，调和诸药。

加减：气郁不舒，或有胁痛者，加乌药、醋炒柴胡各 6～9g；口渴加麦冬、石斛各 15g；尿黄加车前子 15g，其余同上方。

胎动不安，因于闪挫，小品苎根汤加味

组成：当归（酒洗）、生地黄（酒炒）、白芍各 12～18g，苎麻根 15～30g，阿胶（烊冲）9～15g，续断、杜仲、桑寄生各 15～30g，三七粉 6g（分 2 次吞服，用汤药送下），水煎温服。注意事项同上方。

功能：养血止血，固本安胎。主治：用于妊娠期间不慎跌仆闪挫，触动胎孕，引起胎动不安，腰腹不适，或者阴道出血，精神倦怠，脉滑无力者。

方解：归、地、芍、胶益阴养血，止血安胎；苎麻根、三七粉散瘀而治胎动下血；续断、杜仲、桑寄生补肾固本安胎。

加减：如兼有其他症状，可对证加减调治，但不可过用活血行瘀之味，以防损及胎孕。

【常用成方】沈氏小品苎根汤（《沈氏尊生书》）　生地黄、苎麻根各 60g，当

归、白芍、阿胶、甘草各 30g。水 3 升，煮取 2 升，入胶化之，分 2 次服。治损动胎气，腰腹疼痛，胎动下血（上方小品苎根汤为《外台秘要方》方加味）。

加味胎漏方（《万氏妇人科》） 熟地黄 12g，白术 9g，参三七 3g（即三七，为细末，分 2 次吞服），苎麻根 30g，续断、杜仲各 12g，水煎温服。治跌仆伤损，少腹疼痛，腰酸下坠，胎漏下血。

三合保胎丸（《幼幼集成》） 大怀地 360g（用砂仁 90g，老姜 90g，同地黄入砂锅内，先以净水煮两昼夜，俟地黄将烂，始入好酒煮之，总以地黄糜烂为度，将酒煮干取起，去姜、砂仁不用），大当归身 360g（切片，好酒洗过），漂白术 360g（切片，黄土拌炒极黄，筛净，孕妇肥白气虚者加 60g），实条芩 180g（切片，酒炒 3 次，孕妇黑瘦有火者加 30g，性燥者加 60g），杜仲 360g（切片，盐水炒断丝），川续断 360g（切片，酒炒）。上 6 味合一处，焙干，石磨研细末，以前地黄膏入药末和匀，少加炼蜜，入石臼内捣千余杵，为丸绿豆大。每早用淡盐汤送服 9g，晚临卧时酒送 9g。每日如此，不可间断。孕妇素怯者，须 2 料方可。自怀孕 1 个月起，至 7 个月后，方保无虞。屡经效验，请勿轻视。

保产无忧方（《沈氏尊生书》，又名宫中十二味方） 厚朴（姜制）、艾叶（醋制）各 2.1g，当归（酒炒）、川芎各 4.5g，生黄芪、荆芥穗各 2.4g，川贝母（去心，研末冲服）、菟丝子（酒泡微炒）各 3g，羌活、甘草各 1.5g，炒枳壳 1.8g，白芍（酒炒）6g（冬月 3g），生姜 3 片。药须照方拣选，炮制，分量称准，不可加减分毫。用水两大盅，煎取五分。此方怀孕 7 个月服 1 剂，8 个月服 2 剂，9 个月服 3 剂，10 个月亦服 3 剂，均空腹温服，临产自无危险。若有胎动不安，势欲小产，以及临产艰难，横生倒产，胎死腹中，命在须臾者，急煎与服，立能转危为安，诚良方也。产后禁服。人或讥其药轻错杂，制方实寓深意，非可轻议也（原方、原量、原注）。此方保胎易生。有胎能安，临产顺生，主一切胎动不安，势欲小产，以及横生倒产，难产垂危，胎死腹中，势甚危急者。以往无剖宫产，难产危急者常见，用此方如法炮制，遵嘱与服，即使出现上述情势危急者，无论胎动下血，还是势欲小产，以及难产，一二日胎儿不出等危象，速用此方与服，皆得保胎、顺生，母子或安。我家珍藏、应用已逾百余年，视之为安胎、顺生至上良方。

妊娠腹痛，因于受寒，自拟苏梗饮

组成：紫苏梗 15g，砂仁 9g（后下），乌药 12g，陈皮 9g，党参 18g，白术

15g，煨姜 3 片，炙甘草 6g，大枣 3 枚，水煎温服。加强保暖，谨防感冒，饮食以温和容易消化而有营养为要，远离寒凉，心情平和，动静适度。

功能：温中散寒，止痛安胎。主治：孕期受寒，脘腹凉痛，背部微微怕冷，或时有发热，舌质淡，苔白润，脉弦或微迟者。

方解：紫苏梗散寒解肌，止痛安胎；砂仁温中和胃安胎；乌药温肾散寒，理气止痛；陈皮行滞和胃；党参、白术、炙甘草补脾益气，和中缓急；煨姜温中祛寒；大枣和营养血。方药平淡，用于妊娠腹痛，因于受寒，营卫失和，畏寒腹痛等症，常常服一二剂即安。

加减：寒甚小腹冷痛者煨姜改为干姜 3 ~ 6g，寒甚加肉桂等量；气虚加黄芪 15 ~ 30g，党参换人参 9 ~ 15g；血虚加当归身 9 ~ 15g，熟地黄（酒炒）12 ~ 24g；腰痛加杜仲、续断、桑寄生各 15 ~ 24g。余随症加减。

妊娠腹痛，因于气郁，分气饮加减

组成：陈皮 9g，茯苓、紫苏梗、白术各 15g，砂仁（后下）、柴胡各 9g，乌药、当归、川芎、酒炒白芍各 12g，甘草 6g，水煎温服。注意事项同上方。

功能：调气舒郁，和血止痛。主治：妊娠期因于情志抑郁，而致气滞胁腹胀痛，嗳气肠鸣，食欲不佳等症。轻剂调之，并加以自我调养，即可获安。

方解：陈皮行滞开胃；砂仁和中安胎；紫苏梗理气止痛安胎；茯苓、白术祛湿健脾；柴胡、乌药舒肝顺气；当归、川芎和血养血；甘草缓急和药。药味平平，用于调理妊娠腹痛因于气郁不舒者，效果稳妥。

加减：同上方。

妊娠转胞，小便不通，益气滋肾汤

组成：黄芪 15 ~ 30g，人参 9g，白术、茯苓各 9 ~ 15g，生地黄（酒炒）24g，山茱萸、山药各 15g，车前子 15 ~ 30g，甘草 3 ~ 6g，水煎温服。保持动静结合，勿久睡、久坐、久行，心情平和，饮食勿进辛辣热燥之物，谨防感冒。

功能：滋肾益气，养阴利尿。主治：孕后小便不通之转胞，因于气阴两虚者。

方解：参、芪、术、草、山药补中益气健脾；茯苓、车前子渗湿益阴利尿；生地黄、山茱萸滋养肝肾之阴。用于孕后七八月，饮食正常，小便不通，甚则小腹胀急，心烦不能卧，称为转胞。或尿少淋沥，气短神疲，脐腹胀痛，甚或下肢浮肿等症，苔白，脉滑者。此方调治，即可获安。

加减：下肢浮肿者酌加生姜皮 6 ～ 9g，地骨皮 9 ～ 12g，其余加减随症。

妊娠子淋，小便涩痛，子淋汤加减

组成：生地黄（酒炒）12 ～ 24g，山栀子 9 ～ 12g，黄芩 9 ～ 15g，车前子 15 ～ 30g，赤茯苓 9 ～ 15g，灯心草 3 ～ 6g，甘草 3 ～ 6g，水煎温服。需要饮食偏于清淡，适当增加饮水量，心情平和，劳逸适度。

功能：清热养阴通淋。主治：怀孕数月，小便频数不利，点滴而下，甚至尿道刺痛，心烦易怒，便秘，舌红，苔黄或燥，脉象滑数有力者。

方解：生地黄滋阴养血；栀、芩清热泻火；车前子益阴利尿；赤茯苓渗湿通淋；灯心草清心火；甘草泻热，调和诸药。用于妊娠数月，溺赤频数，心烦易怒等症，常获显效。

加减：口渴欲饮加麦冬 9 ～ 15g，沙参 15 ～ 30g；阴虚血热，便秘溺赤加阿胶（烊冲）、当归各 9 ～ 12g，黑芝麻 15g；气虚气短加人参 6 ～ 12g。余随症加减。

妊娠子肿，口淡纳差，白术散为主加味

组成：白术 15 ～ 30g，茯苓皮、生姜皮、大腹皮、陈皮各 9 ～ 12g，黄芪、党参各 15 ～ 30g，茯苓 9 ～ 15g，煨姜 3 ～ 5 片，水煎温服。饮食以温和而有营养为要，注意保暖，远离寒凉水湿，劳逸适度。

功能：健脾行水，益气消肿。主治：妊娠数月，脾虚失于健运，四肢面目浮肿，精神倦怠，面色萎黄，口淡无味，食少便溏，舌质淡，苔白润，脉滑无力者，称为子肿。如水湿停聚胞中，则腹大异常，遍身俱肿，胸腹胀满，气逆不安等症，即用此方以健脾行水消肿。

方解：白术燥湿健脾；四皮行水消肿；参、芪益气；茯苓渗湿；煨姜温里散寒。诸味配合，用于治疗怀孕 3 ～ 7 月，四肢面目浮肿之子肿，调之即可治愈。

加减：肾虚腰酸者加菟丝子 15 ～ 30g，桑寄生 9 ～ 18g；下焦虚寒，小腹畏冷者少加附子（先煎）、肉桂各 3g（产前慎用热药，2 味不可过量），余随症。

按语：子肿名目繁多，古人按肿的症状及部位，将其分为子肿、子气、子满（胎水）、脆脚、皱脚等。以头面遍身浮肿而小便短少的为子肿；自膝至脚肿而小便清长的为子气；发于妊娠中期，遍身俱肿，腹大异常，喘促不安的为子满，又

称胎水；仅两脚肿而皮肤厚的为皱脚；皮薄光亮的为脆脚。如发生在怀孕 7 ~ 8 月后，只是两脚浮肿，而无其他不适，是为妊娠末期常有现象，不需治疗，产后即可自行消退。

妊娠子痫，突发抽搐，钩藤汤为主加减

组成：钩藤、当归、川芎、茯神各 9 ~ 15g，人参 6 ~ 12g，桑寄生 9 ~ 15g，黄芪 15g ~ 30g，防风、秦艽、天麻各 9 ~ 15g，阿胶（烊冲）9 ~ 12g，牡蛎 12 ~ 24g，甘草 3 ~ 6g，水煎温服。保持心情平和，注意保暖，劳逸适度，饮食温和。

功能：益气养血，息风镇痉。主治：妊娠六七月后，或将临产之时，突发四肢抽搐，牙关噤闭，双目直视，甚至全身痉挛等症，是谓子痫者。

方解：钩藤、天麻、防风、秦艽息风镇痉；牡蛎平肝潜阳；人参、黄芪益气；归、芎、阿胶养血；桑寄生安胎；甘草和药缓急。用于气血不足，阴血亏于下，虚阳扰于上，内风妄动，妊娠期突发抽搐等症。

加减：肝阳上亢血热，头痛目赤，心烦易怒者，去人参、黄芪，加生白芍、生地黄各 12 ~ 24g，羚羊角粉 3 ~ 6g（分 3 次吞服）；或加霜桑叶、白菊花各 5g，鲜竹沥 60 ~ 90mL（调羚羊角粉服，无鲜竹沥可用天竺黄 6 ~ 9g）；痰多加浙贝母 9 ~ 12g，胆南星 3 ~ 9g，橘红 9 ~ 12g；气郁胁胀加紫苏梗、香附、陈皮各 6 ~ 9g；脾虚纳差加白术 9 ~ 15g，砂仁 9g（后下）；抽搐甚者，少加全蝎或蝎尾 3 ~ 6g。余随症加减。

按语：子痫多发生在妊娠六七月后，或正当分娩时，或在产褥期间，突发四肢抽搐，牙关噤闭等症，少时自醒，醒后又可复发，称为子痫。如发病较重，抽搐时间较长，或反复发作者，可严重影响孕妇和胎儿的生命安全，应及早注意防治，并应与癫痫、中风鉴别。子痫的治则以养血祛风、平肝清热为主，见痰的辅以涤痰，气滞的辅以舒郁，食少纳差的健脾醒胃等。如发生于新产之后，又当大补气血，兼以息风镇痉。虽然现在医疗条件逐步改善，一般不会发生严重情况，但还是需要警惕。

妊娠子烦，坐卧不安，知母汤加减

组成：知母 9 ~ 15g，麦冬 12 ~ 24g，连翘、黄芩各 9 ~ 12g，茯神、酸枣仁各 12 ~ 18g，丹参 15 ~ 30g，灯心草 3 ~ 6g（连皮灯心草 9 ~ 15g），甘草

3 ~ 6g，水煎温服。尽量保持心情平和，勿食辛辣燥热之物，劳逸适度。

功能：清心除烦。主治：妊娠期中，心中烦躁，坐卧不安，郁闷不乐，口苦咽干，渴欲饮冷，小便短赤，舌质红，苔黄燥，脉象滑数者，用此清心火而除烦。

方解：知母滋阴润燥安胎；麦冬、连翘清心除烦止渴；黄芩泻三焦实火而安胎；茯神、酸枣仁、丹参凉血宁心安神；灯心草清心火而利尿；甘草清热，调和诸药。用于妊娠子烦，属于心火过旺血热者，屡用皆验。

加减：气滞胸脘痞闷，食少纳差者，加陈皮、砂仁（后下）各 6 ~ 9g；气郁不舒，胸胁胀痛者，加乌药、香附（醋炒）各 6 ~ 9g；小便黄短，或心烦涩痛者，加车前子 15 ~ 30g，淡竹叶 9 ~ 12g。余随症加减。

妊娠子嗽，风寒束肺，香苏饮合桔梗汤加减

组成：紫苏 9 ~ 15g，桔梗、陈皮、前胡、杏仁、川贝母各 9 ~ 12g，蜜炙桑白皮、蜜炙枇杷叶各 12 ~ 18g，甘草 6g，葱白 3 茎，生姜 3 片，大枣 3 枚，水煎温服。注意保暖，预防反复受凉，饮食以温和为要。

功能：宣散风寒，化痰止咳。主治：用于妊娠期风寒感冒，肺气失宣，咳嗽不已，或兼头痛鼻塞，畏寒发热，甚则气喘胸闷等症，舌苔薄白，脉象浮滑者。

方解：紫苏解表散寒；桔梗化痰止咳；陈皮行滞消痰；前胡、杏仁宣肺止咳；桑白皮、枇杷叶、甘草润肺化痰止咳；葱、姜、大枣宣散风寒，调和营卫。

加减：身体虚弱者加人参 6 ~ 12g；时发寒热者加柴胡、黄芩各 9 ~ 12g；痰多胸痞、久咳不已者加茯苓 9 ~ 15g，蜜炙款冬花、蜜炙紫菀各 12 ~ 18g；久咳肺虚者加蜜炙五味子 3 ~ 6g，百合 15 ~ 24g。余随症加减。

妊娠子嗽，咽燥咯血，百合固金汤加减

组成：生地黄（酒炒）、玄参、麦冬、天冬各 9 ~ 12g，百合、知母各 15 ~ 15g，川贝母、桔梗各 9 ~ 12g，黄芩、地骨皮各 9 ~ 12g，甘草 3 ~ 6g，水煎温服。需要心情平和，饮食勿进辛辣上火之物，谨防感冒，劳逸适度。

功能：清热泻火，养阴润肺。主治：妊娠咳嗽，日久不止，头眩内热，口干咽燥，咯吐不爽，甚则痰中带血，时或身发微热，两颧红赤，尿黄量少，舌红苔少，脉象细数而滑者。

方解：生地黄、玄参、知母、黄芩、地骨皮滋阴清热泻火；二冬、百合润

肺；川贝母、桔梗、甘草清肺化痰止咳。诸味配伍，以养阴清肺，化痰止咳。用于妊娠期久咳不已等症，属于阴虚火旺者，疗效稳妥。有风寒、风热表证者禁用，以防寒凉滞邪，反致咳嗽久不能愈。

按语：妊娠期中，久嗽不已，甚至五心烦热，胎动不安，称为子嗽。如久嗽不愈，潮热盗汗，痰中带血，精神倦怠，身体消瘦，则属于痨嗽，俗称抱儿痨。子嗽治法与一般咳嗽基本相同，但由于有胎孕的关系，故在用药时，滑利、降气、温燥、有毒等药物必须慎用或禁用，以免引起堕胎。若久嗽不愈，即使未见胎动不安的，也要用药谨慎，步步顾及胎孕，谨防因为考虑不周，用药影响胎孕。虽然《素问》有有故无殒之说，但还是谨慎为要。

妊娠子悬，胸胀喘急，紫苏饮加减

组成：紫苏 9 ~ 12g，大腹皮、人参各 6 ~ 9g，川芎、当归、白芍各 9 ~ 12g，陈皮、砂仁（后下）各 6 ~ 9g，厚朴 3 ~ 6g，甘草 3g，生姜 3 片，水煎温服。保持心情平和，切勿忧思愤怒，饮食温和，劳逸适度，谨防感冒。

功能：理气行滞，宽胸降逆。主治：妊娠期间，胸闷腹胀，窒塞不通，呼吸不畅，食后更甚，坐卧不安，舌苔薄腻，脉象弦细而滑者。

方解：紫苏活血下气，止痛安胎；大腹皮泻肺和脾，下气宽膈；人参扶正益气，开心益智；川芎血中气药，润燥解郁；白芍清肝敛阴，平逆安胎；当归养血和血，缓急止痛；陈皮调中快膈，理气行滞；砂仁和胃醒脾，和中安胎；厚朴下气泻满，孕妇不可多用；甘草甘缓，和药缓急；生姜宣肺解郁，调中畅胃。用于妊娠子悬，胎气上逆，胸胁胀满等症，效果显著。

按语：方中大腹皮、厚朴虽然下气快膈作用显著，但在妊娠期间，仅可暂用，病去即止，多用、久用，恐伤胎气。

胎死腹中，胎动停止，脱花煎加减下之

组成：川芎 9 ~ 15g，当归 9 ~ 18g，肉桂 3 ~ 9g，川牛膝 9 ~ 18g，红花、枳实各 9 ~ 12g。水煎，加入黄酒适量，空腹温服，多数服 1 剂，甚至服 1 次死胎即可自下。下后当以正常产后调理，以恢复身体元气，修复冲任受损，以防再次出现胎儿停止生长，胎死腹中。

功能：行瘀下胎。主治：确属胎动停止，腹部不再增大，反而缩小，并有腹满胀急等症，确认胎死腹中，孕妇口臭呕恶，阴道下血，或流出赤豆汁状液体，

脉象弦涩等反应时，方可用此方下之。但不可用峻历之味攻伐，以防伤及正气。

方解：当归、川芎活血行气；肉桂大热，通经堕胎；牛膝下行滑窍；红花活血散瘀，下胎死腹中；枳实破气行滞。诸味合用，以成行瘀下胎之功。

按语：如上所述，死胎下后当去恶露，恶露尽后当补养气血，最好半年以内不可再孕。除药物调治以外，尚需自我调养，饮食温和，心情平和，精神减压，勿过度劳累，防寒保暖等，都很重要。近 10 年来胎死腹中患者成倍增长，有了第一次，以后多有第二、第三次的，而且月份越来越小。只盼调治颐养得法，身体复元后再孕，寄希不再出现此患。

预防难产，胎位不正，达生散调之

组成：当归（酒洗）、白芍（酒炒）、人参、焦白术、紫苏各 12g，炙甘草 6g，大腹皮、陈皮各 9g，葱叶 5 茎，黄杨脑子 7 个（我用杨柳树新梢尖 7 个，长约 1 寸）（上 8 味分量大于原方，为个人临证常用量），水煎温服。动静结合，劳逸适度，保持心情愉悦，饮食温和，注意保暖，谨防感冒。

功能：益气养血，顺胎易生。此方用于多人，无论头胎、二胎，怀孕至 5 个月前后，胎儿头向上、向左或向右，孕妇不适，做过相应治疗仍不能转胎至正常者，煎服三五剂，即可自动转顺。临产服一二剂，能顺利生产，母子平安。

方解：当归、芍药益其血；人参、白术益其气；大腹皮、陈皮、紫苏、葱叶疏其壅滞，使气血不虚不滞，则临产自无留难之忧。杨柳树新梢尖，取其舒畅条达、以防难产之意。

加减：或加枳壳、砂仁各适量。或春加川芎，夏加黄芩，冬如本方。或有别症，以意消息。

按语：原为丹溪方，引自《成方切用》："妊娠八九月服数十剂，易生有力。"我用此方数十年，不但助产易生，还能转动胎位，使无横生逆产之忧。怀孕至五六月时，每月服三五剂，可正胎位顺生，屡用皆验。

胎动不安中"保产无忧方"治疗难产，亦为上好良方。

【常用成方】蔡松汀难产方　炙黄芪 30g，当归身 12g，白茯苓 9g，西党参、净龟甲（酥炙）各 12g，川芎、酒白芍各 3g，枸杞子 12g，水煎，只取头煎顿服。治气血弱，产时阵缩微弱，精神疲惫，或下血量多，心悸气短，久产不下，脉大而虚，或沉细而迟。此方大补气血，以疗难产。

或用人参一味 15～30g 浓煎服，治疗正气大虚，久产不下，将成虚脱者，气足则胎自下。或用败龟甲一味 9 ~ 15g，水煎温服，亦有催产作用。仓促间无预先准备者，用此煎服，亦可催生助产。经验小方，多次应用皆验。

按语：气滞血瘀难产，临产面色暗青，腰腹胀痛剧烈，精神抑郁，胸脘胀闷，时时嗳气，久产不下，舌质暗红，舌苔薄腻，脉象沉实而乱者，治宜理气行血祛瘀，方用胎死腹中脱花散服之。但都不如保产无忧方效果稳妥。而今动则剖宫产，即使方药再验，人体亦不受损伤，却渐无人问津矣！我只将经验良方小结于此，恐其散失而已。

胎衣不下，气虚无力，加参生化汤补气行瘀

组成：人参 9 ~ 18g，川芎、当归各 9 ~ 15g，炙甘草 12g，桃仁 10 粒，炮姜 3 ~ 6g，大枣 3 ~ 9 枚，水煎，少加红糖、黄酒为引温服。保持情绪稳定，勿焦躁忧虑，以免消耗正气，并要保暖防寒。

功能：补气养血，扶正祛瘀。主治：身体素虚，正气不足，临产用力过度，产后乏力，胎衣不下。

方解：人参、川芎、当归、炙甘草、大枣补气养血扶正；桃仁、炮姜温里祛寒行瘀。用于气虚胎衣不下，一般 1 剂药头煎服下，胎衣即出。

胎衣不下，因于寒凝，黑神散祛寒行滞

组成：熟地黄、当归尾、赤芍、炒蒲黄、桂心、炮姜、甘草各 6g，炒黑豆 15g，研细末，每服 6g，黄酒、童便各半盏同煎调下。注意保暖，谨防受寒。

功能：祛寒行瘀。主治：产后胎衣不下，属于感受外寒，气血为寒所凝，运行不畅，以致胎衣不下，面色暗青，小腹冷痛，痛时欲呕，恶露少或不下，舌淡，口和，脉象沉弦而涩者。

方解：熟地黄养阴补血；当归尾、赤芍、蒲黄活血祛瘀；桂心、炮姜温里祛寒；炒黑豆补肾，下产后瘀血；甘草调和诸药。用于寒凝胎衣不下，甚验。

胎衣不下简便法：用圆滑细瓷酒盅口覆于肚脐正中，手指适度按之，令产妇配合用力，不过三五次，胎衣即出。我家的 3 个孩子生下后，均用此法，胎衣随即排出，也未服药，老伴年已七旬，未见任何遗患。现在医疗条件优越，以上病症已不成为问题，老的治疗方法已经少用，但还是认真整理于此，或许还有它的存在意义。

产后血晕，面色苍白，当归补血汤浓煎频服

组成：当归身 12 ~ 24g，炙黄芪 30 ~ 90g，文火缓煎浓汁，少量多次频服。饮食温和要有营养，但不可过于荤腥油腻及偏于寒凉，以防滞胃寒凝，反致消化不良、恶露不行。并注意保暖，心情平和，切勿过早劳累。

功能：补气养血。主治：产后失血过多，面色苍白，虚烦不安，心悸欲吐，或突然昏仆，眼闭口开，手撒肢冷，甚至冷汗淋漓，舌淡无苔，六脉微细，或浮大而虚者，用此方益气补血。

方解：当归滋阴养血；黄芪补气温阳。黄芪何以数倍于当归？盖有形之血，生于无形之气。当归为引，则从之而生血，阳生则阴长，即此方之义。

加减：气血两虚，兼阳虚肢冷畏寒者，可加炮附子（先煎）、桂心各 6 ~ 9g；脾肾阳虚，冷汗淋漓者，加人参、焦白术、煅牡蛎各 15 ~ 30g，炮附子（先煎）、炮姜各 9 ~ 15g，大枣 5 ~ 9 枚，余随症。适于失血过多，虚甚将脱，眼闭口开，手撒肢冷，甚则冷汗淋漓，六脉虚细，乃气血两虚、脾肾阳衰为主证的产后虚脱救治大法。以上情况虽已少见，但是治法方药不能丢弃。

产后血晕，恶露不行，独行散逐瘀行血

组成：五灵脂（半生，半炒）6g，研为细末，用温黄酒一次调服。同时用铁器烧红，淬入陈醋，趁热熏产妇鼻，促使恶露下行。并用银针刺产妇眉心出血，醒后对证调理。

功能：散瘀止痛。主治：产后恶露不下，或下亦很少，小腹阵痛拒按，渐至心下急满烦躁欲呕，甚则气粗喘促，牙关噤闭，昏不知人，两手握拳，面色紫暗，脉象弦涩有力者，用此以行其瘀。

以下二方，均为产后恶露不行名方，俱可对证选用，以行其瘀。

【常用成方】失笑散（《太平惠民和剂局方》）蒲黄、五灵脂（醋炒）等份研为细末，儿枕骨痛加山楂，每服 6 ~ 9g。或用黄酒或陈醋煎取汁去渣，温服。功能散瘀止痛。主治产后恶露不行，瘀血上冲包络，下阻腹中，闷痛或刺痛难忍，甚则血晕者。

生化汤（《傅青主女科》）当归 24g，川芎 9g，桃仁 14 粒（研碎），炮姜、炙甘草各 2g，黄酒、童便各半煎服。功能祛瘀止痛。主治产后儿枕骨痛，以及恶露不行，血块腹痛。加山楂 9 ~ 12g，止痛效果更佳。

产后腹痛，绵绵不绝，当归生姜羊肉汤

组成：当归90g，生姜150g，羊肉1斤。用净水6斤，可少加桂皮、大茴香、食盐等调料，文火煮至羊肉烂熟，去当归、生姜，均分六等份，1日2次，3日尽剂，连汤带肉温食之。

功能：用于产后小腹绵绵作痛，得热减轻，头晕耳鸣，腰部坠胀，四肢不温，舌质淡，苔薄白，脉象细迟者。此方调之，即可痊愈。

方解：当归甘温养血；生姜辛温散寒；羊肉甘热，补虚劳，益气血，壮阳道，开胃增力；少加以上调料，可以改善口味，且有温里祛寒、行气、益肾、宣导药效之功。

气血虚甚者，用当归补血汤，并对证加减调治，便可治愈。或将本方加人参、炙黄芪各60～90g，服法不变，以气血同补。

产后小腹剧痛，扪之有硬块，按之痛甚，恶露不行或量少，面色紫暗，胁腹胀满，或大便色黑，小便自利，舌质乏泽，脉象沉涩者，用上方失笑散或生化汤调治即愈。

产后寒凝小腹冷痛，四肢不温，方用香桂丸加减，当归、川芎各15g，桂心、沉香各6～9g，乌药12g，水煎温服。以活血散寒，行气止痛。

产后食滞腹痛，干哕脘胀，方用加味异功散，党参15～24g，白术、茯苓各15g，陈皮、砂仁（后下）、木香各9g，炒神曲、炒山楂各12g，姜厚朴、姜半夏各6～9g，甘草3g，煨姜5片，水煎温服。以健脾行滞，和胃止呕。

恶露不净，气血两虚，八珍汤加减

组成：人参9～18g，白术、茯苓各12～15g，炙黄芪18～60g，当归（酒洗）、川芎、白芍（酒炒）、熟地黄各9～15g，桑寄生、续断各15～24g，阿胶（烊冲）9～12g，姜炭、炙甘草各6～9g，水煎温服。加强产后调养，切勿操劳过早，保持心情愉悦，饮食以温和而有营养为要，谨防六淫侵袭。

主治：用于产后恶露不净，气血两虚，肝肾不足，色淡而薄，腰膝酸软，面色萎黄，精神倦怠，舌质淡，脉象缓弱者。此方服之三五剂，加以饮食等方面调养，即可痊愈。

方解：参、术、苓、草、炙黄芪补脾益气；归、芍、芎、地、阿胶益阴养血；桑寄生、续断、姜炭益肾止血。

加减：出血量多者可加血余炭 3 ~ 9g，棕榈炭 15g；腰痛加杜仲 15 ~ 24g；纳差食少加陈皮、砂仁各 6 ~ 9g。余随症加减。

恶露不净，血热瘀滞，丹栀逍遥散加减

组成：柴胡（醋炒）、香附（醋炒）各 9 ~ 12g，当归、生地黄（酒炒）、赤芍（酒炒）各 12 ~ 18g，白术、茯苓、牡丹皮、栀子各 9 ~ 15g，益母草 15 ~ 30g，甘草 3 ~ 6g，水煎温服。药渣再煎，适温泡足。保持心情平和，饮食勿太过荤腥油腻、燥热及寒凉，总以温和为要。

功能：理气舒郁，凉血活血。主治：产后恶露，淋沥不净，过期不止，血色暗红，或有血块，或大便色黑，心情烦躁，胸胁不舒等症。

方解：柴胡、香附理气舒郁；当归、生地黄凉血养血；赤芍、益母草活血散瘀；白术、茯苓健脾祛湿；牡丹皮、栀子清热凉血；甘草清热，缓急和药。用于产后恶露不净，逾期不止，属于血热、血瘀、气滞者，加减随症。

【常用成方】恶露不净经验方　当归、川芎、白芍、生地黄（酒炒）各 12g，续断、桑寄生各 18g，炮姜 6g，茜草根 30g，棕榈炭、莲蓬炭各 18g，血余炭 9g，炙甘草 6g，水煎温服。四煎宽水加陈醋 3 两，适温泡足。

功能养血止血。主治产后恶露逾期不止，腰酸腿软，倦怠无力等症。

方解：归、芎、芍、地益阴养血；续断、桑寄生补益肝肾；炮姜温阳止血；茜草根凉血止血；血余炭益阴止血；棕榈炭、莲蓬炭收敛止血；炙甘草益气和药。诸味相合，以成益肾养阴、收敛止血之功。

加减：血热妄行量多者加牡丹皮、炒山栀、侧柏叶各 9 ~ 15g；脾虚气弱者加党参、炙黄芪各 15 ~ 30g；血虚加阿胶 9 ~ 15g（烊冲）；纳差食少加白术 15g，砂仁（后下）、陈皮各 9g。余随症加减。

按语：产后恶露不行或恶露不净，治之皆不为难，但能对证用药，多可三五剂即愈。药不对证，或不注意调养，往往缠绵时日，影响身体复原。但能按每证每方下所嘱，大多都可速愈。

产后外感，发热头痛，参苏饮加减

组成：人参 6 ~ 12g，紫苏、荆芥、防风、柴胡、黄芩、川芎、当归各 9 ~ 15g，甘草 6g，葱白 3 茎，生姜 3 片，大枣 3 枚，水煎温服，取微汗。注意保暖，谨防重复感受六淫。饮食温和，细心调养。

功能：益气解表。主治：产后体虚，感受风寒，头痛身痛，发热畏寒无汗，舌质淡，苔白润，脉浮微紧。

方解：人参益气扶正；紫苏、荆芥、防风、柴胡、葱、姜疏风解表散寒；川芎上至颠顶而散风寒止头痛，下达胞宫行血中之气；当归养血和血；黄芩清热；甘草、大枣清热和营。此方益气和血扶正，疏散风寒解表。

按语：产后正气不足，切不可过用疏散之味，以防重虚，体气不实者，尤当慎之。

产后阴虚，五心烦热，青蒿鳖甲汤加减

组成：青蒿梗、鳖甲（醋制）、牡丹皮、知母（盐水炒）、白芍（酒炒）、地骨皮、白薇各 9 ～ 12g，炙甘草 6g，水煎温服。注意事项同上。

功能：养阴清热。主治：用于产后阴虚内热，午后热甚，手足心热，颧红烘热，头痛口渴，或夜寐盗汗，小便黄短，大便或结，舌红苔少，脉象细数。

方解：诸药皆养阴，用以清退虚热；炙甘草甘温和药。用于产后阴虚潮热，热退即止，不可多服，以防寒凉过度伤阳。

加减：若属气血两虚，潮热气短，加炙黄芪 30 ～ 60g，当归 15 ～ 18g，阿胶 9 ～ 12g（烊冲）；气虚加人参 9 ～ 15g，炙黄芪 30g，大枣 9 枚；脾虚食少加白术 15g，陈皮、砂仁（后下）各 9g。余随症加减。

产后发热因于血瘀，恶露量少，甚至不下，胁腹胀痛拒按，口燥欲饮，方用生化汤（方见产后血晕）加红花、桃仁各 6 ～ 9g，柴胡（醋炒）12g；大便色黑或秘结加酒大黄 6 ～ 9g（后下，以通畅为度）；小便黄短加车前子 15g，滑石 9g；心烦口渴加麦冬 15g，朱灯心 3 ～ 6g；气滞胁满加柴胡（醋炒）、香附（醋炒）各 9 ～ 12g。余随症加减。

产后发热，脾虚伤食，方用香砂六君子汤加减

组成：党参 12 ～ 18g，焦白术、茯苓各 12 ～ 15g，陈皮、木香、砂仁（后下）、姜厚朴各 6 ～ 9g，炒神曲、炒山楂、柴胡、黄芩（酒炒）各 9 ～ 12g，甘草 3g，水煎温服。饮食以温和容易消化为要，勿进寒凉油腻等难以消化之物。注意保暖，谨防感冒。

功能：健脾消食退热。主治：产后发热，因于脾虚伤食积滞，胸膈饱闷，嗳腐吞酸，不思饮食，或脘腹胀痛等症，舌苔厚腻，脉象滑迟者。

方解：四君子健脾益气；陈皮、砂仁、厚朴、神曲消食导滞；柴胡、黄芩退热；甘草缓中和药。主要用于产后积滞发热、腹胀哕酸等症。

加减：若发热持续不退，兼见手足心热或夜寐盗汗者，加醋炒鳖甲9～12g，盐水炒知母9～15g；大便秘结加酒大黄6～9g，以大便通畅为度；小便黄赤心烦者加朱灯心3～6g，车前子15～30g。余随症加减。

产后风痉，四肢抽搐，方用天麻钩藤汤加减

组成：天麻、钩藤、蝉蜕、防风、僵蚕各12～15g，全蝎9g，黄芪24g，人参、当归、川芎、白芍、熟地黄各12g，红花9g，炙甘草6g，葱白3茎，生姜3片，水煎，兑入老黄酒、红糖各适量温服。药渣宽水煎滚，加陈醋3两，适温泡足。保持心情平和，切勿忧思恚怒，谨防重受风寒，饮食以温和而有营养为要。

功能：益气养血，疏风镇痉。主治：产后起居不慎，外感风寒，头项强痛，继而四肢抽搐，牙关噤闭，双目直视等症。

方解：天麻、钩藤、蝉蜕、防风、僵蚕、全蝎疏散表邪，息风镇痉；黄芪温腠实表；人参益气扶正；归、芎、芍、地（四物汤）益阴养血；红花行瘀；炙甘草甘缓急，调和诸药；葱、姜发散风寒。诸味配合，以奏益气养血、疏风镇痉之功。用于产后气血两虚，风邪乘袭，头痛项强，甚至牙关噤闭，四肢抽搐等症，屡见显效，多1～3剂治愈。

牙关噤闭、四肢抽搐者，急用针刺、焠灯火（用预先配制的麝香线蘸香油焠之，即可迅速平定抽搐），速缓其急，平定抽搐，续用本方煎服，多可迅速治愈。加以自我调养，治愈后身体依旧健康，并无不良遗患。

【常用成方】滋荣活络汤（《傅青主女科》）　川芎、当归、熟地黄各12g，人参9g，黄芪18g，茯神、天麻各12g，炙甘草6g，陈皮、荆芥穗、防风、羌活各9g，黄连6g。治产后失血过多，骤然发热，四肢抽搐，项背强直，牙关噤闭，脉细而劲者。用此方补益气血，佐以疏风镇痉（药味分量可根据病情加减而定）。

当归散（《全生指迷方》）　当归、炒荆芥穗各9g，加全蝎6g，桑寄生15g，水煎，黄酒为引温服。或为末，水、酒各半煎，灌下。治产后中风，头项强痛，身痛腰痛，畏寒发热，四肢强直，牙关噤闭等症。

羚羊角饮子（《全生指迷方》）　羚羊角（锉细末冲服）1.5g，防风6g，羌活1.5g，桔梗6g，桂心1.5g，柴胡3g，大黄、败酱草各9g，水煎服。治产后风痉，

表热未罢，里热复炽，热甚生风，大便秘结，四肢抽搐等症。治宜解表清里，佐以息风之味，分量可根据体质、病情而定。

蠲饮六神汤（《女科辑要》）橘红6g，建菖蒲3g，半夏曲6g，胆南星1.5g，茯神6g，旋覆花6g，加天竺黄6g，当归6g，炒荆芥穗9g，水煎温服。治产后湿痰壅盛发痉，口噤神昏，四肢拘急，喉间有痰鸣，呼吸迫促，时或发热，恶露不净，苔黄而腻，脉象弦滑者。用此豁痰开窍，佐以养血息风。

产后便难，因于血虚，四物汤合麻子仁丸加减

组成：当归（酒洗）9～15g，熟地黄、白芍（酒炒）12～18g，川芎、肉苁蓉各9～15g，火麻仁15～30g，郁李仁6～9g，黑芝麻15～30g，炙甘草6g，水煎，加熟蜂蜜少许温服。饮食勿过度燥热，当以温和而有营养为要，保持心情平和，勿熬夜劳累。

功能：养血润燥通便。主治：产后血虚，解便艰难，或数日不解，面色萎黄，皮肤干糙，腹不胀，饮食如常，舌质淡，脉细而涩者。用此方滋养阴血，润肠通便。

方解：方中归、芍、芎、地、肉苁蓉滋养阴血；火麻仁、郁李仁、黑芝麻润肠通便；炙甘草益气和药。诸味配合，用于产后血枯便秘及阴血不足肠燥便秘，稳妥而有效。

加减：气虚气短者加人参6～12g，炙黄芪15～30g；津乏口渴者加麦冬、沙参各15～30g；脾虚食少者加白术9～15g，陈皮或砂仁6～9g。余随症加减。

产后便难，热结腹痛，黄龙汤加减

组成：大黄（酒炒，后下）3～9g，枳壳、厚朴各6～12g，当归（酒洗）、生地黄（酒炒）、白平子（红花籽，打碎）各9～15g，人参3～9g，甘草6g。煎服法及注意事项同上方。

功能：泻热通滞，养血通便。主治：产后热结便秘，甚至大便不通，或艰涩难下，发热烦躁，小腹硬痛，日暮热甚，进食则谵语，至夜即愈，舌苔黄燥，脉象沉实有力者，用此方泻热养血以通便。

方解：酒大黄泻热通便；枳壳、厚朴下气通滞；当归、生地黄益阴养血；人参益气扶正；白平子活血润肠；甘草清热和药。用于产后热结、大便难解等症，治标而不伤正，故适宜于产后血虚热结，解便艰难者。

加减：正气不虚而热结甚者，大便干燥难下，心烦谵语，酒大黄改为生大黄，另加芒硝 3 ~ 9g（分 3 次冲服）；或产后恶露未尽滞涩，大便色黑，小腹硬痛者，白平子改用红花，另加桃仁 6 ~ 9g，茺蔚子 15 ~ 24g；心烦口渴加麦冬 15 ~ 24g，朱灯心 3 ~ 6g，朱连翘 9 ~ 12g；小便黄赤或涩痛加车前子 15 ~ 30g，赤茯苓 9 ~ 15g。余随症加减。

产后尿频，色清气短，补中益气汤加味

组成：炙黄芪 15 ~ 24g，人参 6 ~ 12g，炙甘草 3 ~ 6g，白术 9 ~ 12g，陈皮 3 ~ 6g，当归 9 ~ 12g，升麻、柴胡各 3 ~ 6g，煨姜 3 ~ 5 片，大枣 3 ~ 9 枚，山茱萸、益智仁、炒山药、桑螵蛸各 9 ~ 12g，水煎温服。注意保暖防寒，饮食需要温和，情绪舒缓，勿过早劳累。

功能：补中益气，温肾缩尿。主治：产后气虚，小便频数或淋沥不禁，尿色清白，气短神疲，声音低怯，舌淡苔薄，脉象虚缓，为气虚下陷、不能摄纳者。

方解：黄芪至大枣为补中益气汤，补中益气；山茱萸至桑螵蛸温肾缩尿。用于产后脾肺气虚下陷，肾虚失于摄纳，而致尿频尿清或尿不禁，此方宜之。

产后尿频或不禁，如属肾气不足，小便自遗不禁，手足不温，腰膝酸软，舌质淡，苔白润，脉象沉迟者，治宜补肾固脬，方用肾气丸（熟地黄 15 ~ 24g，泽泻、茯苓、山药、牡丹皮、山茱萸各 9 ~ 15g，附子、肉桂各 3 ~ 9g）加制益智仁、炒桑螵蛸、盐水炒补骨脂各 9 ~ 15g，芡实 15 ~ 30g，水煎服。

产后尿频或不禁，因于外伤损及膀胱，小便淋沥不断，或兼有血液，舌苔正常，脉缓或微弦者，治宜益气补脬，方用黄芪当归散为主，黄芪、当归、人参、白术、白芍各 9g，甘草 3g，猪尿胞 1 个洗净，将上药装入猪尿胞内，加清水煮至猪尿胞烂熟，去药渣，饮汤食猪尿胞，日 3 次，多能 3 剂治愈，但要配合自我调养。

产后气虚，小便不通，通脬饮治之

组成：黄芪 15 ~ 30g，麦冬 9 ~ 15g，通草 3 ~ 6g，水煎温服。注意事项同上。

功能：补气润肺行水。主治：产后气虚，气化无力，小便不通，胀急不安，言语无力，舌淡苔薄，脉象缓弱者。

方解：黄芪补气；麦冬生津；通草行水。用于气虚小便不通，以补气润肺行

水，而助膀胱气化，利尿通闭。

加减：气虚甚者加人参 9 ～ 15g；小腹畏寒加桂心 3 ～ 6g。

产后肾虚，小便不通，肾气丸合五苓散加减

组成：熟地黄 15 ～ 24g，牡丹皮、泽泻、山药、茯苓、山茱萸各 9 ～ 15g，桂枝（黄连水炒）3 ～ 6g，漂白术、猪苓各 9 ～ 15g，车前子 15 ～ 30g，滑石 9 ～ 15g，甘草 3 ～ 6g，水煎温服。饮食温和，注意休息，防寒保暖，心情平和。

功能：温肾化气行水。主治：产后肾虚，膀胱气化无力，小便不通，小腹胀急而痛，坐立不安，面色晦暗，大便溏稀，舌质淡，苔白润，脉象沉迟者，可温肾行水，利尿通闭。

方解：六味地黄汤滋肾养阴；桂枝温阳化气；白术燥湿利尿；猪苓、车前子、滑石利水通淋；甘草缓急，调和诸药。

【小单方】如属气滞胀急，小便不通，可急用食盐炒热，少加麝香于内，填于脐中，再以葱白一握捣烂厚如半指，置脐盐上，用陈艾绒灸葱上，觉热气入腹难忍为止，小便即通（气虚、热结者禁用）。或用紫苏、荆芥各 30g，艾叶 15g，香葱 1 ～ 3 根，水煎，倾入桶中，趁热坐桶上熏之，亦有利尿作用。

如以上诸方仍不能迅速通尿，应采取其他方法如导尿等，切勿拖延时间。

产后血虚，乳汁缺乏，通乳丹加减

组成：炙黄芪 30g，人参、白术、当归、川芎各 9 ～ 15g，炙穿山甲 6 ～ 9g，王不留行 9 ～ 15g，肉桂、炙甘草各 3 ～ 6g，大枣 3 ～ 9 枚，水煎，加入红糖、黄酒少量（剖宫产用过抗生素的患者禁用红糖、黄酒），食远温服。服药同时，可用猪蹄汤、鲫鱼汤、黄豆芽、黄花菜根等煮汤，以作食疗，增加发奶功效。

功能：补气养血，通络催乳。主治：产后气血不足，乳汁不行或缺少，乳房不胀不痛，面色萎黄或苍白，甚至心悸气短，饮食不思，恶露量少，舌质淡，苔白润，脉象虚缓者。

方解：炙黄芪、人参、白术、炙甘草健脾益气；当归、川芎、大枣补血和营；肉桂温阳通脉；炙穿山甲、王不留行通络下乳。本方以补益气血为主，通经下乳为辅。气血旺则生化之源足，脉络通则乳汁自下。用于产后乳汁不足，或乳房不胀，因于产后气血虚弱者，屡获显著效果。

加减：肝气不舒，胸胁疼痛者，加柴胡、香附各 6 ～ 9g，以疏肝解郁；纳

差脘痞者，加砂仁、炒谷芽各 6 ~ 9g，以醒胃进食。余随症加减。

【常用成方】通乳丹原方（《傅青主女科》） 人参、生黄芪各 30g，当归（酒洗）60g，麦冬（去心）15g，木通、桔梗各 1g，猪蹄（去爪壳）2 个，清水同药煮至猪蹄已烂，去渣，食猪蹄及汤。功能补气益血发奶。主治气血两虚，产后乳汁不行，或乳汁偏少，乳房不胀等症。

疏肝通乳汤（经验方） 瓜蒌 12g，橘络、青皮各 6g，丝瓜络 12g，生香附 6g，通草 9g，白扁豆 15g，当归身 9g，水煎服。功能通络下乳。主治肝气郁滞，产后乳汁不行，乳房胀痛，甚至发热胸闷，大便不畅，舌苔黄厚，脉来弦象。用此疏肝解郁，通络下乳。

按语：产后乳汁缺乏或不通，基本治法以通络行滞为主，虚者补而行之，实者疏而通之。尚有产妇不按时哺乳，或未适当休息，亦可引起此症，但无需治疗，能注意调养，按时哺乳，亦有乳汁自会充足者。若因病引起乳汁缺乏者，当先治病，病愈乳汁多能正常。此方用于肝气郁结者，亦可加入王不留行、穿山甲各适量，以增强通乳功效。

【小单方】黄花菜或黄花菜根适量煎浓汁，兑入老黄酒、红糖各适量温服（剖宫产用过抗生素的 1 周内忌用酒），亦有发奶作用。或单用炙穿山甲 6 ~ 9g 为细末，老黄酒半斤，同煎煮半小时，分 2 ~ 3 次，连汤带药饭后温服，同时加强营养，亦可发出乳汁。鲫鱼汤、猪蹄汤、黄豆芽等煎汤，亦属常用小验方，服之亦有一定发奶作用。

产后气虚，乳汁自出，八珍汤加减

组成：人参 9 ~ 18g，炙黄芪 30 ~ 60g，白术、茯苓、当归、白芍、熟地黄各 12 ~ 18g，炙五味子 1 ~ 3g，芡实 15 ~ 30g，炙甘草 6 ~ 9g，大枣 3 ~ 9 枚，糯米 6 ~ 15g，宽水文火缓煎浓汁，食远温服，1 日半服 1 剂。保持精神舒缓，注意休息及饮食调养，保暖防寒。

功能：补气养血摄纳。主治：产后元气大伤，气虚不能摄纳，乳汁自出，终日不断，或未产而乳汁自出，乳房不胀，面色㿠白，气短倦怠，四肢不温，食少，便溏，尿频，舌淡苔薄，脉象缓弱等。

方解：四君子、黄芪以补气；归、芍、地黄、大枣以养血；五味子、芡实、糯米以收敛；炙甘草温中和药。用于产后元气虚损，不能摄纳而乳汁自出者，此方主之，以补益气血，涩敛摄纳。

加减：脾肾阳虚，四肢不温，腰膝畏寒者，酌加附子（先煎）、肉桂各3～9g；纳呆加砂仁9g（后下）、炒山药15g。余随症加减。

乳房胀痛，乳汁自出，丹栀逍遥散加减

组成：柴胡（醋炒）、香附（醋炒）各9～12g，当归、白芍、白术、茯苓各9～15g，甘草6g，牡丹皮、栀子各9～12g，小麦30g，水煎温服。保持心情舒畅，饮食勿过于腥辣油腻，以防上火滞气，注意休息，谨防感冒。

功能：清热疏肝，解郁缓急。主治：产后乳汁自出，乳房胀痛，面色青黄，有时潮红，头晕胁胀，烦躁易怒，大便时秘，小便黄短，舌红苔黄，脉象弦数等症。

方解：柴胡、香附疏肝解郁；归、芍益阴养血；术、苓、小麦补脾缓中；甘草甘缓，调和诸药。诸味配合，以成疏肝解郁清热、祛湿补脾缓急之功。用于肝郁热证，乳房胀痛，乳汁自出者，此方调之，多可速愈。

加减：大便秘结者酌加酒大黄；心烦尿黄者酌加朱灯心、车前子。

【常用成方】断乳方（《医宗金鉴》）　炒麦芽90g，水煎，当茶饮。用于不需哺乳时断奶。方药简单，屡用皆验。

吹乳胀痛，乳汁不通，酒下一味鹿角末即通

组成：鹿角炭火上微烤，刮细末3～6g，用大曲老黄酒适量，加热送服。1日1～2次，于餐后1小时服下。

功能：咸温行血，散热消肿。主治：用于俗称婴儿吹乳，乳路猝然不通，乳房胀痛，甚则身发寒热，近似乳痈之状，此方服之，多可速愈。屡用屡验之方，切勿轻视。

若此方服之无效，或已成乳痈的，可用下方速速调治，一般三五日即愈。

乳痈肿痛，身发寒热，消痈汤加减

组成：蒲公英24g，当归尾、川芎、瓜蒌皮各15g，生黄芪、金银花各30g，柴胡、香附各12g，炙穿山甲6g，陈皮、制乳香、制没药、生甘草各6g，水、老黄酒各半煎，餐后1小时温服。或水煎加老黄酒适量热服（剖宫产出院半月内及用过某些抗生素者，禁用酒）。

功能：清热解毒，消肿止痛。主治：哺乳期乳房突发红肿胀痛（急性乳腺

炎），身发寒热，患处红赤灼热等症，一般 1 剂药即可见显效，甚至肿消痛止。此患虽属痈肿热证，但也不可过用寒凉，以防寒凝，使本来易愈之患反致肿硬日久不消，甚至肌死者有之。

方解：黄芪益气托毒，为疮家圣药；当归、川芎和血行气；蒲公英、金银花、瓜蒌皮清热解毒，为消乳痈要品；柴胡、香附疏肝解郁；制乳、没、穿山甲消肿止痛，散结通络，为疮家必用；陈皮消痰化结；甘草甘以缓之，随补则补，随清则清，今用此味，以助本方清热解毒、消肿止痛之力，而协调诸药。诸味相合，用于治疗乳痈红肿焮痛，以及所谓"副乳"，中老年乳房胀痛等症，疗效显著。对于乳痈尚未化脓的，消散肿胀更速。虚寒证忌用。

加减：用于"副乳"，加炒白芥子 12g，鹿角霜 15g；治疗乳癖，水煎送服小金丸，效果较为显著。

婚后不孕，小腹冷痛，艾附暖宫丸为主

组成：艾叶（酒炒）90g，香附（醋炒）180g，当归（酒洗）90g，续断45g，吴茱萸、川芎、白芍、黄芪各 60g，生地黄 30g，肉桂 15g，共为细末，炼蜜为丸梧桐子大。每服 6 ～ 9g，日服 2 次，食远以淡醋汤下。

功能：补虚散寒暖宫。主治：下焦虚寒，小腹冷痛，月经错后，色淡量少，小便清长，性欲减退，舌淡苔薄，脉象沉涩，婚后不孕者，此方调之。

方解：艾叶纯阳暖宫；香附解郁调经；归、芍、芎、地养血益阴；黄芪补中益气；续断补益肝肾；肉桂益阳消阴；吴茱萸下气开郁。用于宫寒气血不足，经血失调，腰腹畏寒，舌淡，脉细沉涩，婚后 1 年以上不孕者，此方调之。

婚后不孕，肾虚腰酸，毓麟珠为主

组成：人参、焦白术、茯苓、白芍（酒炒）各 60g，川芎、炙甘草各 30g，当归、熟地黄、菟丝子各 120g，杜仲（酒洗）、鹿角霜、蜀椒各 60g，共为细末，炼蜜为丸梧桐子大。每服 6 ～ 9g，用白开水或温酒送服。

功能：补益气血，益肾暖宫。主治：肾虚腰酸，气血不足，婚后不孕等症。

方解：参、术、苓、草补脾益气；归、地、芎、芍益阴养血；菟丝子、杜仲、鹿角霜补益肝肾精血；蜀椒温散寒湿，入右肾命门补火。用于肾虚腰酸，婚后不孕，脉象沉迟者，以补益气血，温养肝肾，而调经促孕。

以上二方皆为肝肾虚寒不孕常用方，或为汤剂水煎服亦可。欲其有效，尚需

因人对证加减。并加以自我调养，如饮食有规律、温和有营养，劳逸适度，防寒保暖，心情平和等，都很重要。

婚后不孕，血虚色淡，养精种玉汤调治

组成：熟地黄（九蒸九晒）30g，当归（酒洗）、白芍（酒炒）、山茱萸（蒸熟）各15g，紫河车12g（焙为细末，分3次吞服，用汤药送下），水煎温服。

功能：补肾养血助孕。主治：肝肾精血不足，面色萎黄，皮肤不润，月经量少，色淡滞后，舌淡苔薄，脉象细弱，婚后2年以上不孕者。

加减：上5味药，以补益肝肾精血为主。四肢不温，腰腹畏寒，经血色淡者，可酌加附子、肉桂各适量，以温肾助阳；脾肺气虚，动则喘息者，酌加炙黄芪、人参各适量，以补益元气；脾虚纳差，肢体倦怠者，酌加白术、炒山药、砂仁、陈皮各适量，以健脾开胃；失眠心悸，面色失华者，酌加龙眼肉、白莲子、大枣各适量，以养血安神。余随症加减。

婚后不孕，形体肥胖，启宫丸为主

组成：制半夏、苍术、香附（童便浸炒）各120g，炒六曲、茯苓（生研）、陈皮（盐水炒）各60g，川芎（酒洗）90g，甘草30g，共为细末，蒸饼为丸，梧桐子大。每服9g，温酒送下。亦可改为汤剂水煎服，便于随症加减。饮食需要温和，勿进寒凉，少食荤腥油腻之物，注意保暖，减少感冒。

功能：燥湿化痰，解郁启宫。主治：湿痰偏重，形体肥胖，面色㿠白，头晕心悸，白带量多稠黏，或月经不调，色淡量多，舌质淡，苔白腻，脉象滑迟，子宫脂满，婚后不能孕育。

方解：陈皮、半夏、白术燥湿以除其痰；香附、神曲理气以消其滞；川芎散瘀以活其血；茯苓、甘草祛湿和中。肥而不孕，多由湿盛，二陈加气血药，则壅者通，塞者启，故适宜于痰湿壅滞肥胖不孕者。能够辨证无误，对证加减，方可取得满意效果。

脾肾两虚，气血不足，婚后不孕经验方

组成：炙黄芪18～60g，人参、白术、茯苓、当归身、白芍（黄酒炒）、川芎、熟地黄各15g，枸杞子、续断、杜仲、菟丝子、覆盆子各18g，紫河车6～12g，炙甘草6g，大枣9枚，糯米15g，水煎温服。四煎药渣宽水，煎开后

适温泡足。饮食温和，心情平和，精神减压，劳逸适度，保暖防寒。

功能：补气养血，滋养肝肾。主治：婚后2年以上不孕，或曾生育，以后数年不孕，或怀孕后胎儿不育，甚至胎死腹中，屡孕屡堕。由于气血不足，肝肾亏虚，而致不孕或不育者，此方调之，寄希能孕、能育。用之多年，成功如愿者无数。

方解：方中参、芪益气；术、苓健脾；归、芍、芎、地养血；枸杞子、续断、杜仲、菟丝子、覆盆子补肝肾；紫河车滋虚济羸，温养胞宫；甘草、大枣、糯米甘以缓急，温补脾胃而和诸药。诸味配合，以成益气健脾、滋补肝肾、温养胞宫而促孕育之功。此方从十全大补合养精种玉二汤化裁而来，结合现今女性不孕而设。用本方为主，对证加减，常获满意效果，至今仍在天天使用。

保胎经验方　人参9～15g，炙黄芪15～30g，当归身、熟地黄、白芍、川芎各9～15g，续断、杜仲各12～18g，条黄芩、白术各9～15g，砂仁6～12g，炙甘草6g，糯米6～15g，水煎温服。

功能：益气养血，固肾保胎。主治：屡堕不育，即所谓习惯性小产，因于气血两虚、肝肾不足所致者。

方解：方中参、芪补脾益气；归、地、芍、芎、续断、杜仲养血固肾；条黄芩清热安胎；白术、砂仁、糯米和胃安胎；炙甘草协和诸药，甘缓益气。诸味来自泰山磐石散和胎元饮增损而得，功能补脾固肾，养血安胎。用于气血两虚，或肥而不实，或瘦而血热，或肝脾素虚，倦怠少食，胎元不固，所以胎动不安，而致小产者。胎元不固，难以孕育，加之邪热扰动，胎动不安，甚至小产屡堕不育者，此方主之，对证调治数月，大多都能孕育成功。

按语：前胎动不安下"三合保胎丸""保产无忧方"等，均可相互参看，对证应用。不少女性婚后不易怀孕，而怀孕后又屡堕不育，故不仅调理促孕较难，而保胎使其正常孕育，亦是异常重要。患者、医者都需要加倍用心。

女子婚后2年以上，配偶健康而未受孕，或已生过一胎而数年不再生育者，都称为不孕。不孕原因大致两类，一是生理缺陷，一是病理影响。生理缺陷古有螺、纹、鼓、角、脉五种，用药治疗尚难。至于病理影响不孕的，常见的即以上气血虚寒、肝肾不足、痰湿阻滞等数种，对证调治，大多都能治愈受孕。治疗大法基本以温养脾肾、调补气血为主。除服药外，尚需清心寡欲，房事有节，以及饮食温和而有规律，不熬夜，不饥饱无度，保持心情舒畅，精力充沛，并按时服药，以配合治疗，方能收到满意效果。

20 年前临证 30 载才遇到过 5 例胎死腹中，而今坐诊半天遇到三五个以上不同月份的"胎死腹中"者，已成为常态；而婚后不孕者亦在成倍增长，而且越来越难治。纵然求知不止，仍难如期满足所有患者心愿。

血瘀癥块，硬痛不移，桂枝茯苓丸与大黄䗪虫丸为主

组成：桂枝、茯苓、牡丹皮、桃仁、赤芍各等份，研为细末，炼蜜为丸兔矢大。每服 1 丸，不效加至 3 丸，温黄酒下。大黄䗪虫丸行血破瘀消癥，上方若未能明显奏效，癥块未见消散，可用此丸以消之（方见闭经下）。

功能：消癥散结。主治：血瘀癥块，固定不移，疼痛拒按，时有潮热，面色紫暗，皮肤干糙，月经延期，甚则面目黧黑，舌色紫暗，肌肤甲错，闭经不行，脉象沉涩者，上二方主之，以消其血癥。

方解：桂枝茯苓丸治妇人宿有癥病等症。桂枝、芍药，一阳一阴；茯苓、牡丹皮，一气一血，调其寒温，扶其正气；桃仁破恶血，消癥癖；癥之初必因寒，桂能化气而消本寒；癥之成必夹湿热为巢囊，茯苓渗湿气，牡丹皮清血热，芍药敛肝血而扶脾，使能统血，则养正即所以祛邪。

按语："然消癥方甚多，一举而两得，莫有此方之巧。每服甚少而频，更巧。……故以渐磨之"（《成方切用》）。然而怀孕期间，一切行气活血消癥之味，皆当慎用，以防引起堕胎。非妊娠期可用"鳖甲煎丸""香棱丸"等方药，以消积化癥。

气滞瘕聚，不硬可散，香棱丸为主

组成：木香、丁香各 15g，三棱（酒浸一宿）、枳壳（微炒）、莪术（细锉，每 30g 用巴豆 30 粒去壳同炒至巴豆成黄色，去巴豆不用）、青皮（制）、川楝子肉（炒）、小茴香（炒）各 30g，共为细末，醋煮面糊为丸，如梧桐子大，朱砂为衣。每服 30 丸，用盐汤或温酒服下无时。保持心情平和，饮食勿进荤腥油腻及寒凉之物，劳逸适度，注意保暖，谨防感冒。

功能：行气导滞消瘕聚。主治：瘕聚不坚，推揉可散，时而又聚，或上或下，时感疼痛，聚无定处，精神抑郁，面色略青，舌苔薄白或微黄，脉象沉弦者。

方解：木香理气行滞；丁香、小茴香温里散寒；三棱、莪术消积化癥；青皮、川楝子疏肝散郁。诸药配合，以行气导滞，消散瘕聚。

加减：脾胃虚弱，食少倦怠者，党参、白术、炒山楂、砂仁各适量水煎送服丸药香棱丸；血虚瘕聚，经血量少，可用四物汤（当归、川芎、白芍、熟地黄各15g）水煎加红糖、黄酒各适量送服；时感脘胁胀闷，用乌药、香橼皮各6～15g水煎送服；大便秘结用酒大黄3～9g轻煎取汁送服。余随症用引药。

痰湿肥胖，瘕聚带下，苍附导痰丸为主

组成：苍术、香附（童便炒）各60g，陈皮、茯苓各45g，枳壳、姜半夏、制南星（生姜自然汁浸）、炙甘草各30g，研为细末，面糊为丸梧桐子大。每服6～9g，淡姜汤下。注意事项同气滞瘕聚。

功能：燥湿豁痰，行滞消瘕。主治：湿痰偏盛，形体肥胖，肤色㿠白，胸脘痞闷，时有恶心吐涎，月经愆期，白带量多，甚至经闭，腹大如怀孕状，舌质淡，苔白腻，脉象滑迟者。

方解：苍术、香附燥湿解郁；茯苓、陈皮渗湿行滞；枳壳宽胸利气；半夏、南星燥湿豁痰；姜汤、炙甘草温中化痰。痰湿瘕聚、带下、胸痞等症，此方主之。

加减：带下清稀，淋沥不绝，加鹿角霜、益智仁、炒山药各15g；腰腹畏寒或小腹冷痛，加炮附子（先煎）、桂心、沉香各3～9g；下肢水肿，腿沉脚木，加姜皮、赤茯苓各9～18g；瘕聚不易消散或疼痛，酌加三棱、莪术（各醋炒）、制没药、制乳香各6～9g。其余加减同"香棱丸"下嘱。亦可参考内科病症"积聚"下诸方，对证选用。

忧思惊骇，脏躁易惊，甘麦大枣汤为主

组成：甘草30g，小麦240g，大枣10枚，宽水煎汤，不计时频服。

功能：滋养津液，调和心脾。主治：妇人脏躁症，因于忧愁思虑，情志不舒，或突受惊吓，以致悲泣不止，或哭笑无常，喜怒不定，频频呵欠，食少倦怠，有时安卧，有时不寐，或大便干燥，舌红苔薄，或中心花剥无苔，脉象细弦，或大或小，或迟或数，而无定见者。

方解：小麦能和肝阴之客热而养心液，且有消烦利溲止汗之功；甘草泻心火而和胃生津；大枣调胃而通津液，利其上壅之燥。病本于血，心为血主，心火泻而胃气下，肝润肺调，则躁止而病除。

【小单方】桃花干品6～15g，鲜品加倍，水煎当茶饮。本品性味苦平，能

"下宿水，除痰饮，消积聚，利二便，疗风狂（《本草备要》）"。痰饮泻而滞血除，故治情志失常，状似脏躁，悲喜无定等症。治数例病情不重者，疗效较佳。

麦冬15～30g，朱灯心3～6g，朱连翘9～15g，水煎服。功能清心除烦。用于心火偏旺，心烦咽干，小便黄短，夜寐惊惕，心神不宁等症。病情不重者，服之即安。

脏躁夹痰，心神恍惚，淡竹茹汤为主

组成：人参3～9g，茯苓9～15g，清半夏3～6g，麦冬15～30g，甘草2～3g，竹茹9～15g，生姜3片，大枣3枚，水煎温服。

功能：益气清心，祛痰润燥。主治：脏躁夹有痰涎，胸前痞闷，心神恍惚，时欲呕吐痰涎，肢体倦怠等症。

方解：人参益气安神；茯苓渗湿宁心；半夏燥湿化痰；麦冬清心生津；竹茹、生姜和胃降逆；甘草清热缓急；大枣养血和营。脏躁不宁，胸痞欲呕，或兼呃逆等症者，此方主之。

加减：心烦不寐加朱连翘9～12g，酸枣仁9～18g，丹参15～30g；惊恐不宁加龙齿15～30g，琥珀6～12g，朱砂2g（分2次吞服）；脾虚食少加白术9～15g，陈皮、砂仁各6～9g；大便干燥加酒大黄6～9g，郁李仁9～12g；小便黄短或涩痛加朱灯心3～6g，川木通9～12g。余随症加减。

按语：温胆汤、小陷胸汤、涤痰汤等方，均可对证选用。

阴痒心烦，时流黄水，二妙散加味

组成：苍术、黄柏各9～15g，漂白术12～24g，土茯苓15～30g，白芷9～12g，蛇床子12～18g，苦参、樗白皮各6～9g，甘草3～6g，粳米15g，水煎温服。三煎药渣宽水，煎开后加陈醋3两，趁热先熏后洗阴部，不温时加热泡足。饮食尽量清淡，保持心情平和，勤洗内裤，勿坐湿地。

功能：清热除湿，杀虫止痒。主治：脾虚湿盛，积久化热，湿热内蕴，注于下焦，阴部内外瘙痒，甚或疼痛，时流黄水，心烦少寐，坐卧不安，口苦尿黄，带下腥臭色黄，舌苔黄腻，脉象滑数者。

【小单方】外洗验方　臭椿树皮、苦楝树皮（根皮苦寒燥湿、杀虫止痒作用较强）鲜品各60g（干品减半），明矾6g，苦参、龙骨各30g，宽水煎开取汁，先熏后洗阴部，1日1～2次，注意个人卫生。功能清热燥湿，杀虫止痒。主治

湿热下注，黄带腥臭，阴部瘙痒等症。内外兼治，可明显提高疗效。

阴痒尿赤，口苦易怒，龙胆泻肝汤加减

组成：龙胆草（酒炒）、黄芩、栀子、泽泻、木通各 9～15g，车前子 15～30g，白芍（酒炒）12～18g，生地黄（酒炒）15～30g，白鲜皮 12～18g，生甘草 6g。煎服法及注意事项同上方。

功能：清肝泻火，利湿止痒。主治：阴痒属于肝火湿热旺盛，阴道内外瘙痒不堪，坐卧不宁，精神抑郁，烦躁易怒，或胁痛潮热，口苦咽干，大便解时不畅，小溲短赤，舌质红，苔黄厚，脉象滑数者。

方解：龙胆草、黄芩、栀子清泻肝火；泽泻、木通、车前子清热利尿；生地黄、白芍滋肾养阴；白鲜皮气寒善行，治疮癣及女子阴中痒痛；甘草清热和药。肝火湿热炽盛，阴部内外痒痛交加，或便秘溺赤等症，此方治之。

加减：大便秘结加酒大黄 6～12g，以大便通畅为度；兼有黄色带下加樗白皮、黄柏各 6～9g；食少乏味加漂白术 15g，陈皮 9g。余随症加减。

【常用成方】蛇床子洗方（《疡医大全》） 蛇床子 30g，蜀椒、明矾各 9g，煎汤熏洗阴部。功能燥湿杀虫止痒。

漏痒汤（《疡医大全》） 鹤虱 30g，苦参、威灵仙、当归尾、蛇床子、狼牙各 15g，水煎，滤净渣，贮盆内趁热先熏后洗。临洗先加猪苦胆二三枚，公猪胆汁更效。功能清热燥湿，杀虫止痒。主治妇女阴部内外瘙痒症。

苦楝树皮熏洗方（经验方） 苦楝树皮、樗白皮、白鲜皮、土槿皮、苦参、黄柏各 30g，枯矾、雄黄各 3g，冰片 1g（研细粉，临洗时加入），宽水煎汤去渣，趁热先熏后洗阴部。功能清热燥湿，杀虫解毒。主治同上方，兼治痒痛交加，外阴湿热毒疹，抓破流黄水奇痒，或黄带时下等症。

湿热带下诸方，亦可参考应用。

阴挺下坠，劳累则甚，补中益气汤为主

组成：炙黄芪 15～30g，人参 9～18g，炙甘草 6～9g，白术 9～15g，陈皮 6～9g，当归 9～15g，升麻、柴胡各 6～9g，生姜 3 片，大枣 3～9 枚，水煎温服。保持心情平和，注意休息，严禁房事及体劳负重，谨防感冒，饮食温和而有营养。

功能：补中益气，升阳举陷。主治：气虚下陷，或劳力负重，或房事过度，

或分娩用力太过，或产后劳力过早，引起气虚下陷，阴挺不能收摄等症。

方解：肺者气之本，黄芪补肺固表；人参、甘草补脾益气和中；白术燥湿强脾；当归和血养阴；升麻以升阳明清气；柴胡以升少阳清气；陈皮通利其气；生姜辛温，大枣甘温，用以和营卫，开腠理，致津液。诸虚不足，先健脾胃，脾胃旺，则气陷自愈。

【小单方】若阴挺（子宫脱垂）不能升提，服药同时可用蓖麻子 3 粒捣融，直接敷于头顶百会穴，待阴挺收摄至即将正常时，立即去净蓖麻子。此法可助阴挺迅速提升。加以汤药调治及自我调养，多可在较短时间内治愈。如能调摄得法，即可减少复发。

阴挺肿痛，黄水淋沥，龙胆泻肝汤为主

方见前阴痒溺赤下。在服龙胆泻肝汤的同时，用以下小验方、外用方作辅助之用，可以提高疗效。

金樱子 30g，煎 3 次，药汁混合，分三服，早、晚及午后半饥时各服 1 次。

生升麻、生白术各 9g，益母草 15g，煎 3 次，药汁混合，分 3 次饭后服。

当归 9 ~ 15g，槐花 6 ~ 9g，生地黄 15 ~ 30g，葛根 9 ~ 15g，甘草 3g，煎服法同上二方。

3 方皆为治阴挺肿痛小验方，作为辅助治疗，均有一定功效。

外洗经验方 乌梅、五倍子、枳壳各 9 ~ 15g，金银花、生黄芪、紫草、黄柏、龙骨各 15 ~ 30g，宽水煎汤去渣，趁热先熏后洗阴部。

外擦经验方 田螺 20 个，白砂糖 30g，将田螺洗净去盖，放入白砂糖，待融化成水后，加冰片研细粉少许，用此液反复涂擦脱出部分，日二三次。

阴吹有声，状似矢气，猪膏发煎治之

组成：猪膏（猪油）半斤，乱发（去杂质，洗净油垢晾干）鸡子大 3 枚，和膏中煎之，发消药成，分多次服，日 2 次。

功能：润肠滋燥。主治：阴吹，因于热结阳明，津液不足，胃中燥，胃气下泻，阴道中排气作声，故称为阴吹。面色淡黄，皮肤皱糙，脘闷烦热，咽干口燥，小便色黄，大便秘结，舌苔薄黄，脉象沉细而数，用此方以润肠滋燥。

方解：猪膏滋润，乱发益阴。此为《金匮要略》古方，用治阳明燥热阴吹。若患者不愿接受油腻之物，可用下方调治。

养阴滋燥汤（经验方） 生地黄（酒炒）15 ~ 30g，玄参 12 ~ 18g，麦冬、沙参、细石斛、黑芝麻、火麻仁各 15 ~ 30g，阿胶 9 ~ 12g（烊冲），炙甘草 6g，水煎 3 次，药汁混合一处，分 3 次加入熟蜂蜜适量，食远温服，1 日或 1 日半服 1 剂。饮食偏于清淡，戒酒，勿进辛辣燥热之物，心情平和，劳逸适度。

功能：养阴滋燥，生津除烦。主治：阳明胃腑燥热，津液亏乏，胃气下泻，阴吹有声，状似矢气，以及津液不足，肠燥便秘等症。

加减：大便干燥难解者加酒大黄 6 ~ 12g（后下）；烦渴欲饮加甘葛 15g，天花粉 6 ~ 12g；气滞腹痛加木香、乌药各 6 ~ 9g；血虚加当归身、制何首乌各 9 ~ 15g。余随症加减。

肥胖阴吹，口淡头眩，橘半桂苓枳姜汤

组成：清半夏、枳实、橘皮各 9 ~ 12g，桂枝 6 ~ 9g，茯苓 15 ~ 30g，生姜 3 ~ 5 片，水煎温服，1 日 1 剂。注意保暖，远离寒凉水湿，饮食温和偏于清淡。

功能：豁痰利湿，温化痰饮。主治：湿痰偏盛阴吹，面色浮白，形体肥胖，或咳唾多痰，口中淡腻，头重头眩，胸闷食少，舌苔薄黄，脉象沉细而滑。

方解：半夏燥湿化痰；枳实、陈皮行滞；桂枝、茯苓和营化饮；生姜散寒温中，湿痰偏盛，体胖痰多阴吹等症，此方主之。加减同上方。

气虚阴吹，气泄乏力，补中益气汤加味

组成：方见阴挺下坠。少加酒炒黄连 3 ~ 6g，以泻心火湿热，而防气阴之伤；甘葛 12 ~ 18g，以生发胃气，生津止渴。水煎温服。饮食需要温和而有营养，心情平和，劳逸适度，谨防感冒。

功能：补中益气，升阳举陷。主治：阴吹气虚证，阴道中排气作声，自觉有气下泄，面色㿠白，声音低微，头眩神疲，气短乏力，舌苔薄白，脉象细弱者，治宜补气生津，此方主之，并可随症加减。

卷四　儿科常见病症效验方

出生不乳，胎粪不下，一捻金调之

组成：大黄（酒炒）、黑丑（炒）、白丑（炒）、人参、槟榔各等份，共为细末，每服 0.3～1g，用熟蜂蜜水适量，分 2～3 次调服，以胎粪下、腹胀消、哺乳正常为度，不可多服、常服。有中成药出售。

功能：荡涤秽浊，驱除积滞，扶正通便。主治：胎儿出生后胎粪不下，乳食不进，腹胀啼哭等症。

若属脾胃虚寒，面色青白，四肢不温，口鼻气冷，或冷汗自出，胎粪清稀者，当用理中汤（人参 2g，焦白术 3g，干姜、炙甘草各 1g），文火缓煎浓汁，分多次少量温服。

若属产中受寒，气滞腹胀，因而不乳的，方用匀气散（《医宗金鉴》，陈皮、桔梗、炮姜、砂仁各 2g，木香、炙甘草各 1g），煎服法同理中汤。

若属元气虚弱，或难产早产，元气受伤太甚，面白神衰，气息微弱，或昏睡不醒，当速用人参 2g，清水半杯，隔水清炖，每用少量，时时服之，以大补元气，平息危象。

婴儿初生尚未哭出声时，首先准备好消毒棉签或手指裹一层消毒纱布，待其张口瞬间，速将舌上所含瘀血样垢积轻轻清出口外，以防咽下，以后可少生胎毒之患（如雪口、马牙、毒疮等）。这是历代儿科名家的要求，我 3 个孩子都是这样做法，未见出现明显胎毒疾患。先人做法，仅存参考。

婴儿初生后数小时内，一般即能吮乳，但为了母子产后休息少时，多在出生 6～12 小时后才开始喂乳。若出现不能吮乳的，照以上方法调治，便能正常哺乳。若仍不能吮乳的，则需要考虑是否有其他疾患。

出生婴儿，大便不通，小方服之以清胎热

大便不通，用酒炒大黄1～2g，水煎取汁少量，加入熟蜂蜜一二滴和匀喂服。以清除胎热结于大肠，胎粪即下。

若属生理缺陷，肛门特别狭窄，不能排便的，即俗称"无肛门"者，则须西医手术处治，用药无效。

初生婴儿，小便不通，导赤散煎服

组成：生地黄3g，木通2g，甘草、灯心草各1g，淡竹叶2g，水煎，少量多次喂服。

功能：清热利尿。主治：婴儿出生后小便不通，甚至胸腹胀满，喘促神昏，当速利其小便，以防引起危象。

加减：若属湿热偏重的，可酌加酒炒黄连2g，滑石、赤茯苓各2g。

【常用成方】八正散（《卫生宝鉴》） 瞿麦、萹蓄、车前子、滑石各3g，甘草1.5g，木通3g，大黄1.5g，栀子3g，共为粗末。每用3～6g，加灯心草1～2g，水煎，分多次少量温服。功能清热利湿，利尿通淋。主治婴儿出生后无尿，腹胀烦躁等症。

豆豉膏（《医宗金鉴》） 淡豆豉3g，田螺19个（常用量3个即可），葱白10根（常用量1～3根），共捣融，用芭蕉汁调敷脐上。功能通利小便，主治婴儿出生后小便不通。

脐风险症，撮口抽搐，撮风散加减

组成：天麻、防风、黄芪、钩藤各6g，蝎尾3g，蜈蚣（炙）1条，僵蚕3g，牛黄、麝香各1g，茯神3g，朱砂1g，共为细末。每服0.1～1g（服药无效时逐渐加量至1g），用鲜竹沥或淡生姜汁调服。

功能：搜风镇痉，开窍醒神。主治：脐风抽搐，撮口不开，不能吮乳，面色淡青，或身发寒热等症。

按语：服此药待抽搐渐渐平息，口能开，面青色退，四肢转温，当续用益气补脾、疏风通窍之味，如人参、黄芪、白术、陈皮、砂仁、茯苓、天麻、钩藤、防风、蝎尾、僵蚕、甘草等药各适量，文火缓煎浓汁，多次少量调服，以标本兼治。我用此法在20世纪80年代前后，曾治数例脐风危症，治愈后身体各方面正

常。近 30 年未见此症发生，仅存方药，以备参考。

【常用成方】撮风散原方（《证治准绳》）　蜈蚣 1 条（炙），钩藤 7.5g，朱砂（水飞）、蝎尾各 3g，麝香 0.3g，僵蚕 3g，为末，每次服 0.3～0.6g，日服三四次，用竹沥调下。功能疏风通窍，主治脐风撮口抽搐等症。

黑白散（《证治准绳》）　黑丑、白丑、大黄、槟榔、陈皮各 6g，甘草 1g，玄明粉 30g。除槟榔不过火，余 5 味或晒或焙后，仍合槟榔为末，同玄明粉入乳钵研细，每服 1～2g，用温蜜汤调化，空腹服。功能导滞通便泻热。主治脐风肠燥便秘，面赤腹痛，抽搐惊厥等症。

千金龙胆汤（《千金要方》）　柴胡、黄芩、甘草各 2g，钩藤 3g，赤芍、大黄、龙胆草各 2g，蜣螂（去头足）1g，赤茯苓 3g，大枣肉 3g，桔梗 2g，水煎，分次温服。治脐风壮热面赤，口干烦躁等症。

脐风锁口方（《证治准绳》）　蜈蚣 1 条，蝎梢 1.5g，僵蚕 7 个，瞿麦 1.5g，为细末。每用 0.3g，吹入鼻中，有反应而啼哭的，可用薄荷 1g 煎汤调服药末 1g，以息风镇痉。

灯火灸法（《幼科铁镜》）　囟门、眉心、人中、承浆、少商（双）各一燋，脐轮六燋，脐带未落的于带口一燋，已落的可于落处一燋，共十三燋。操作法：用大米粒粗细灯芯，蘸麻油干湿得宜点燃，手法轻灵准确迅速，点焠上述穴位，不可灼伤皮肤太甚，以免引起化脓，发生不良后果。此法若用预先配制好的麝香棉线点焠，其疏风镇痉之功，与用灯芯点灸相比，效果明显为好。

以上皆为治标缓急之法，若能平息抽搐，口开吮乳，面色由青白或青黑转为红黄而润者，则为转危为安之兆，继用调补脾胃、滋养元气为主，对证调治。救人一命，胜造七级浮屠，切不可尚有一息之气而弃之！

脐风济危经验方　全蝎、钩藤、天麻、僵蚕各 3g，蜈蚣 1g，黄芪、人参各 5g，防风、胆南星、石菖蒲、橘红、甘草各 2g，生姜 1 片。1 剂药煎 2 次，药汁混合一处，分多次、少量，频频温服。功能搜风镇痉，益气扶正。用于脐风抽搐，乳食难进，生命垂危，奄奄一息，欲放弃治疗者。用此方曾治疗过 7 例，皆挽回生命，观察数十年，身体健康，学业事业皆有成。

脐疮浸淫，水湿不干，棉灰龙骨粉撒之

组成：陈净棉絮适量（烧制成细灰）、煅龙骨（研细粉）各等份和匀收贮备用。用时以微温淡盐水洗净脐部，以药粉适量干撒患处，1 日 2～3 次，至多

3 ~ 5 日即愈。愈后当细心护理，谨防水湿浸渍。

功能：收敛水湿。主治：婴儿脐部水湿浸淫，甚至引起脐疮秽浊，皆因护理不当，或脐带尚未干燥，脱落过早，或洗浴不慎，感染秽浊不洁所致。

加减：若有红赤秽浊，可少加麝香、冰片、枯矾，以清热解毒，消肿止痛，收敛愈疮。

按语：此法治愈多例脐带脱落后水湿浸淫，不能干燥收敛，效果稳妥。

【常用成方】渗脐散（《医宗金鉴》）　枯矾、煅龙骨各 6g，麝香 0.2g，共研细粉，干撒脐中。功能收敛水湿，消肿止痛。主治婴儿脐带脱落或水湿浸淫，甚至红肿糜烂，脓水流溢，身发寒热等症。

金黄散（《幼幼新书》，引张涣方）　川黄连 7.5g，胡粉（即铅粉）、龙骨各 3g，共为细粉，调敷患处。先用防风或金银花适量，煎水温洗患处。功能清热解毒，收敛愈疮。主治同上方。

犀角消毒饮（《医宗金鉴》）　牛蒡子（炒研）3g，甘草 1g，荆芥 2g，金银花 6g，防风 2g，犀角（锉细末）0.3g，水一碗，煎至三分，临服入犀角末，分次服。功能清热解毒，凉血退热。主治脐疮热毒炽盛，恶寒壮热，甚至神昏抽搐等症。

按语：脐湿脐疮，多因新生儿脐部护理不当，浴水所浸，或尿液浸渍所致。较为常见，也容易治愈，预后一般良好。但脐部浸淫日久，或成脐疮缠绵，或复感秽浊之气，谨防发为脐风。故虽为小患，应当及时治愈，并认真加以护理，谨防水湿浸淫，保持清洁干爽为要。

初生胎黄，五日不退，茵陈蒿汤加味

组成：绵茵陈 3g，栀子、酒大黄各 1g，赤茯苓 2g，灯心草 1g，生薏苡仁、车前草各 3g。用水 150mL，煎开后小火再煎 15 分钟，煎 2 次，药汁不超过100mL，混合一处，多次少量温服，1 剂药可喂服 1 日半至 2 日，如作茶饮。

功能：清热利湿退黄。主治：新生儿双目白睛色黄、肤黄、尿黄，三五日不能自行消退，甚至大便秘结，腹胀烦躁，或不欲吮乳等症。

加减：腹胀呕吐者加白术 3g，陈皮、砂仁各 2g，生姜 1 片，以健脾行滞止呕；早产或形体消瘦虚弱者加人参、白术各 3g，以燥湿益气补脾。余随症加减。

按语：我五十余年来治愈胎黄无数，至多一二剂痊愈。即使延误时日，亦未有超过三五剂药不能治愈者。

【常用成方】地黄汤（《证治准绳》，略有加减）　生地黄（酒炒）、赤芍、丹参、当归、赤茯苓、泽泻、猪苓各3g，茵陈6g，甘草1g，水煎温服。功能清热利湿退黄。主治胎黄色泽较深，五七日不退，小便黄短者。

犀角散（《证治准绳》）　犀角0.5～1g，茵陈6g，天花粉3g，升麻（炒）1g，龙胆草1.5g，生地黄6g，寒水石（煅）3g，水煎温服。功能清热解毒，凉血退黄。主治胎黄身发壮热，遍身面目色如黄金，烦躁不宁等症。

以上二方适于胎黄多日不退，病情较为严重的。尤其是犀角散一方，切不可轻易使用，因为寒凉太过，且无顾及脾胃之药，若非湿热实证，切勿轻用。

茵陈五苓汤（《幼幼集成》）　漂苍术、炒厚朴、陈皮、漂白术各2g，茯苓3g，猪苓、泽泻各2g，茵陈6g，甘草1g，水煎温服。治湿重肤黄，小便黄短。

胎赤肤红，成片似斑，清热解毒汤加减

组成：玄参（酒炒）、黄芩（酒炒）、生地黄（酒炒）各2g，金银花3g，连翘、薄荷、赤芍、紫草各2g，灯心草、甘草各1g。煎服法同胎黄茵陈蒿汤加味方，并可将三煎去渣，微温轻轻擦洗红赤处。

功能：清热解毒，凉血活血。主治：胎赤，由于孕妇过食辛辣油腻上火之物，以致热毒蕴伏胎中，婴儿出生后头面或肢体皮肤发赤，状如涂丹；亦有出生后皮肤娇嫩，骤与外界接触，而出现鲜红色斑的，但数日后便能自行消退，一般无需治疗。若5日后不能消退而肤色赤红者，此方治之，即可消退。

赤游风毒，肤色红晕，蒋氏化毒丹加减

组成：玄参、生地黄（酒炒）、水牛角片、黄连（酒炒）、大黄（酒炒）、僵蚕（炒）、薄荷叶、大青叶各2g，甘草1g。煎服法同上方，三煎药汁，微温轻轻擦洗红赤处。

功效、主治：与上方相近。但赤游风为新生儿时期较为严重的疾患，应当及时治疗，以防从四肢流入胸腹，而见神志昏迷、气促鼻煽、双目直视等危险症候。并应内外兼治，以求速愈。为避免出现以上危候，最好尽早到专科医院诊治。但胎毒较轻者，亦可不治自愈。

外用经验方　大黄、黄柏、紫草、青黛各9g，牛黄、麝香（无天然牛黄、麝香，人工合成的亦可）、冰片各1g，各研细粉混合一处，用芝麻油适量调为稀糊，以金银花适量煎水去净渣，微温洗净患处，然后用消毒棉签蘸药糊涂敷红赤处，1日涂敷3～6次，尽量保护好患儿皮肤，并注意防寒保暖，谨防外受寒凉

秽浊之气。功能清热解毒，退赤止痛。主治胎热胎毒引起的赤游风毒，皮肤红晕连片，甚至红赤灼热，状若烫伤，痒痛交加，小儿啼哭不止等症。

此患对证内外兼治，多可及时治愈，即使全身皮肤红赤成片，瘢痕累累，小儿啼哭不休，亦能完全治愈。曾治多例胎毒所致赤游风，症状近似丹毒，几乎体无完肤，全身红赤，患儿烦啼不宁者，治法以清热解毒、凉血活血为主，纵然已经延误时日，但能细心调治，皆得一一治愈，治愈后并无任何遗患（如瘢痕等）。此患不能概作湿疹治，乃是先天禀受母体蕴热，即胎毒所致，并非单纯皮肤疾患，所以从内排毒，方能顺利治愈。不可用照射、燥湿等治法，应以清热解毒为要，但不可过用寒凉，以防伤及婴儿脾胃中和之气。

满口白屑，胎毒上炎，清热泻脾汤为主

组成：栀子 3g，石膏 5g，黄连 2g，生地黄 5g，黄芩 2g，茯苓 6g，淡竹叶 2g，甘草、灯心草各 1g，水一小碗，煎至半碗，分多次少量喂服。

鹅口疮多见于 1 岁以内小儿，以 3 个月以内较多，亦与胎毒有关，能够及时治疗，多可速愈，且预后都为良好。除上方内服外，再用净米泔水以消毒棉签蘸之，轻轻拂拭白屑，1 日 3 ～ 5 次；或用黄连、甘草各 3g 煎水，去净渣，微温拭口，去除白屑，再用下方冰硼散搽患处。

冰硼散（《外科正宗》，药房有中成药） 冰片 2g，硼砂 15g，玄明粉、朱砂各 2g，各研极细末混合均匀。每用少许，熟蜂蜜适量调糊，涂敷患处，1 日 5 ～ 6 次。乳母不可饮食辛辣油腻上火之物，谨防小儿感冒发热。

重龈悬痈，胎热上炎，清胃散治之

组成：生地黄 6g，牡丹皮 3g，黄连 2g，当归 2g，升麻 1g，石膏、金银花各 5g，灯心草 2g，共为粗末，水半碗，煎至三分，分多次少量温服。量病情轻重，1 剂药可服 1 ～ 2 日。

功能：清泻胃火，解毒消肿。主治：胎热蓄胃，胃火上炎，或口腔不洁，引起重龈，牙龈肿胀，状如水疱，啼哭不乳；悬痈，喉间上腭部肿起水疱如痈，舌难伸缩，口开难合，不能吮乳，甚则阻塞喉部，不能啼哭；马牙，牙龈出现白色小疱粒，甚则发生红肿，妨碍哺乳等症。

除内服药外，尚需配合外治，马牙常用药棉卷长针留锋，点刺水疱令破；如属重龈和悬痈，即可流出青黄赤汁，马牙则渗出恶血。刺破后，均须拭去汁液恶

血，再用淡盐汤拭口，外敷凉心散。

凉心散（《医宗金鉴》）　青黛、硼砂、黄柏、黄连、人中黄（煅）各6g，玄明粉3g，冰片1g，各研极细粉混合均匀，每用少许，调敷患处。

以上三症都是由于胎中受热，胃火上炎，熏发于口腔，或因口腔不洁所致，故合并治之。其治法以外治为先，继以内服清热解毒之味，以期速愈。乳母饮食勿进辛辣上火之物，注意清洁卫生。

吐舌弄舌，木舌重舌，心脾蕴热，清热泻脾汤为主

清热泻脾汤（方见鹅口疮下）　水煎温服。需要内外兼治，以清脾泻热，解毒消肿。主治小儿胎孕时感受热毒，出生后熏灼于口舌，引起鹅口疮、吐舌、弄舌、木舌等小儿疾患。病情重者，身热烦躁，口舌糜烂疼痛，甚至啼哭不休，乳食不利，面色青紫，喉中痰鸣。不及时治疗，或治不得法，甚者可导致死亡。

外用川硝散（《医宗金鉴》）　朴硝2g，紫雪丹（中成药）1g，盐0.3g，研为细末，以竹沥调敷舌上。

以上吐舌、弄舌、重舌、木舌四症，舌为心苗，口为脾窍，心脾蕴热，邪热上熏于口舌，故为此患。吐舌、弄舌，不停将舌伸出唇外，缓缓才收回的为吐舌；舌头频频伸出，掉弄如蛇舌的为弄舌。吐舌和弄舌常兼有身热、面赤、唇焦、烦渴、舌绛、小便短赤、大便秘臭等症，此为肠胃积热、气营两燔之候，甚则出现抽搐、角弓反张，而成肝风内动之危候，尤其是在温热病热甚伤阴时最为常见。木舌，为舌体肿大麻木，转动不灵，甚者肿塞口腔，不能张合，语言謇涩，不能吮乳，或憎寒壮热，气喘，神志昏迷；更为严重的，舌部糜烂或干燥，啼哭无声，面色惨白，病情险恶，谨防夭亡。重舌，舌根处红肿胀突，形如小舌，或连贯而生，状似莲花。病情轻者，不感疼痛，唯吮乳稍有障碍；病情重者，热毒壅结，溃烂腐秽。病情恶化，预后不良。

以上四症均应及早对证治疗，以防病情失控，转为恶候。但能及时治疗，即可减少恶候的发生。

四种症候治法大致相同，总以清心凉血解毒为主，故用清热泻脾汤内服，以泻心脾蕴热，而解毒邪上熏；外用川硝散涂敷，以泻火解毒消肿。

盘肠气痛，气机壅滞，白豆蔻散加味

组成：白豆蔻、砂仁、青皮、陈皮、香附、莪术各2g，白术3g，木香2g，

煨姜 1 片，苏叶 2g，炙甘草 1g。1 剂药水煎 2 次，药汁混合一处，多次少量温服。

功能：温运调气，散寒止痛。主治：盘肠气痛，或称寒疝，寒气搏结小肠，气机失畅，发为腹痛。或因护理不当，初生时为寒邪所侵，气滞寒凝，突发腹部绞痛，弯腰屈背，干哭无泪，面色青白，或额上汗出，或口吐涎沫。

除内服药外，可配合外用熨脐法，以迅速散寒止痛。

熨脐法（《医宗金鉴》） 香豆豉、生姜各 6g，葱白 5 茎，食盐 30g，加黑胡椒 3g，以增强散寒止痛功效，共捣烂如泥，炒热布包，温熨脐上，以婴儿能忍受为度。功能散寒行滞止痛。若病情严重，出现唇黑肢冷，下利清粪，哭声如鸦鸣，已现危候，急用养脏散加减，以图救治（最好速到专科医院救治）。

【常用成方】养脏散加减（经验方） 人参、白术、茯苓各 6g，附子（先煎）、炮姜、肉桂、当归、沉香、川芎各 3g，木香、丁香、炙甘草各 2g，粳米 6g。1 剂药文火缓煎 3 次，药汁混合一处，分多次少量频频温服。功能温阳益气，散寒止痛。主治盘肠气痛危重症候，唇黑肢冷，乳食不消，下利清粪，哭如鸦鸣等险症，速速救治，寄希转危为安。

盘肠气痛，多为护理失当，为寒邪所侵，搏结下焦，以致气机凝滞，经脉不行，而致腹中疼痛。若出现口吐涎沫，甚则唇黑肢冷，二便癃闭或不禁，呕吐胆汁或粪便等症，是为极危之候，严重的可导致死亡。故遇此症，切不可大意，能对证及时治疗，多可迅速治愈，预后亦多良好。但若缺乏经验，或者认证不准，用药失当，谨防病情迅速变化，转为危候，甚至夭亡！

婴儿夜啼，俗称闹夜，单用蝉花散调服

组成：蝉蜕 1 只，去头、足，水煎温服。或用蝉蜕洗净泥土，去头、足，研为细末，用薄荷 1g 煎汤，调服蝉蜕末 0.3 ~ 1g，多能止啼。

若属胎中受热，心火炽盛，面赤唇红，口中气热，眵泪较多，小便短赤，或大便秘结，仰面而啼，烦躁不宁等症，则用导赤散加味。生地黄 3g，木通 2g，甘草 1g，淡竹叶 2g，朱灯心 1g，黄连、蝉蜕（去头、足）各 2g，大便秘结加酒大黄 1 ~ 2g，1 剂药煎 2 次，药汁混合一处，多次少量喂服。功能清心泻火。主治婴儿胎热，心火偏旺，夜啼不宁等症。

若属脾胃虚寒，面色青白，四肢蜷曲或不温，不能吮乳，便溏，腹痛屈腰而啼，方用理中汤加味。人参、焦白术、茯苓各 3g，干姜、炙甘草、木香、乌

药各 2g，煎服法同上方。功能温中健脾，理气止痛。主治婴儿脾寒，腹痛啼哭，蜷卧屈腰等症。

若属受到惊吓啼哭，睡中时现惊惕不安，阵发惊惕啼哭，婴儿神气怯弱，感触异声异物，受到惊吓，以致睡眠不安，不时啼哭的，方用安神汤加减。人参、茯神各 3g，酸枣仁（捣碎）2g，龙齿 3g，琥珀、朱连翘、麦冬各 2g，炙甘草 1g，煎服法同加味导赤散。功能益气宁神。主治婴儿神怯气弱，感受惊吓，以致神情不宁，不时惊惕啼哭，甚则眉毛树立、交叉、皱眉，眉间皮肤微微潮红。服药加以呵护，一般都能迅速治愈。

麻疹初期，眼泪汪汪，升麻葛根汤透发

组成：升麻 2g，葛根 6g，柴胡 3g，桔梗 2g，防风、荆芥穗、蝉蜕、薄荷、牛蒡子各 3g，甘草 1g（《医宗金鉴》方，略有加减）。1 剂药煎 2 次，分 4 次温服。

功能：辛凉透表。主治：用于麻疹初期，以促使疹毒外透，使其内蕴热毒从肌表透发。同时用以下单方外洗，以助透疹。柽柳细根或嫩枝、芫荽（即香菜，苗、子均可）任选一种，量约 30g，水煎，趁温擦洗全身。需要注意保暖，切勿感受风寒。二味均有协助透疹功效，常被广泛使用，有较好透疹作用。

麻疹见形，全身出遍，当归红花饮解毒

组成：当归尾 3g，西红花（冲焖）1.5g，葛根、紫草根、大青叶、连翘各 9g，牛蒡子 6g，黄连（酒炒）、甘草各 3g。水二碗，煎八分，分 4 次温服，2 日尽剂。

功能：清热解毒。主治：用于麻疹发热三四天，疹点出现，体温较高，四肢俱热，疹随热出，向外透发，先见于耳背、发际、颈项，继而颜面、肩背、胸腹、四肢及手足心、眼睑、口唇等处，顺序逐渐透出，以灯火照之，疹形匀净，色泽鲜活，全身出遍，无其他兼夹症的，是为常候而顺，但因内热炽盛，煎灼肺胃，故应清热解毒，兼以活血通络，此方主之。

加减：疹色鲜活正常者去当归尾，加金银花 3g；疹色紫暗、壮热烦渴、舌苔黄燥者酌加石膏、知母、赤芍、牡丹皮、天花粉、玄参等一二味；咳嗽剧烈、痰涎壅盛去当归尾，加桑白皮、浙贝母、天竺黄、苇茎等味。余随症加减。

麻疹出透，烦渴欲饮，沙参麦冬汤养阴

组成：沙参、麦冬、玉竹各 6g，桑叶、天花粉各 5g，生扁豆 3g，甘草 2g。煎服法同当归红花饮。

功能：养阴润燥。主治：用于麻疹出透后，患儿形体消瘦，唇舌干燥，烦渴欲饮，或肤色干糙。麻疹为阳邪热毒，热毒燔灼，最易伤阴，气血俱损，故见唇舌干燥、烦渴欲饮等症。此方甘凉养阴，麻疹出透后肺胃津液耗伤者主之。

加减：潮热不退可加地骨皮、小石斛、知母等味（包括主方剂量，应根据年龄、体质及病情轻重而定，个人常用量为 1 岁以内 3g 左右）；中气不和、胃口呆滞去玉竹、天花粉，加炒鸡内金、陈皮、炒神曲、炒谷芽等味；脾虚气弱加人参、漂白术、炒山药等味。余随症加减。

以上三方为麻疹发病过程的基本用方，一般分为初热、见形、收没三个阶段。临证观察，一般在初热的前几天，多有困倦、嗜睡、纳呆、喷嚏、呵欠、咳嗽、流涕、耳后潮红等类似伤风感冒的较轻先兆症状。若遇麻疹流行期出现这些症候，加上出生后尚未出过麻疹，常可初步诊断为将发麻疹。

麻疹是由内蕴胎毒，外感天行时气，内外相感，因而发病。胎毒是麻疹的内因，天行为时令不正之气，是引发麻疹的外因。外因引动内因，遂发麻疹。王肯堂说，出痘疹者，"虽曰胎毒，未有不由天行者，故一时传染，大小相似"。

麻疹从出到没较顺者，一般发热三四天见形，亦有一二天或六七天疹现者，症状近似感冒；见形后三四天，体温较高，四肢俱热，疹随热出，向外透发，多先见于耳背、发际、项部，继而颜面、肩背、胸腹、四肢等处，包括眼睑、唇内、手足等处，顺序透出，疹形匀净鲜活，全身出遍，而无其他兼夹症的，是为常候顺证；收没期，一般疹出透后三四天，身凉热退，无兼夹症，胃纳渐旺，精神清爽，咳嗽烦渴等症状逐渐消失，疹点随之隐没，出疹处糠样肤屑脱落，褐色斑痕，经 10 天左右消失，是为麻疹顺证痊愈。

麻疹治疗除按程序辛凉透表、清热解毒、甘凉养阴等三个基本治则外，精心护理亦十分重要。麻疹为胎蕴热毒，复因天行不正之气引动，用药不可温燥，透发须防耗伤津液，解毒勿犯寒凉冰伏，苦寒勿伤脾胃，养阴切忌滞毒遗患等。护理一定要环境清洁、安静，空气流通，但不要过于干燥；室内温暖，且忌忽冷忽热；避免阳光射目；注意口腔清洁，谨防感染溃破；严禁秽浊异味，谨防时邪侵伤；已断奶患儿，切勿饮食荤腥油腻滞邪之物，哺乳期乳母饮食亦要偏于清淡

等。这些对于麻疹的透发、排毒、保护肺胃、气阴不受损伤等，至关重要。前人有"养儿不出麻，不是自家娃"之说，可见出麻疹乃是小儿一大关，必须高度重视。现在由于国家积极预防，已经30年未见麻疹流行，可谓功德无量矣。

以上为20世纪六、七十年代治疗麻疹顺证的基本用药经验小结，是先辈传授、指导的结果，大流行期间，包括自己的3个子女在内，治疗无数麻疹患者，从无一例失误，晚年梳理于此，仅作回顾参考。但在治疗麻疹过程中，出现逆证的也有不少，常见邪毒内陷、毒入营血或邪入心包惊厥抽搐、痰涎壅盛咳嗽喘急、正气不足不能托毒外透等。以下诸方，可对证选用，加减调治。

【常用成方】犀角地黄汤（《千金要方》）犀角1g（磨汁冲服），生地黄12g，赤芍、牡丹皮各6g，水煎，分多次温服。功能凉血解毒。主治热毒窜入营血，疹色紫暗，热毒炽盛，或欲发斑等症。舌如红绛起刺，渐欲神昏者，酌加连翘、玄参、石菖蒲、紫草、石膏等味；肺胃热盛，烦渴引饮者，加知母、麦冬、石斛、天花粉等味。余随症加减。

安宫牛黄丸（《温病条辨》，中成药）牛黄、郁金、犀角、黄连、朱砂、冰片、麝香、珍珠、山栀子、雄黄、黄芩，金箔为衣。每丸3g，分四五次服，金银花3g，薄荷1g，煎水送服。功能清心泻火，豁痰开窍。主治麻疹毒入心包，痰涎壅盛，神昏抽颤，烦躁惊惕等症。

至宝丹（《太平惠民和剂局方》，中成药）犀角、牛黄、金箔、朱砂、琥珀、玳瑁、麝香、冰片、雄黄、安息香。每丸3g，1～3岁小儿，1丸分3～5次服。功用、主治同上方。

养血化斑汤（《证治准绳》）人参、当归各3g，生地黄9g（酒炒），西红花2g（冲焖），蝉蜕3g，水一碗，煎至五分，分3次温服。功能益气养阴，活血化斑。主治热入营血发斑，麻疹透出不畅等症。气虚毒陷，加黄芪、升麻、连翘、金银花等味各适量。

紫草三豆饮（《麻疹治法》）紫草根3g，绿豆、黑豆、赤小豆各9g，用水两碗半，煎至半碗，分次温服，隔日服1剂，连服5剂。功能清热凉血解毒。用于预防麻疹，可以减轻热毒。

麻疹闭郁透发方（经验方）升麻、柴胡、葛根、荆芥、防风、薄荷、蝉蜕、柴胡各5g，桔梗、杏仁、芫荽籽（即香菜，无籽用芫荽连根苗9g）各3g，甘草1g。1剂药煎2次，药汁混合一处，1日1剂，不计时温服。功能解肌透疹，宣肺止咳。用于麻疹不能透发，肌热不退，肺气不畅，咳逆喘促，肤色郁暗等症。

并外用芫荽一握煎水，避风趁温擦洗全身，以促进麻疹透出。此方曾治多例麻疹漏诊，致使七八日不出，或正欲出而"见苗"时，误用寒凉，或出疹时护养不当，饮食寒凉油腻，或洗浴时不慎受寒等，而致麻疹毒邪闭郁，不能透发的，此方服之，多可迅速透发疹毒。加以外用擦洗方（赤柽柳煎水擦洗亦良），促其疹毒迅速透出，继而对证调治，寄希如期治愈、康复。

风疹毒轻，肤红疹小，透疹凉解汤为主

组成：薄荷、荆芥各3g，桑叶、菊花、连翘、金银花各6g，蝉蜕3g，牛蒡子、赤芍、紫花地丁各6g，甘草1g，水轻煎2次，分多次温服。

功能：疏风透表，清热解毒。主治：用于5岁以内小儿，轻微恶寒发热，喷嚏流涕，目赤咳嗽，倦怠食少，一二日后身发疹点，先见于头面躯身，继而延及四肢，大都一天内即布满全身，唯手足心无疹。初起疹色浅红，稍稍隆起，疹点细小稀疏，分布均匀，时或瘙痒，略似麻疹，至第二三天，于背部等处形成一片红斑，又如丹痧，患儿耳后及颈部筋核多见肿大，压之略有疼痛。此患发热虽轻，但起病多属突然，出疹后一二天内热即渐退，三四天后疹点亦逐渐消退，大都无脱屑及斑痕遗留。养护基本同麻疹，但无麻疹要求严苛。

加减：邪热毒重的加酒炒黄连3g；风疹色暗的加紫草、玄参各3g；烦渴欲饮的加麦冬、石斛各3g；患儿呼叫瘙痒的加防风、僵蚕各3g；胃呆纳差的加陈皮、炒谷芽各3g（1岁小儿用量），或白术、鸡内金各3g。余随症加减。

【常用成方】加味消毒饮（《医宗金鉴》）　荆芥2g，防风3g，牛蒡子4.5g，升麻、甘草各2g，赤芍、连翘各6g，山楂3g，水一碗半，煎七分，分次服。功能疏风清热，解毒透疹。主治风疹欲出不畅，或兼有表证畏风恶寒，目赤涕泪，或皮肤瘙痒等症。咳嗽痰少而黄者加黄芩3g，蜜炙桑白皮5g；咳嗽气喘者加杏仁3g，蜜炙枇杷叶5g，桔梗3g；咽喉红肿的加玄参、金银花各3～6g；小便黄赤的加车前草5g；大便秘结的加酒炒大黄1～2g。余加减同透疹凉解汤。

风疹经验方（自拟方）　荆芥、防风、薄荷、蝉蜕、僵蚕、白鲜皮各3g，地肤子6g，牡丹皮3g，甘草1g（1～2岁患者用量），水煎2次，分多次温服。药渣再煎去渣，在保暖环境下温洗全身。功能疏风清热，解毒止痒。主治小儿风疹肤色潮红，或疹出不畅，皮肤瘙痒，烦躁不宁等症。此方内服外洗，注意保暖，谨防感冒，饮食清淡，一般一二剂药即可治愈。

本症发生于1岁左右的婴儿，其发病急速，甚至有骤起壮热的，故又称急

疹、湿疹、风疹、喉痧等患，均属斑疹类疾病，临证时需要仔细甄别，对证施治，以免失误。此患虽轻，也容易治愈，但用药不可过于温散、寒凉，以防耗阴、滞邪，反使易愈之患缠绵日久。所谓治病用心，在小儿尤为重要。

水痘清澈，根脚红晕，大连翘饮为主

组成：防风、柴胡、荆芥各 3g，栀子、黄芩各 5g，连翘 6g，蝉蜕 3g，牛蒡子 6g，滑石、车前子各 9g，赤芍、木通各 5g，当归尾 3g，甘草 2g，水二碗，煎至大半碗，分 2 次服。

功能：疏风清热，除湿解毒。主治：小儿（1～4 岁幼儿为多）外感时邪，引动脾肺蕴热，发于肌肤而为水痘。其浆液澄清，并有轻微发热，一二日后于头面发际处出现米粒状红疹，摸之碍手，继则躯体出现疹点，疹子中央有一小水疱，称为疱疹，疱疹迅速扩大，大者如豌豆，小者如米粒，多呈椭圆形，内含澄清浆液，不化脓，根脚围有红晕，三四日后逐渐干枯，结成薄痂脱落。病位在卫、气分，属于一种较轻的传染病，较麻疹为轻，预后多良好。一般患过一次后，多不再患水痘。

【常用成方】腊梅解毒汤（《中医内科学》） 腊梅花 5g，连翘 6g，金银花 9g，甘菊花、牛蒡子各 6g，车前草 9g，赤芍 5g，防风、甘草各 3g，薏苡仁 9g，水二碗，煎至大半碗，分 2 次温服（三四岁小儿量）。功用主治基本同大连翘饮。

绵茧散（《证治准绳》） 蚕蛾绵茧若干个，以生白矾捣碎入茧内，将茧放在炭火煅炼，待矾汁尽后，取出研末备用。功能祛湿收敛。主治水痘溃破后水湿浸淫，皮肤湿烂赤痒等症。先用生黄芪或金银花适量煎水，去净渣微温洗净患处，再以此药末撒之，以燥湿收敛。

水痘虽属轻症，但也须注意护理。首先隔离，以防传染。发病期间，勿用未煮沸水洗浴。饮食勿进辛辣油腻之物，居处安静，谨防感冒，切忌用指甲抓破疱疹，以防并发皮肤疾病。

伤于乳食，腹胀纳差，保和丸加减

组成：炒山楂肉、炒神曲、炒麦芽、炒莱菔子、陈皮、茯苓、连翘各 3g，柴胡 5g，黄芩（酒炒）、醋炒鳖甲各 3g（半岁至 1 岁半用量），水煎 2 次，分多次温服。

功能：消食导滞，清退潮热。主治：小儿外感时邪，内伤饮食，发热不能退

尽，饮食少思，脘腹胀痛等症。此方服之，多可迅速退热消胀，恢复饮食。

加减：大便秘结者加酒炒大黄 1～2g；小便黄赤者加车前子 3g；脾胃虚弱者加焦白术、党参各 3g；口渴欲饮者加小石斛 3g，麦冬 2g；有风寒表证畏寒发热者加苏叶 3g；外感风热咽红发热者加薄荷、蝉蜕各 3g；手足心热或夹夜寐盗汗者加知母、青蒿、地骨皮各 3g。余随症加减。

按语：不能过于使用辛温发汗、清热泻火、苦寒泻下等损伤脾胃、耗损正气之味。此方几乎天天都在用于小儿感冒夹食积发热不退，能辨证无误，用量适中，一般都能服一二剂后，热退胀消，恢复正常。亦可用中成药保和丸，根据病情加药引（如上加减法用药），水煎适量，送服此丸。

【小验方】炒莱菔子、炒麦芽、炒山楂、地骨皮、知母各 3～6g，水煎温服。或用炒山楂、炒麦芽、醋炒鳖甲各 3～6g，水煎温服。大便秘结加酒大黄 1～3g；心烦尿黄加朱灯心 1～2g；潮热盗汗加青蒿、银柴胡各 2～5g，或加龟甲、牡蛎各 3～6g。用于小儿感冒后余热不退，纳差脘胀，或潮热盗汗等症，小方调之，多可速愈。

小儿感冒，咳喘气逆，杏苏饮加减

组成：杏仁（泡去皮、尖）、紫苏叶、前胡、桔梗、枳壳各 3g，蜜炙桑白皮、蜜炙枇杷叶各 6g，茯苓、黄芩各 3g，甘草 1g，麦冬、浙贝母、橘红各 3g，生姜 1 片（1 岁小儿常用量），水煎 2 次，药汁混合一处，分多次少量温服。

功能：清热宣肺，化痰止咳。主治：小儿感冒，痰热壅结于肺，咳嗽较剧，胸高气促，甚则面色青紫，咳喘气急等症。

加减：寒痰甚而面色㿠白，痰涎清稀者，去黄芩、麦冬，加姜半夏、白芥子各 2～3g；咳嗽日久，肺肾不足喘息者，加五味子 1g，人参、炙紫菀各 3g；发热，流清涕，加柴胡 3g，葱白 1 茎；如受惊吓，惊惕不安者，酌加琥珀、朱灯心各 2g；四肢偶见抽动的，加蝉蜕、僵蚕、白芍、钩藤、天麻、胆南星等一二味，各 2～3g。余随症加减。

小儿感冒辨治基本同内科，主要为解表退热，风寒证宜辛温解表，方用杏苏饮加减；风热证宜辛凉解表，方用银翘散加减。但因小儿较为常见的兼夹症多为内伤饮食，以及容易出现咳喘等，故用以上二方为主，加减同杏苏饮下。

小儿喘咳，寒痰壅肺，华盖散加减

组成：炙麻黄 2g，炙桑白皮、炙枇杷叶、紫苏子、杏仁、陈皮、茯苓各 3g，姜半夏、厚朴各 2g，甘草 1g，煨姜 1 片，水煎 2 次，药汁混合一处，分多次少量温服。

功能：辛温宣肺，祛痰止咳。主治：小儿因于风寒感冒，或素体肺寒多痰，喘嗽声重，甚至呼吸急迫，舌淡，苔白腻。辨证无误，服药一二剂，即可平息咳逆喘嗽，能够明显减轻症状。

加减：脾肺气虚，面色㿠白，啼哭声微者，加人参、焦白术各 2 ~ 3g（以上为 1 岁小儿常用量），其余加减同杏苏饮下。

小儿喘咳，寒轻热重，麻杏石甘汤加味

组成：炙麻黄、杏仁各 2g，生石膏 5g，甘草 1g，加黄芩、麦冬、桔梗、浙贝母、炙枇杷叶各 3g。煎服法同上方华盖散。

功能：辛凉开肺，止咳平喘。主治：小儿咳喘属于肺热者，即所谓"寒包热"，咳喘口渴，胸高气促，痰涎壅盛，舌质红，苔黄糙者，此方主之。能够对证加减，疗效更稳。

【常用成方】泻白散（《小儿药证直诀》） 桑白皮 5g，地骨皮 3g，甘草 2g，粳米 3g（1 岁小儿个人常用量），水半碗，煎至六分，分多次温服。治温邪化燥，咳逆上气，咯痰带血，用此方合下方千金苇茎汤加减。

千金苇茎汤（《千金要方》） 苇茎 30g，生薏苡仁 60g，桃仁 12g，冬瓜仁 15g，或加黄芩、桔梗、麦冬、鱼腥草。用于燥气伤肺，咳逆烦渴，甚则咯痰带血，身发寒热等症。如为肺炎、肺痈等病，应配合西医治疗，效果稳妥。

小儿喘咳，四肢不温，人参五味子汤为主

组成：人参、白术、茯苓各 3g，五味子 1g，麦冬 3g，炙甘草 1g，煨姜 1 片，大枣 1 枚，加炙款冬花、炙紫菀各 5g，水煎 2 次，药汁混合一处，分多次少量温服。

功能：补脾益气，温肺止咳。主治：脾肺气虚，面色㿠白，咳喘气促，甚则额上汗出，四肢不温，喘咳日久，正气不足之证。

加减：气虚甚者加炙黄芪 3 ~ 6g；纳呆加陈皮、砂仁、炒谷芽各 3g；四肢

厥冷者加炮附子 2g（先煎），煨姜换干姜 2g。余随症加减。

小儿顿咳，偏寒痰多，止咳散为主加减

组成：炙紫菀、百部、桔梗、前胡各 5g，陈皮 3g，炙麻黄 2g，川贝母、杏仁、紫苏各 3g，干姜、姜半夏各 2g，甘草 1g，共为粗末，水二碗，煎至八分，分多次温服。

功能：宣肺散寒，化痰止咳。主治：顿咳，起初 10 天左右，症状近似感冒，咳嗽微热，痰多偏寒，用此方温肺散寒，祛痰止咳。

顿咳偏热，干咳少痰，苇茎汤合泻白散加减

组成：苇茎 5g，生薏苡仁、冬瓜仁各 3g，炙桑白皮、海蛤壳各 5g，地骨皮、黄芩、桔梗、麦冬各 3g，甘草 1g，水煎 2 次，药汁混合一处，分多次少量温服。

功能：清热化痰止咳。主治：顿咳，肺热，干咳少痰，口渴欲饮，舌红苔少，精神微烦等症。

【常用成方】鹭鸶涎丸（《中医内科学》）鹭鸶涎 90g，北杏仁、栀子、石膏、天花粉各 60g，牛蒡子 90g，甘草 120g，青黛、射干各 30g，细辛 15g，共为细末，鹭鸶涎后入，加蜜为小丸，每服 1～2g（均为 1 岁患儿量），1 日 2 次，温开水送服。治顿咳寒热夹杂，阵咳时止时作等症。

二冬饮（经验方）麦冬、天冬、百部、瓜蒌仁各 3g，海蛤壳、海浮石各 5g，川贝母、知母各 3g，五味子、甘草各 1g，水煎 2 次，药汁混合一处，分多次少量温服。功能润肺化痰止咳。主治同上方。

鸡苦胆方（经验方）鸡苦胆 1 个取汁（民间认为白公鸡苦胆佳），加入白糖适量，1 岁以内 3 天服 1 个；2 岁以内 2 天服 1 个；2 岁以上 1 天服 1 个。可作为辅助治疗，有一定止咳功效。

痢下红白，腹胀坠痛，三仁汤合白头翁汤加减

组成：滑石 3g，薏苡仁 5g，白豆蔻、厚朴、藿香各 2g，金银花、白头翁各 3g，黄连（酒炒）、秦皮各 2g，车前子 3g，木香、甘草各 1g，水煎 2 次，药汁混合一处，分多次少量温服。

功能：清热利湿止痢。主治：小儿夏秋季节，外受暑湿，内伤乳食，肌热微

渴，尿少色黄，痢下红白，腹胀坠痛，烦啼不宁等症。此方主之，对证应用，并加以乳食注意，冷暖呵护等，多可在较短时间内治愈。

加减：腹胀烦渴明显，痢下脓血混杂臭腐，啼哭加剧，腹胀腹痛，里急滞涩，排便不畅者，是为邪热内盛，可加酒炒大黄、槟榔各 2g，以荡涤积垢；或去藿香、厚朴，加白芍、生地黄各 2g（酒炒），以凉血敛阴，止血止痛；脾胃虚弱，乳食不进，精神倦怠者，减去金银花、黄连、秦皮，酌加人参、漂白术、炒谷芽各 2～3g，以健脾益气消食；烦渴溺赤，腹胀腹痛，痢下次数频繁，气味浓烈者，去藿香、薏苡仁，酌加甘葛、麦冬各 3g，朱灯心 1～2g，以生津止渴，清心利尿。余随症加减，总以对证为要。

小儿痢疾一病，多发于夏秋季节，外因暑湿所侵，或天行疫毒传染；内为饮食失节，脾胃损伤，运化失职，湿热邪毒蕴积于肠胃，而成此病。若属于疫痢，"一方一家之内，上下传染，长幼相似，是疫毒痢也（《医学纲目》）。"则需要高度注意，因为稍加不慎，出现壮热骤起，唇焦舌燥，烦渴不已，甚则神识昏迷，四肢抽搐，面色青紫或苍白，四肢逆冷，脉象沉细微弱或伏匿，乃是毒邪内陷、真阴枯竭之征，多属危在旦夕之候，切不可稍存懈怠！最好早日住院治疗。

【常用成方】新加香薷饮（《温病条辨》）　香薷、厚朴各 3g，扁豆花 5g，金银花、连翘各 6g，水一碗半，煎至六分，分 3 次服。功能清暑化湿疏表。主治夏秋季节感受暑湿，肌肤微热，痢疾初起，大便次数增多，或兼有红白相间，乳食正常，小便微黄等症。下痢重坠的加黄连 3g，木香 2g。

白头翁汤（《伤寒论》）　白头翁 3g，黄连、黄柏、秦皮各 2g（1 岁小儿个人用量），水煎，分次温服。功能清热解毒，凉血止痢。主治邪热内盛，痢下脓血，肛门灼热，身热心烦，口渴欲饮，舌红苔黄或腻。或加马齿苋、甘葛、金银花各适量，以提高清热止痢之功。

芍药汤（张洁古方，引自《成方切用》）　黄连、黄芩各 3g，大黄、肉桂、甘草各 2g，槟榔 3g，木香 2g，当归身、白芍各 3g（1 岁小儿个人常用量），煎服法同新加香薷饮。治赤白痢疾、里急后重、艰涩腹痛等症，属于湿热积滞者，无论小儿成人，均可用此对证加减施治。

香连丸（《仁斋直指方》，中成药）　黄连 600g，木香 144g，共为细末，粗糊为丸，量儿大小，每服适量，温开水送服。主治痢疾腹痛、里急后重等症，成人小儿，均可对证应用。

神犀丹（《温热经纬》）　犀角尖（水牛角片代）30g，石菖蒲、黄芩、生地黄、金银花、连翘、紫草、香豆豉、板蓝根、玄参、天花粉各 15g。各药生晒研细，忌用火炒，以犀角、地黄汁捣为小丸（共为细末蜜丸亦可），每服 3 ~ 6g（3 ~ 5 岁小儿个人常用量），日服 2 ~ 3 次，温开水化服。功能清热凉血，解毒止痢。主治疫痢热毒内陷，阴液大伤，神志昏迷等症，用此透营、养阴、化毒、通窍，寄希挽回危候。

玉枢丹（《千金要方》） 山慈菇、五倍子各 60g，麝香 9g，大戟 15g，雄黄 9g，草河车（白蚤休）15g，千金子霜 30g，各药精制，共为细末，米饮调和，捣千余下为丸。小儿每服 0.3 ~ 1g，温开水调服。功能辟秽开窍，化毒透营。此成药用途很广，主治内外诸症，如痧症瘀滞，胁腹胀满，神识昏迷，山岚瘴气、暑湿秽浊侵袭，胸脘郁闷，泄泻痢疾，腹胀腹痛，无名肿毒，虫蛇咬伤等症，内服外敷，效果俱佳。此处用于疫痢热毒内陷、神识昏迷等危症的急救，以透营养阴，化毒开窍。

小儿痄腮，时邪郁火，普济消毒饮为主

组成：黄芩、黄连各 2g，玄参、牛蒡子各 3g，升麻 2g，连翘、僵蚕各 3g，马勃 2g（布包煎），橘红、薄荷、柴胡、桔梗各 2g，板蓝根 5g，甘草 1g，水煎 2 次，药汁混合一处，分多次少量温服。

功能：清热解毒，消肿止痛。主治：时行温毒，身热口渴，腮颊肿痛之痄腮。亦可用于憎寒壮热、头面肿盛、目合喘促之俗称"大头瘟""蛤蟆瘟""大头伤寒"及发颐等症。总为冬春外感温毒时邪，内夹湿热郁火，上攻头面所致。痄腮多发于二三岁至 14 岁以内小儿，患过一次，多不再发，预后一般都为良好。

加减：小儿体弱，正气不足，不能托毒外出，肿胀难消的，可酌加人参、生黄芪、金银花各 2 ~ 3g（1 岁小儿常用量）。除内服药外，还可用青黛适量，白醋调糊外敷患处，一日五六次，以解毒消肿。

【常用成方】柴胡葛根汤（《外科正宗》） 柴胡 3g，葛根 6g，生石膏 9g，天花粉 3g，升麻 2g，黄芩 3g，甘草 1g，牛蒡子 3g，连翘 3g，桔梗 3g，煎服法同普济消毒饮。功能疏风清热解毒。治痄腮初起兼有表证者。

痄腮方（经验方） 紫花地丁、牛蒡子、浙贝母各 3g，金银花 5g，连翘 3g，夏枯草 5g，昆布、海蛤壳（打碎）、板蓝根、生黄芪各 3 ~ 5g，煎服法同普济消毒饮。功能清热解毒，消肿散结。主治痄腮二三日不消，患处肿硬等症。

托里消毒散（《外科正宗》，略有加减） 生黄芪 6g，白术 5g，陈皮 3g，当

归、金银花各 5g，白芷 3g，皂角刺 2g，桔梗 3g，生甘草 2g，煎服法同普济消毒饮。功能扶正托毒，溃坚排脓。主治疟腮肿甚脓成，不能消散，脓不外出者。此方服之，扶正托毒，溃破排脓。如气虚体弱者，酌加生晒参 3g，以助正气。

若壮热神昏，热入心包者，可用麻疹下的犀角地黄汤对证加减与服，甚则用成药安宫牛黄丸适量暂服。并注意流行期间隔离，调节寒温，饮食勿进辛热厚味及一切发病之物。

小儿疰夏，发热渴饮，清暑益气汤为主

组成：北沙参、麦冬各 6g，知母 3g，甘草 2g，黄连 2g，鲜竹叶、石斛各 6g，西瓜皮 15g，荷梗 6g，粳米 6g。煎服法同普济消毒饮。

功能：清暑化湿，养阴生津。主治：小儿（半岁至 5 岁）夏暑之令，发热经久不解，口渴多尿少汗，日久暑湿化热，耗伤元气津液，以致久热不退，口渴喜饮，或咳嗽咽干等症。

加减：若兼潮热盗汗，可加青蒿、地骨皮、醋炒鳖甲各 3g；脾虚纳差，食欲不旺者，酌加人参、白术、砂仁各 2～3g；心烦尿黄，夜寐不宁者，酌加朱灯心 2g，朱茯神 3g，滑石 2g；肌热不退，加香薷 2g，黄芩 3g，扁豆花、甘葛各 5g。余随症加减。

【常用成方】**白虎加人参汤**（《伤寒论》）　人参 3g，生石膏 9g，知母 6g，甘草 2g，粳米 6g，水二碗，煎至一碗，分多次适量温服。烦渴尿多加麦冬 6g，五味子 1g。治热势较盛，烦渴汗多者。

清骨散（《证治准绳》）　银柴胡 6g，胡黄连 3g，秦艽 5g，鳖甲 6g，青蒿 3g，地骨皮、知母各 6g，甘草 2g，煎服法同上方。或加糯稻根 9g，石斛 6g。治久热伤阴，潮热盗汗，手足心热等症。便溏加炒山药 6g，乌梅 3g。

玉泉丸（《沈氏尊生书》）　人参、黄芪、茯苓、麦冬各 30g，天花粉、葛根各 45g，乌梅、甘草各 30g，共为细末，炼蜜为丸，每服 3～6g，温开水化下。功能滋阴益气。主治疰夏缠绵日久，元气亏乏，津液耗损，身体瘦弱，大便不调，倦怠烦躁，或咳嗽咽干，唇色干红等症。

四逆加人参汤（《伤寒论》）　人参 3g，附子 1g（先煎），干姜、甘草各 2g（1 岁小儿个人用量），水煎 2 次，药汁混合一处，分多次适量温服。功能益气回阳。主治小儿疰夏日久，身热腹胀，下利清谷，四肢不温，精神委靡，脉微欲绝，诸药乏效者。文火缓煎浓汁，多次少量喂服，即可激流挽舟，回阳救逆，恢复元

气，加以乳食调理，保暖养护，便可痊愈。若非痄夏日久，里寒外热，四肢厥冷，下利清谷，正气羸弱者，此方不可轻用。曾治多例小儿夏季热 3 个月不愈，躯体时热，四肢不温，下利清谷，入睡双目半睁，精神委靡，百药无效者，此方 1 剂热退，四肢转温，精神随振，加以乳食及寒温调养，皆得痊愈。

小儿惊风，高热惊厥，羚羊钩藤汤加味

组成：羚羊角 1g（刮细末另煎兑服），桑叶、菊花、川贝母各 3g，钩藤 5g，竹茹、黄芩、僵蚕、白芍、朱茯神各 3g，甘草 1g，生地黄、蝉蜕各 3g，1 剂药煎 2 次，药汁混合一处，分多次温服。

功能：清热息风，安神镇痉。主治：1 岁左右小儿高热惊厥，四肢抽搐，牙关噤闭，目瞪直视等症。此方主之，对证加减，先以针刺、焠灯火急救，继而服药调治，即可迅速平息惊搐。

小儿高热惊搐，若针刺、焠灯火无效时，速速灌服适量家传急惊散，多可在 1 分钟左右苏醒，热退惊搐平息。或用万氏牛黄清心丸、安宫牛黄丸等中成药任选一种，适量喂服，均可迅速退热，平息惊搐。

【常用成方】家传急惊散　胆南星 9g，天竺黄 6g，真麝香 1g（另研），真牛黄 2g（另研），冰片（另研）2g，蝉蜕（去净泥土）、明天麻、钩藤、僵蚕（炒）各 6g，蝎尾 3g，荆芥穗、防风、薄荷、实黄芩、枳实（麦麸炒）各 9g，雄黄（水飞净）、朱砂（水飞净）各 3g，羚羊角（研细粉）3g，金箔 5 张。上药各拣选明净道地真药，并加以精制，研细粉混合再研令极匀，瓷瓶收贮密封，勿令泄气，以备急用。每遇急惊风高热惊厥、牙关噤闭、四肢抽搐等危急症候时，1 岁小儿用 1g 以内，速用温开水适量调和，撬开嘴细心灌服。即使针刺、焠灯火急救不醒者，此药灌下，大多都能在 1 分钟以内惊搐逐渐平息，热退神清。续以对证调治，再复发者很少。此乃珍藏过百年之方，再次整理于此。

琥珀抱龙丸（《育婴家秘》）　琥珀 45g，朱砂 150g，金箔百片，茯神、檀香、天竺黄各 45g，枳实 30g，人参 45g，山药 480g，甘草 90g，胆南星 45g，各为细末，朱砂、金箔另研后下，为丸芡实大。每服 1～2 丸，姜汤或薄荷汤化服。治急惊风惊惕不止、神志不清等症。其同类成药如安宫牛黄丸、紫雪丹、至宝丹等，均可对证选用。

通关散（《证治准绳》）　蜈蚣 1 条，僵蚕 30g，南星（炮）3g，麝香 0.3g，皂角（应为牙皂，煅）3 枚，共研细末，姜汁蘸取少许擦牙，或用少许吹入鼻中

取嚏。待其抽搐及角弓反张平息，再用下方调治。

定搐散（《证治准绳》）天麻、白附子（炮）、南星（炮）各15g，蝎尾（炒）、白花蛇（炒）各7.5g，朱砂、雄黄、乳香各3g，赭石（米醋煅淬）30g，蜈蚣（酒炙）1条，麝香0.3g，共为细末。每服0.6～1.2g，薄荷汤下。治急惊风较急者，牙关噤闭，角弓反张等症。

以上诸方，皆为清热息风、豁痰镇惊治标之法，待惊搐平息后，除续以对证用药，标本兼治之外，最为重要的需乳食调养得法，谨防受寒感冒，尤其是防止高热，方能治愈后不再反复。

通用经验方天麻、防风、蝉蜕、钩藤、白芍（酒炒）、小石斛（金钗）、人参、白术、茯苓各3g，陈皮2g，甘草1g，粳米6g（1岁小儿常用量）。1剂药文火缓煎3次，药汁混合一处，1日至1日半服1剂，分多次温服。

功能：益气养阴，疏风镇痉。主治：用于小儿体质较弱，容易感冒发热，热盛动风，或夹痰热上扰，以致惊厥抽搐等症。症状平息后，此方调之，以防反复出现惊风。

加减：体热有表证者去白芍、小石斛，加柴胡3～6g，黄芩3g；夹热痰的加浙贝母3g，鲜竹沥适量；夹寒痰的去白芍、石斛，加姜半夏2～3g，制南星2g；夹积滞腹胀纳差或手足心热者加醋炒鳖甲、炒山楂、地骨皮各3g；大便秘结加酒大黄、炒枳壳、火麻仁各1～2g，以大便通畅为度；心烦口渴加朱灯心2g，麦冬3g；小便黄短加车前草3g，淡竹叶2g；若出现脾肾阳虚，消化不良，甚至下利清谷，四肢不温等症者，则用痉夏症下的四逆加人参汤，以温阳救逆，不可概用清热疏风镇痉之味。余随症加减，总以对证为要。

以上为先人治法及个人五十余年经验小结，仅供参考。

按语：行内有"急惊吓父母，慢惊吓大夫"之说。临床证明，急惊虽然症状危急吓人，但治之容易，也不留后患。但慢惊若属某些"脑炎"等病的，预后多不良，且治之极难。前人虽有搐、搦、掣、颤、窜、视、反、引等八候，但急惊发作时，多种症状往往同时出现，且有时还不止以上八种反应，"阳动而速"，故多种症状同时急促出现；"阴静而缓"，故慢惊多见昏睡露睛、抽搐无力、时作时止等较为缓慢的症候，治之不易速愈事小，尚要谨防夭亡。个人一贯主张扬长避短，西医救治，优点明显。故遇"慢惊"症候，最好及时到三甲医院救治，不可稍存懈怠，以免延误最佳治疗时间。

小儿慢惊，微热抽搐，清心涤痰汤为主

组成：人参 3g，麦冬、酸枣仁、竹茹各 6g，枳实 5g，橘红、姜半夏各 3g，茯苓 6g，甘草 2g，石菖蒲、胆南星、黄连各 2g。煎服法同急惊风下的羚羊角钩藤汤。

功能：清心涤痰，扶正祛邪。主治：急惊风误治，或过服寒凉伤脾，或辛温疏散太过，或护理不周，营养不良，或吐或泻，屡伤脾胃，或兼夹痰热，虚中有实，内风陡起，发为微热痰鸣，睡卧露睛，时发抽搐等症。

慢惊亦称为"慢脾风"，治以培补脾胃、扶元固本为主，佐以平肝息风之味。以下诸方均可对证选用。但要及早排除"乙脑"等病，以防延误病机。

【常用成方】加味七味白术散（《小儿药证直诀》） 人参 7.5g，茯苓、白术各 15g，甘草 3g，藿香、葛根各 15g，广木香 3g，加天麻、钩藤、酒炒白芍各 9g，共为细末，每服 3 ~ 6g，水煎，分 3 次温服。功能补脾益气，敛肝镇痉。主治脾虚气弱，时见吐泻，肝风内动，微见惊搐等症。

缓肝理脾煎（《医宗金鉴》） 人参、白术各 3g，茯苓 6g，炙甘草、桂枝各 3g，白芍 7.5g，陈皮、山药各 2g，白扁豆 6g，煨姜、大枣为引，水二碗，煎至半碗，分多次少量温服。治脾虚肝盛，时欲惊搐等症。

逐寒荡惊汤（《福幼新编》） 胡椒、炮姜、肉桂各 3g，丁香 10 粒，共为细末，每服 1g 许，用灶心土 90g 煎水澄清，取清水微温调服。热性药不可大温及热服，以防呕吐。功能温中祛寒，回阳救逆。主治慢惊风吐泻不止，四肢厥冷，时发抽搐，病情较重者。

可保立苏汤（《医林改错》） 党参 9g，黄芪 30g，白术 9g，炙甘草 4.5g，枸杞子 6g，补骨脂、熟酸枣仁、山茱萸各 9g，胡桃 1 个（应去外壳），当归 9g，白芍 12g（原方用量，应为 10 岁以上儿童用量），水三碗，煎至半碗，分多次温服。功能补脾益肾，养血敛肝。主要用于慢惊风脾肾两虚，饮食少进，精神委靡，四肢不温，时发惊搐。亦可用急惊风下的"通用经验方"，对证加减，总以补脾抑肝、养阴息风、扶正祛邪为要。切勿过用寒凉伤阳，或辛散疏风太过耗阴。

以上为传统治法方药，重要的还是医者把握好病情轻重变化，万万不可稍存懈怠，谨防出现意外！"慢惊吓大夫"，绝不是虚说。

婴儿受寒，呕吐腹痛，姜米饮加味

组成：煨姜（煨熟去皮）、大米、大枣、陈皮、砂仁（1岁以下：煨姜1～3g，粳米3～6g，大枣1枚，陈皮、砂仁各2～3g），水煎至米化，去药渣取稀粥，少量多次温服。

功能：温中散寒，和胃止呕。主治：小儿脾胃虚寒，呕吐乳食，腹痛啼哭。

方解：煨姜温中祛寒；枣、米健脾养胃。3味合用，以温中和胃，去寒止吐。成人加量用，亦可温中和胃止呕。胃热者忌用。

加减：腹痛啼哭加木香2g；腹泻加茯苓、葛根、乌梅各2g；纳差加白术、炒山楂、炒谷芽各3g；积滞腹胀加厚朴、炒莱菔子各2g；腹胀腹痛、大便秘结加酒大黄、枳壳、木香各2g。所加之药，均用纱布包紧同煎，以免粥中混入药渣，不利小儿服食。病情轻者，只用煨姜、粳米或黄小米即可，功效相近。

【常用成方】健脾丸（《医方集解》）　人参、焦白术、陈皮、炒麦芽各60g，炒山楂肉45g，枳实90g，炒神曲60g，共为细末，以神曲煮糊为丸，每服3g，日服2次，用米饮送服。功能健脾调中，行气导滞。主治脾虚积滞，面色㿠白，腹胀嗳气，大便不实或泄泻，食少倦怠等症。或用保和丸适量内服，对于乳食积滞，腹胀腹痛或泄泻臭腐等症，效果亦良。

小儿脾疳，体瘦倦怠，参苓白术散为主

组成：人参9g，茯苓15g，焦白术、炒扁豆、炒薏苡仁、炒山药各15g，陈皮9g，砂仁、桔梗各6g，甘草3g，莲子15g（去心），共为细末。每服2～3g（1岁左右患儿常用量），日服2次，米饮下。

功能：健脾和胃，益气行滞。主治：小儿脾疳，面色萎黄，头发稀疏干枯，头大颈细，腹胀体瘦，精神不振，嗜睡露睛，乳食失常，消化不良，或时有吐泻，或大便有虫等症。

加减：大便溏稀或泄泻加煨肉豆蔻、诃子、乌梅各9g，干姜6g；手足心热、饮多食少加醋炒鳖甲9g，石斛15g，地骨皮12g；大便有蛔虫、时感腹痛加煨使君子肉、槟榔、木香各9g；食少积滞或腹胀加炒山楂肉、炒谷芽、炒鸡内金各9g，共为细末，服法同上。余随症加减。

【常用成方】集圣丸（《证治准绳》）　芦荟、五灵脂、夜明砂、砂仁、广木香、陈皮、莪术、使君子肉各6g，川黄连、川芎、干蟾蜍（酥炙）各9g，当归、

青皮各 4.5g，共为细末，猪胆 2 个，取汁和炒熟面粉为糊做丸（绿豆大），每服约 3g，米饮送服。功能消积行滞驱虫。主治脾疳积滞，大便腥臭，尿如米泔，腹胀腹痛，时见大便有虫，甚至肚大青筋暴露，或手足心热。

肥儿丸（《医宗金鉴》） 人参 9g，白术 15g，茯苓 9g，川黄连 6g，胡黄连 15g，使君子肉、炒神曲、炒麦芽、炒山楂肉各 12g，芦荟 9g，炙甘草 6g，共为细末，黄米煮糊为小丸（莱菔子大），每服二三十丸，米饮化下。

上方化积为主，此方调补兼导滞驱虫，二方可因证互用，以消疳导滞，健脾驱虫，在于医者辨证灵活应用。

家传小儿脾虚消瘦验方 炒鸡内金、炒山楂肉、炒使君子仁各 60g，焦白术、人参、茯苓、山药、龙眼肉各 90g，陈皮、砂仁、神曲、槟榔、木香、地骨皮各 30g，炙甘草 15g，黄小米 300g 炒熟，共研细粉，大枣 300g，饴糖 250g。先将大枣煮糊去皮、核，用枣肉糊和入米、药粉，再加入酵母适量，待发酵适度，再和入饴糖，务令均匀，做薄饼，放于锅中慢火烙熟至焦黄酥脆即可。视患儿大小，每日适量做零食；或将米、药粉、饴糖和拌均匀，直接服食更省力。功能健脾消食，和胃驱虫。用于脾胃虚弱，消化不良，形体消瘦，精神欠佳，时或腹痛，便下有虫，大便不实等症。久服食量增加，长肌肉，悦颜色，健身体。方中参、苓、术、草、山药、龙眼肉、大枣、黄小米、饴糖补脾益气，和中养荣；鸡内金、山楂肉、使君仁、陈皮、砂仁、神曲、槟榔、木香理气消食，杀虫化积；地骨皮清虚热。诸药和合，以成健脾消食、化积长肉之功。适用于小儿厌食挑食，以致肌肉消瘦，精神不佳，甚至身高、体重皆不足，更甚者营养不良，体弱多病，均可用此方调理，日久必见奇效。我祖上即用此方，我用已逾 50 年，方药和平，功效不凡。可谓治疗小儿脾胃虚弱，体虚消瘦，或夹虫积之良方。

肝疳甲青，肚大目翳，先用清热退翳汤

组成：山栀子 5g，胡黄连 2g，木贼草 3g，赤芍 5g，生地黄 9g，羚羊角 1g（另煎兑服），龙胆草 2g，菊花、银柴胡各 3g，蝉蜕、甘草各 2g，白蒺藜 6g，水一碗半，煎至半碗，分多次温服。

功能：清肝退翳。主治：肝疳，爪甲青紫，头发焦枯，眼睛干涩难睁，白睛生翳，心烦急躁，易怒善哭，身瘦腹膨，青筋暴露等症。

先服此方以清肝退翳，续服集圣丸（见脾疳下）以消积化滞。后用小儿脾虚消瘦方，以标本兼治，摄纳渐旺，身体渐健。同时饮食调养得法，护理适当，而

使其身体健壮。

心疳火盛，口糜烦渴，先用泻心导赤汤

组成：木通 3g，生地黄 6g，川黄连、甘草、朱灯心各 2g，加鲜竹叶、朱麦冬、连翘各 3g。1 剂药煎 2 次，药汁混合一处，分多次温服。

功能：清心泻火，利尿安神。主治：心疳，心火亢盛，唇舌红赤，口舌糜烂，烦渴溺赤，咬牙弄舌，心神不宁等症。若属心气虚怯，不时惊惕的，则用下方茯神汤。

茯神汤（《医宗金鉴》）　茯神 6g，人参 3g，当归 3g，炙甘草 2g，龙眼肉 9g，烦热加麦冬 3g，莲子心 1g，水一碗，煎至半碗，分多次温服。功能益气养血，清心安神。治心疳心气不足，烦渴惊惕等症。若腹大青筋暴露，身体消瘦，可与集圣丸间服，以消疳积。

肺疳毛焦，鼻颊生疮，先服生地黄清肺饮

组成：桑白皮、生地黄、天冬各 6g，前胡、桔梗、苏叶、防风、黄芩、甘草、当归、连翘各 3g，赤茯苓 6g。水一碗半，煎至半碗，分 3 次温服。

功能：疏风清热，宣肺止咳。主治：肺疳肺经郁热夹风邪者，面白肤焦，常流清涕，咳嗽气促，鼻颊生疮。若病久肺虚，喘咳缠绵的，用下方补肺散。

补肺散（《医宗金鉴》）　茯苓 6g，阿胶（蛤蚧粉炒）4.5g，糯米 6g，马兜铃 2g，炙甘草、北杏仁各 3g，煎服法同上方。功能补肺宣肺止咳。主治肺疳，面色㿠白，毛焦肤燥，常流清涕，咳嗽气促。再续服集圣丸，以消疳积。

肾疳面黑，口中气臭，先服金蟾丸

组成：干蟾（炙）5 个，胡黄连、川黄连各 9g，鹤虱 6g，肉豆蔻、苦楝根白皮、雷丸、芦荟、芜荑各 9g，共为细末，麦面糊为丸绿豆大，雄黄为衣。3 岁小儿每次用 2g，日服 2 次，用米饮化下。

此方仅可用于疳积热盛、兼有虫积的暂作治标之法，且方中俱为克削兼有毒之味，故仅可暂用，用量不可过大。

以下诸方，皆可用于肾疳，需要对证选用。

【常用成方】九味地黄丸（《证治准绳》）　熟地黄、山茱萸各 15g，赤茯苓、泽泻、牡丹皮、怀山药、当归、川楝子、使君子肉各 9g，共为细末，炼蜜为丸

芡实大。量儿大小，每用适量，开水化，食前服。治肾疳肾虚有虫腹痛等症。

调元散（《医宗金鉴》） 人参 3g，茯苓、白术、山药各 6g，川芎、当归各 3g，熟地黄、茯神、炙黄芪各 6g，炙甘草、白芍各 3g，生姜 1 片，大枣 3 枚，共为粗末，水一碗半，煎至半碗，分 2 次温服。治肾疳脾肾不足、气血两虚者，后接服集圣丸。

疳积善后调理，多用参苓白术散为主，以补养脾胃。脾胃气旺，则运化吸收正常，气血生化旺，长养肌肉，疳积自除。亦可配合"捏脊法"，以作辅助治疗。

捏脊疗法 从长强穴捏至大椎穴。先以食指指侧横压在长强穴部位的皮肤上，并向上推压，同时在脊部以拇指向下压，把小儿尻部的皮肤肌肉捏起，以左右两手交替向上压捏至大椎穴，反复 6 次，第 3、4 次时兼在腰椎部用隐力把肌肉拉起，每次拉八九下，拉时肌肉可能发出"迫"的声音，捏完第 6 次后，另以两拇指从命门分向肾俞穴按压 1 次，如此捏压 6 天为 1 疗程，可作辅助治疗。

疳症主要表现为脾虚消瘦，甚至形体干枯，肚大青筋暴露，缠绵难愈。其症虽有"五疳"之分，但主要还是以脾疳为主。治疗大法以培补脾胃、饮食适宜为要，行气消积为辅，结合病情轻重及兼夹症状，对症治疗。或本而标之，或标而本之，勿过用寒凉、辛燥，慎用过度滋腻、攻伐，总以辨证无误，用药对证为要。

小儿呕吐，腹痛喜暖，轻者用姜米饮即止

组成：生姜 1 块（重 6～9g，1～2 岁用量），粳米（黄小米更佳）15g，文火缓煎至米化，去姜，少量多次喂服，半小时左右即可止吐，恢复正常。

功能：温中散寒，和胃止吐。主治：小儿误饮寒凉，或乳食不洁，引起呕吐者。

若属脾胃虚寒呕吐者，可用理中汤（人参、白术、炮姜、甘草）对证加减，大多都能迅速治愈。或用成药保和丸及以下诸方对证调治。

【常用成方】消乳丸（《证治准绳》） 制香附、炒神曲、炒麦芽、砂仁、陈皮各 9g，炙甘草 6g，共为细末，为丸如粟米大，按患儿大小，每服 1～3g（3 个月至 1 岁），淡姜汤化服。治乳食过多，积滞呕吐，用此消食安胃，和中止吐。

丁香理中汤（《医宗金鉴》） 人参、白术各 3g，干姜、炙甘草各 2g，丁香 2 个，吴茱萸 1g，大枣 2 枚，水二碗，煎至半碗，分 4 次服。功能温运脾阳，和中降逆。治脾胃虚寒，朝食暮吐，乳食不消，吐出乳食，无酸腐气味，四肢不

温，便溏尿清，腹痛喜按等症。

乳食所伤，呕吐酸腐，加味温胆汤

组成：陈皮、姜半夏各 3g，茯苓 9g，麦冬 3g，竹茹 6g，枳实 3g（麦麸炒），黄连 3g（姜汁炒）、灯心草 2g，加砂仁 3g，炒谷芽 6g。1 剂药水煎 2 次，药汁混合一处，分多次温服。

功能：清热降逆，消食和中。主治：小儿多食辛热厚味，热积胃中，或乳母过食膏粱厚味，胃肠积热，复因感受寒温外邪，食入即吐，口气秽浊，大便或秘或泻，气味酸腐浓烈，或口渴心烦等症。

加减：大便秘结加酒大黄 2g；小便黄短加木通 2g；积滞腹痛加炒山楂、炒麦芽各 5g，木香 2g，槟榔 3g。余随症加减。

小儿腹痛，蛔虫不安，乌梅丸为主

组成：乌梅 30 枚，黄柏 18g，黄连 40g，干姜 30g，附子 18g，蜀椒 12g，桂枝 18g，人参 18g，细辛 18g，当归 12g（《伤寒论》方，引自《中医内科学》，分量取原方 1/10，仅存参考，药房有成药售）。将乌梅苦酒浸一宿，去核捣烂，余药研为细粉，加入乌梅膏，并加适量白糖和匀做丸，如黍米大。每服 10 丸，日服 2～3 次，米饮下。

功能：和胃降逆，安蛔止痛。主治：虫积犯胃，时觉腹痛，面色黄白，频吐清涎，时作干呕，或吐出蛔虫等症。此丸寒热并用，无论小儿成人，肠有蛔虫，或因热蒸于胃，或因寒迫于里，而致蛔虫不安，扰乱于中，上逆犯胃，遂成呕吐等症。

【常用成方】**安蛔汤**（《类证治裁》）　人参 2g，白术 3g，茯苓 5g，乌梅 2 个，花椒、干姜各 2g，水二碗，煎至半碗，分 3 次温服。用于蛔虫不安因于胃寒者。

连梅安蛔汤（《类证治裁》）　黄连、乌梅、胡黄连各 30g，槟榔 60g，雷丸、黄芩各 30g，乌梅去核捣烂，余药研为细末为丸，如黍米大，每服 10 丸，日服 2～3 次。用于蛔虫不安因于胃热者。

伤暑泄泻，身发微热，四物香薷饮加味

组成：香薷、姜厚朴各 3g，炒白扁豆 5g，酒炒黄连 2g，加炒薏苡仁、车前

子各 5g，滑石 3g（1 ~ 2 岁常用量）。1 剂药水煎 2 次，药汁混合一处，分多次少量温服。

功能：化湿利水止泻。主治：小儿夏秋季节感受暑湿，脾胃运化失常，尿少微黄，便溏泄泻，腹胀微痛，渴不多饮，一日泻下七八次，纳差疲倦等症。

加减：若小便色黄量少，偏热暴注下迫，日泻一二十次，烦渴引饮的，加入茯苓、泽泻、车前子、麦冬各 3g，或用下方葛根芩连汤等方，对证加减调治。

【常用成方】葛根芩连汤（《伤寒论》） 葛根 9g，黄芩 5g，黄连、甘草各 3g，水煎，分多次温服。或加用下方益元散汤药调服，以增强清解暑热、兼化湿邪之功。功能清热泻火止泻。用于感受暑热，泻下黄汤臭腐，体热烦渴，小便黄赤等症，即所谓"火泻"者，此方主之。

益元散（《河间六书》） 滑石 18g，甘草、水飞净朱砂各 3g，共研细粉，每服 1 ~ 3g，用温开水或上方药汁调服。功能清暑利湿，宁心止烦。用于外感暑热，心烦口渴，溺赤涩痛，泄泻臭腐，肛门灼热等症。配合上方，以治暑热泄泻。

暑湿泄泻经验方 藿香、佩兰各 3g，鲜荷叶 9g，茯苓、生薏苡仁各 6g，滑石、金银花、车前子、麦冬、甘葛根各 3g，甘草 1g。1 剂药煎 2 次，药汁混合一处，分多次温服。功能清暑化湿，利尿止泻。用于夏季感受暑湿，脾胃运化失常，以致泄泻臭腐黄汤，小便黄短，心烦口渴等症。

惊吓泄泻，便溏色青，益脾镇惊散加减

组成：人参 6g，白术、茯神各 9g，朱砂、炙甘草各 2g，加琥珀、龙齿、酒炒白芍各 3g，炒山药 6g，煨肉豆蔻、乌梅各 3g，共为细末。每服 3g，灯心草煎水调服。或用莲子（去心）煮粥调服（3 ~ 5 岁小儿常用量）。

功能：补脾益气，安神止泻。主治：小儿素体虚怯，神气未充，感受惊吓，引起肠胃失调，泻下色青，或青白相兼，昼夜惊惕不安，甚至夜寐露睛等症。类似小患者常见，此方服之，多能在较短时间内治愈。

【小单方】脾胃偏寒，泻久清稀，或完谷不化，脐腹疼痛者，用煨姜同粳米各适量煮稀粥，去姜，喝粥调服。气滞腹胀者，用陈皮、砂仁各 2g，水煎送服末药。

积滞泄泻，臭腐尿黄，枳术导滞丸加减

组成：炒枳实 2g，焦白术、茯苓各 3g，泽泻、酒大黄各 2g，炒神曲 3g，加炒山楂、炒谷芽、连翘各 2g，车前子 5g。1 剂药煎 2 次，药汁滤净渣混合一处，分多次温服。

功能：行气导滞，化湿止泻。主治：小儿伤于乳食，泻下清稀渣粒，或黄汤臭腐，腹胀口渴，小便黄短等症。或用保和丸适量，灯心草汤下，功用相近。或照前小儿积滞吐泻症下方，对证调治。

虚寒久泻，四肢不温，附子理中汤为主

组成：炮附子（先煎）3g，干姜 2g，焦白术 6g，人参 3g，炙甘草 2g。1 剂药煎 3 次，药汁混合一处，分多次少量微温服（亦可冷服）。

功能：补脾温肾，散寒回阳。主治：滑泻日久，脾肾阳虚，泻下清冷，小便清长，四肢不温，睡卧露睛，食少难消，精神疲倦，身体羸弱。

若属脾虚泄泻的，可用参苓白术散、七味白术散（方已见前）调治，能够辨证无误，一般一二剂药即可治愈。下列诸方，亦为小儿常见的脾虚泄泻或消瘦羸弱等症常用实效验方，均可对证选用。

【常用成方】四神丸（《证治准绳》） 肉豆蔻 60g，吴茱萸 30g，五味子 60g，补骨脂 120g，共为细末，用生姜 240g 切碎，大枣 100 枚，清水煮烂去皮核，与药末捣和为丸，如梧桐子大，每服 5～8 粒，淡盐开水化服。功能补肾止泻。主治肾泻、脾泻，或称五更泻，滑泄不止等症。

赤石脂禹余粮方（《伤寒论》） 赤石脂、禹余粮各等份为细末，用生姜 1 片，大枣 2 枚，煎水调服，1 日 2～3 次（1 岁左右 1 次用量 2～3g）。主治脾肾两虚，滑泄不止者，用此涩肠止泻。

家传健儿丸方 人参 60g，焦白术、茯苓各 45g，炒薏苡仁 24g，莲子肉 30g，芡实、炒使君子肉各 30g，炒山药 250g，陈皮、木香、净砂仁、炒麦芽、炒山楂肉、醋制鳖甲、地骨皮、胡黄连、肉豆蔻、炒白扁豆、全当归、龙眼肉、炒鸡内金各 30g，炒藿香叶、炙甘草各 9g，大枣 250g。上药除大枣、炒山药外，余药共为细末，大枣、山药同煮融化，大枣去皮核，和上药末，放石臼内，用无毒粗木棍杵极匀，做丸如梧桐子大，量儿大小，温开水或稀粥调服，1 日 2 次。轻者 1 料体健，重者 2 料见功。功能健脾和胃，消食杀虫。主治小儿脾虚纳差，

消化吸收不佳，或能食而瘦，或恶食厌食，或脘胀腹痛，面黄肌瘦，或经常腹痛腹泻，消化不良，精神欠佳，易患感冒等症。

方解：参、术、苓、草、薏苡仁、山药、扁豆益气健脾；当归、龙眼肉、大枣和营养血；莲子、芡实、肉豆蔻益心肾而涩精；橘、砂、藿、木、鸡内金和胃理气消食；使君子驱虫；山楂消肉积；麦芽消面积；鳖甲、地骨皮、胡黄连清虚热。诸味相合，以健脾和胃，驱虫消积，益心神，养气血。用于脾胃虚弱，气血不足，面黄肌瘦，营养不良等症，效验显著。

小儿脾胃虚寒泄泻经验方　人参、白术、茯苓各 6g，砂仁、肉豆蔻、诃子、乌梅各 5g，炮姜 3g，炙甘草 2g，大枣 3g，粳米 5g，水煎，分多次少量温服。功能温中补脾，和胃止泻。用于脾胃虚寒，久泻不止，甚至完谷不化等症。如脾肾两虚，精神委靡，小腹冷痛，四肢不温，甚至完谷不化，泻利清水者，加炮附子 3g（先煎），不计时少量频服，不过半日，泄泻便可渐止。止后需要饮食温和，注意保暖，谨防感冒，以防泄泻复作。

小儿便秘，干结难解，小承气汤加味

组成：酒大黄 2g（后下），枳壳、厚朴、郁李仁各 3g，火麻仁、玉竹、黑芝麻、生地黄、当归各 6g，炙甘草 2g（半岁至 1 岁半常用量）。1 剂药水煎 2 次，药汁混合一处，分多次少量温服。

功能：清热润肠，泻下通便。主治：小儿肠胃燥热，津液不足，大便秘结，解时艰难，甚则硬如栗瓣，肛门破裂，腹胀恶食，烦躁啼哭等症。

方解：此方用小承气汤推荡积滞，加以郁李仁等多汁滋润之药，推荡加滋润，治疗小儿经常便秘，用汤药把秘结基本消除后，可加量配制蜜丸，小剂量续服，以巩固疗效。

加减：身体消瘦，手足心热，夜寐盗汗，可酌加醋制鳖甲、龟甲、知母、地骨皮各 3 ~ 5g；脾虚食少，消化不良，酌加人参、白术、山药、炒谷芽、陈皮、炒鸡内金等一二味，水煎服、为丸服均可。夹有外感发热时，须停药。

【小单方】酒炒大黄 30g，火麻仁 60g，共为细末，2 岁上下小儿每服 2g，日服 2 次，用熟蜂蜜适量调服，或调入稀粥服亦可。此方亦可用于老年或病后肠燥便秘，气虚用党参适量水煎调服，血虚用当归适量水煎调服，津虚用麦冬、沙参、玉竹各适量水煎调服，素体肠燥用生何首乌适量水煎调服。

小儿脱肛，乳食调养，补中益气丸调治

小儿脱肛，多因脾胃虚弱，气虚不充，加之啼哭或解便时过度用力等因素，以致直肠脱出。除用补中益气丸适量内服，以益气升提外，主要还是乳食调养，寒温适度，勿经常啼哭用力等，能做到细心调养，使之脾胃不虚，气不下陷，一般都能顺利痊愈。

小儿疝气，手扶固定，三方调治

柴苓汤（《幼幼集成》）　人参 3g，柴胡 5g，枯黄芩、法半夏、漂白术、白茯苓、猪苓、泽泻各 3g，青化桂、炙甘草各 2g，生姜 1 片，大枣 1 枚，水煎，分次温服。治少阳胆经邪热，疝气坠胀。

加味二陈汤（《幼幼集成》）　广陈皮、法半夏、白茯苓、小茴香、川芎各 3g，青化桂、炙甘草各 2g，生姜 3 片，水煎，温服。主治性急多哭，卵肿，痛连小腹，谓之气疝。

木香内消丸（《幼幼集成》）　南木香、荆三棱（煨）、猪苓（焙）、泽泻（炒）、川楝肉（炒）、广陈皮（酒炒）、香附（酒炒）各 21g，青皮（醋炒）6g，为末，酒煮米糊为丸，每服 3～6g，空腹淡盐汤下。治气疝如上方。

如今小儿疝气多做手术治疗，一般服药者甚少。仅存以上 3 方，以作临证参考。或照内科疝气治法，其理基本相同。小儿疝气睾丸下坠，将睾丸顺势扶上，并用较硬之物按紧固定，勿使啼哭用力、跌跤磕碰，乳食调养得当，调养 3 个月不下坠，亦有治愈者。如法曾治数例，至今年已三旬，未见疝气复发。其中最麻烦的是不好固定和不让啼哭用力，故传统治法已基本无人使用。

小儿遗尿，肾气不固，缩泉丸为主

组成：台乌药、益智仁各 15g，怀山药 45g。酒煮怀山药为糊，余药研末，为丸如梧桐子大，每服 5～10 丸（《补遗方》）。砂仁煎汤送服，温开水亦可。

功能：固肾缩尿。主治：小儿肾气不固，夜寐遗尿。

如属肾阳不足，下元虚寒，面色㿠白，畏寒肢冷，小便清长尿多者，可用下方桑螵蛸散为主，以温肾缩尿止遗。

【常用成方】桑螵蛸散（《千金要方》）　桑螵蛸 15g，鹿茸 9g，黄芪 30g，煅牡蛎、赤石脂各 15g，人参 9g，川厚朴 6g，共为细末，每服 3g，日服 2 次。功

能温补脾肾。用于脾肾阳虚遗尿，小便清长，腰膝畏寒等症。

小儿遗尿经验方　桑螵蛸、茯神、远志、菖蒲、人参、熟地黄、龙骨、牡蛎各 6 ～ 9g，乌药、砂仁、金樱子、芡实、糯米各 6g（5 岁左右小儿常用量）。1 剂药煎 3 次，药汁混合一处，分 3 次温服，1 日半尽剂。功能益肾缩尿。主治小儿四五岁，甚至八九岁依然不自主尿床，或偶尔"夹不住尿"而尿湿裤子。此方益气养血，涩精缩尿，用于肾气不足，或心脾两虚，不能自控而尿失禁的，效果较为显著。若肾阳不足，畏寒腹痛，四肢不温，大便溏稀，可酌加炮附子（先煎）、肉桂各 3g，益智仁 6g；脾虚纳差，食欲不振的，加焦白术、炒山药各 9g，陈皮 6g。余随症加减。

桑螵蛸益精固肾，缩小便而止夜尿；茯神开心益智，而疗健忘；远志、菖蒲聪耳明目，通窍醒神；人参大补元气，熟地黄滋养阴血；龙骨、牡蛎、金樱子、芡实收敛涩精，而止遗尿；乌药、砂仁、糯米理气和胃，益肾缩尿。主要用于小儿尿床或"夹不住尿"。成人夜尿过多，可加大剂量煎服，疗效亦可。

小儿解颅，囟门扩大，补肾地黄丸为主

组成：熟地黄 45g，泽泻、牡丹皮各 15g，茯苓 24g，山茱萸 30g，牛膝、山药各 24g，鹿茸 15g，共为细末，炼蜜为丸，如梧桐子大。3 岁以下，每服 2 ～ 3 丸，日服 2 次，用米饮或温开水送服（《医宗金鉴》方）。

功能：补益肝肾精血。主治：用于小儿先天肾气不足，脑髓不充，囟门宽大不合，面色㿠白，神情呆滞，甚则颈骨软弱等症。并可与下方交替使用。

扶元散（《医宗金鉴》）　人参、白术各 3g，茯苓、茯神、熟地黄、山药各 6g，炙甘草、当归各 3g，白芍 4.5g，川芎 3g，石菖蒲 2g，生姜 3g，大枣 2 枚，共为粗末，水一碗半，煎至半碗，分 3 ～ 4 次温服。功能益气养血，与上方互用，治解颅囟门扩大不合，因于先天不足、气血两亏者。

封囟散（《医宗金鉴》）　柏子仁、防风、天南星各等份，共研为末，每用 3g，以猪胆汁调匀，推压绢帛上，看囟门大小剪贴，一日一换，不能令干，时时以汤润之，配合以上二方内服加外敷，用以治疗解颅、囟门缝大不合。

小儿囟陷，先天不足，固真汤为主

组成：人参、白术、茯苓各 6g，甘草、黄连、附子各 3g，肉桂 1g，山药 6g（《证治准绳》方，分量略有变动）。水一碗半，煎至半碗，分 3 次温服。

功能：补脾温肾。主治：小儿先天不足，囟门下陷，面色萎黄或㿠白，形体羸弱，四肢经常不温等症。

若属病后虚弱气陷的，治宜提升元气为主，方用补中益气汤调治，并加强乳食调养，冷暖呵护，谨防感冒等。

补中益气汤（《东垣十书》）　黄芪 3g，人参 1g，当归 2g，白术、甘草、陈皮、升麻、柴胡各 1g，生姜 1 片，大枣 1 枚。煎服法同固真汤。功能益气升阳。用于小儿病后气虚，身体羸弱，囟门下陷等症。

小儿囟填，囟部胀满，大连翘饮加减

组成：连翘、柴胡、荆芥、蝉蜕各 2g，当归、生地黄（酒炒）各 3g，赤芍、黄芩、木通各 2g，金银花 3g，甘草 1g。1 剂药煎 2 次，药汁混合一处，分多次少量温服。乳母饮食不可过于辛辣油腻。

功能：疏风清热，解毒消肿。主治：小儿囟门填满，因于外感时邪，火热上炎，以致囟门肿胀而热，唇红心烦，小便黄短等症。热甚则用下方化毒丹，并加外敷青黛，以解毒消肿。

化毒丹（《小儿卫生总微论方》）　犀角 1g（磨汁兑服，可用水牛角 3g 代水煎），黄连（酒炒）2g，桔梗、玄参、薄荷、甘草各 3g，酒大黄 2g，板蓝根 3g，煎服法同上方。另用青黛适量，凉开水调糊敷患处，一日五六次。功能清热凉血，消肿解毒。主治同上方。若属虚寒证皮色不红，按之微硬，面色㿠白，肢冷便溏，小便清长的，上方禁用。需用下方附桂理中汤，以温中祛寒。

附桂理中汤（《景岳全书》）　附子（先煎）3g，肉桂 1g，人参 3g，白术 6g，干姜 2g，甘草 1g，加生黄芪 5g，当归、金银花各 3g。1 剂药文火缓煎 3 次，药汁混合一处，分多次少量温服，1 日半服 1 剂。功能温里祛寒，消肿化毒。主治小儿囟门肿胀，皮色不变，抚摸不热，面色㿠白，四肢不温，便溏尿清，证属虚寒者。

小儿"五软"，气血未充，治法方药同解颅

小儿"五软"，先天不足，气血未充，哺养失调，治法方药同"解颅"。

小儿"五硬"，气血失宣，小续命汤加减

组成：人参 3g，黄芪 5g，防风、川芎、当归（酒洗）、独活各 3g，桂枝 2g，

熟地黄、白芍（酒炒）各3g，附子2g（先煎），甘草1g。煎服法同桂附理中汤。

功能：益气和血，祛风散寒。主治：小儿气血未充，风寒湿邪乘袭，经脉失畅，头项、手、足、肌肉、口唇等五部呈现板硬不灵，甚至形成强直性瘫痪，面青气冷，胸膈壅滞，吮乳困难，四肢不温等症。

【常用成方】乌药顺气散（《太平惠民和剂局方》） 麻黄2g，白芷、川芎、桔梗、枳壳各3g，僵蚕5g，乌药、炮姜各3g，甘草、橘红各2g。煎服法同附桂理中汤。功能调气散寒。用于小儿"五硬"属于风寒凝滞，气逆不顺，胸膈痞胀等症。

加味六君子汤（《医宗金鉴》） 人参3g，白术5g，炮姜3g，陈皮2g，茯苓9g，姜半夏3g，升麻、柴胡、炙甘草各2g，肉桂0.3g。煎服法同附桂理中汤。功能补脾益气，温中升阳。主治同上方，重在健脾益气，温中散寒。

小儿"五迟"，禀赋不足，加味地黄丸

组成：熟地黄、怀山药各30g，山茱萸24g，牡丹皮15g，茯苓24g，泽泻15g，鹿茸9g，刺五加皮15g，麝香1g。麝香另研，余药共为细末，再和入麝香混匀，炼蜜为小丸粟米大。每服3g，日服2次，淡盐汤下（《医宗金鉴》方）。

功能：补肾养血。主治：小儿五迟，由于先天不足，五脏俱虚，发育迟缓，症见立迟、行迟、发迟、齿迟、语迟，肌肤苍白，神气不充，形体羸弱等。动则喘息，形气不足的，可用补中益气丸适量，与本方相兼服，以益气升阳。

【常用成方】虎骨丸（《古今医统大全》） 虎胫骨45g（酥炙），熟地黄30g，酸枣仁、茯神各24g，防风、川芎各15g，牛膝、当归各24g，肉桂6g，共为细末，炼蜜为小丸。每服3g，日服2次，米饮或淡盐汤下。功能补肾养血，强筋壮骨。主治小儿五迟如上所述症状，以及成人肝肾不足，筋骨痿软无力，风湿痹痛日久等症。虎骨属违禁品，为存古方原貌，保留参考。虎骨可用怀牛膝、龟甲、鹿筋、肉苁蓉、巴戟天、续断等药，适证选一二味代替。

脾胃不足，气血两虚的，可用人参养荣汤为主，以补益气血，培补根本。

人参养荣汤（引自《成方切用》） 人参、白术、白芍（酒炒）各3g，炙黄芪5g，当归身、茯苓、熟地黄各3g，炙甘草、陈皮各2g，桂心1g，远志、五味子各2g，生姜1片，大枣2枚。此为1～2岁常用量。1剂药煎3次，药汁混合一处，分多次少量温服。功能补气养血。用于小儿五迟，先天禀赋不足，后天乳食失调，气血不足，身体羸弱，发育迟缓等症。

小儿龟背，先天不足，补天大造丸为主

组成：紫河车 1 具，鹿茸、虎骨、龟甲、补骨脂各 60g，熟地黄 240g，怀山药、山茱萸、枸杞子、当归各 120g，茯苓、泽泻、牡丹皮、天冬、麦冬、五味子、菟丝子、牛膝、杜仲、肉苁蓉各 90g，各药如法炮制，共为细末，炼蜜为小丸如粟米大。每服一二十丸，日服 2 次，温开水化，米饮调下（吴球方）。

功能：养益精血，大补真元。主治：用于小儿先天不足，后天失养，复受湿邪侵袭，以致形体羸瘦，筋骨萎弱，脊柱弯曲，行步伛偻，甚至变成畸形，障碍发育等症。此丸也可与补中益气丸相间服，脾肾同调，培补根本。

小儿鸡胸，胸廓突出，宽气饮为主

组成：北杏仁 5g，炙桑白皮 6g，橘红、紫苏子、枳壳各 3g，炙枇杷叶、麦冬各 5g，甘草、葶苈子（布包煎）各 2g（《医宗金鉴》方），加浙贝母 3g（1～2 岁小儿常用量）。1 剂药煎 2 次，药汁混合一处，分多次少量温服。

功能：宣肺化痰止咳。主治：用于小儿鸡胸，复感时邪，痰热内壅，肺气胀满，甚则热咳自汗，颊赤喘急等症。肺热甚者，用下方百合丹除热痰。

百合丹（《医宗金鉴》）百合、木通、天冬、杏仁、桑白皮、葶苈子、石膏各 15g，大黄 9g，共为细末，炼蜜为小丸，量儿大小，1 岁左右每服 2～3g，日服 2 次，温开水化服。

以上二方，仅治小儿鸡胸感受时邪，肺热壅滞，咳嗽气急等症。如果鸡胸已经形成，消除颇为不易。但按传统治法，则须滋养肾阴为要，六味地黄丸（成药）可经常服用，以调补先天肾阴不足。治"龟背""五迟"等症方，可参考应用，在无外感时病时，以治本为主。

以上"五软""龟背"等症，都是小儿身体虚弱、发育失常的病变。其原因与先天不足和后天失调有关。除治疗外，应注意乳食营养和生活起居，多接触阳光，多活动，并预防和减少感冒等，对治病、康复都有帮助。

卷五　五官科常见病症效验方

针眼眼丹，焮赤肿痛，退赤散为主

组成：黄芩9~15g，黄连6~9g，白芷、当归、赤芍、栀子、木通、桔梗、连翘各9~15g（《银海精微》方），加霜桑叶、薄荷各12~15g，僵蚕6~12g，甘草3~6g。1剂药煎2次，药汁混合一处，分2~3次饭后半小时温服。三煎药渣宽水，煎开后取适量清澈液熏洗眼睛，其余加陈醋3两，适温泡足。

功能：疏风清热，消肿止痛。主治：针眼，眼睑近眦处生如麦粒状物，微痒微肿，继而焮赤肿痛；病情较针眼为重者称眼丹，整个眼睑漫肿，肿软下垂，或伴寒热，痒痛并作，属风毒外束、邪热内壅证。亦可配合针刺，促早日消散。

加减：大便秘结者加酒炒大黄6~12g，保持解便顺畅，日1~2次；小便黄短者加淡竹叶、滑石各15g；肿硬难消者加金银花15~30g，当归尾12g，生黄芪15~24g，甚则加皂角刺3~6g；心烦失眠者加朱茯神15g，珍珠母15~30g；红肿涩痛者加野菊花、牡丹皮各9~12g。余随症加减。

饮食一定要清淡，戒烟酒，勿人为熬夜，保持心情平和，远离鱼虾等荤腥油腻之物，以防治愈后反复发作。

【小单方】霜桑叶15g，野菊花、龙胆草各6~9g，开水冲泡代茶饮，有清泻肝胆实火、疏风明目之功。或用黄连、酒大黄各3~6g，栀子6~9g，用法同上，功能清泻三焦实火，消肿止痛。或用白蒺藜、密蒙花、薄荷各9~15g，水轻煎，代茶饮，功能清肝泻火，消肿明目。

眼睑肿核，湿痰混结，化坚二陈汤为主

组成：陈皮、清半夏各6~9g，茯苓12~18g，甘草3~9g，白僵蚕9~15g，黄连6~9g（《医宗金鉴》方），加白芷、荆芥穗各9~12g，当归尾

9～15g。煎服法同退赤散。

功能：燥湿化痰，散结消肿。主治：眼胞生痰核，或名目疣，眼睑内核状硬结，多发于上胞，因于饮食厚味，滋生湿痰，痰热阻络，凝滞而成。

服药及注意事项均同眼丹。初起亦可用生南星加醋磨汁，外涂患处（注意勿使药入目），病情轻者即能消散。配合针刺，挤出其中乳白色汁液，亦能平复。内外兼治，并注意调养，疗效明显为好。以上二症，均较容易治愈。

【常用成方】清胃汤（《审视瑶函》） 山栀子（炒黑）、枳壳、紫苏子各12g，煅石膏18g，炒黄连、陈皮各9g，连翘、当归尾、荆芥穗、黄芩、防风各12g，生甘草6g，水煎热服。功能清热泻火，散结消肿。主治眼胞肿核色红，火重于痰，感觉灼热而痛等症。

椒疮沙眼，沙涩眵泪，清脾凉血汤为主

组成：荆芥、防风各15g，赤芍、玄参各18g，陈皮9g，蝉蜕12g，苍术、白鲜皮、连翘各15g，大黄9克（后下），厚朴12g，甘草6g，竹叶15g，水煎温服（《医宗金鉴》方）。

功能：疏风清热凉血。主治：椒目，睑内颗粒如椒，沙涩不适，微痒色红，羞明眵泪，甚则胞睑肿硬等症。服药仅可起到疏风清热、凉血止泪、消肿止痒等作用，尚须配合外治点眼药、手术等方法，方能完全治愈。

【常用成方】归芍红花散（《审视瑶函》） 当归、大黄、山栀子、黄芩、红花（以上俱酒洗微炒）、赤芍、甘草、白芷、防风、生地黄、连翘各等份，共为粗末，每服9g，食远温开水送服。功能、主治近同清脾凉血汤。

眼药配制精细严谨，药物又多难求，可请眼科医生诊断，使用针对性眼药，并配合其他疗法，以保障安全有效。

风赤烂弦，黏液湿烂，加味四物汤为主

组成：生地黄（酒炒）24g，苦参9g，薄荷15g，川芎9g，牛蒡子、连翘各15g，天花粉9g，防风、赤芍、当归、荆芥穗各15g，水煎温服（《审视瑶函》方）。再加霜桑叶18g，蝉蜕、僵蚕、白菊花各15g，以增强疏风止痒之功。需要清心寡欲，饮食清淡，保障睡眠，方可服药有效。

功能：疏风清热，解毒止痒。主治：风赤烂弦，风热毒邪夹火郁内发，血热生风，风热相搏，上冲眼睑，或嗜食厚味，熬夜饮酒，积热伤目等症。

加减：若湿烂黏液腥秽，满目疮痍，蔓延面颊者，去川芎，加大青叶、黄连、野菊花等味；大便秘结加酒大黄、芒硝；小便黄赤加栀子、木通，药渣再煎，熏洗双目，然后泡足。

【常用成方】**五退散**（《世医得效方》）蝉蜕、蛇蜕、蚕蜕、猪蹄蜕、荆芥穗各 7.5g，炙穿山甲、川乌（炮）、炙甘草各 15g，或加防风、菊花、石决明、草决明、僵蚕、木贼各 15g，共为细末，每服 6g，食后淡盐汤送服。功能疏风止痒。主治风火烂弦，眼睑红赤烂痒，湿烂腥秽等症。

泻脾散（《龙木论》）人参、大黄、黄芩、茯苓、桔梗、芒硝各 30g，茺蔚子 60g，玄参 45g，加黄连、白菊花、龙胆草各 30g，共为粗末，每服 3～6g，水煎服。功效与五退散相近，泻火散郁作用较五退散为胜。亦可配合外用药洗涤，以增强清热解毒、消肿止痛之功。

除湿汤（《眼科纂要》）连翘、滑石、车前子、枳壳、黄芩各 12g，黄连 9g，木通 12g，甘草 6g，陈皮 9g，荆芥、茯苓、防风各 12g，水煎服。

柴胡散（《银海精微》）柴胡、防风、赤芍、荆芥、羌活、桔梗、生地黄、甘草各等份为末，每服 9g，白开水送服。

上两方皆以祛风除湿清热为主，用于烂弦、椒目风湿邪盛，微痛痒烂等症。热毒重者，用下方以泻火解毒。

三黄汤加味（《银海精微》）黄连、黄芩、大黄各 9g，加黄柏、栀子各 9g，石膏 18g，野菊花 9g，水煎温服。功能清热解毒，消肿止痛。用于烂弦、椒目热毒偏盛，目赤疼痛等症。

搽药方（《审视瑶函》）血竭、乳香、没药各 3g，轻粉 0.1g，密陀僧 3g，为极细粉，每用少许，搽于烂弦疮处。功能解毒止痒，收敛水湿。用于烂弦似疮，水湿浸淫，痒痛交加。

又方（《审视瑶函》）青黛 3.1g，黄柏末、潮脑、轻粉各 3g，松香 4.5g，共研细末，用纯棉青色旧布卷药粉在内，麻油湿透，烧灰，俟油灰滴于盅内，用药油蘸搽湿烂处，作用同上方。

万金膏（《眼科纂要》）荆芥、防风、黄连、文蛤、铜绿各 2g，苦参 12g，薄荷 3g，共研细粉，为丸弹子大，热水化开 1 丸，趁热洗目，日二三次。功能祛风清热，解毒止痒。用于烂弦、椒目、风痒赤烂等症。

眼睑肿胀，胞肿如桃，散热消毒饮为主

组成：牛蒡子18g，羌活、黄连各9g，黄芩、薄荷、防风、连翘各15g（《审视瑶函》方），可加大青叶、霜桑叶各18g，野菊花、蝉蜕、僵蚕各12g，水煎温服。药渣再煎，微温熏洗双目，然后泡足。饮食需要清淡，保持心情平和，睡眠充足。

功能：疏风清热，消肿解毒。主治：用于胞肿如桃，目赤痛，流热泪，怕热羞明，甚则目珠连头疼痛，或伴发热恶寒等症。

加减：发热加柴胡；头痛加蔓荆子；便秘加大黄；尿黄加木通；心烦加朱灯心；热甚加石膏；不寐加朱砂、酸枣仁。余随症加减。

肿胀甚者，状如痈毒，可用仙方活命饮（见外科方），对证加减治之。外用大黄、青黛、栀子、僵蚕各等份研细粉，加冰片少许同研极细，麻油调糊外敷，以清热解毒，消肿止痛。

【小单方】千里光15～30g，野菊花、薄荷各9～15g，开水冲泡当茶饮，并取少量洗患处，功能清热解毒，消肿止痛。针眼、眼丹下小方，亦可应用。

眼睑肿胀，按下复起，黄芪汤为主

组成：蔓荆子15g，黄芪24g，人参9g，炙甘草6g，白芍、陈皮各9g（《审视瑶函》方，个人常用量），水煎。1剂药煎2次，临卧温服。忌酒、醋、湿面、大料物、葱、蒜、韭，并忌食生冷硬物。

功能：益气疏风。主治：胞虚肿起如球，皮色光润，不红不痛，患处喜按，按下复起，证属气分失和，脾虚兼有湿火，泛壅于上者。

服之如不应，可对证选用下方，调治即愈。

【常用成方】助阳活血汤（《目经大成》）　人参9g，当归15g，黄芪18g，甘草6g，柴胡、白芷、防风、蔓荆子各9g。煎服法及注意事项、功用、主治同黄芪汤。

脾虚气陷者，用补中益气汤（方已见前"小儿囟陷"下）。

胞轮振跳，俗称眼跳，当归活血汤为主

组成：制苍术、当归身、川芎、薄荷各15g，黄芪、熟地黄各24g，防风、羌活各9g，甘草6g，白芍15g，水煎，食后服（《审视瑶函》方）。保障睡眠，

勿过度劳累，谨防感冒，饮食温和。

功能：调气养血，祛风燥湿。主治：胞轮振跳不已，或稀或频，不能自主控制，内因体虚，血虚生风，目睛端好，唯日夜跳动过频，有时影响视力等症。若属偶尔跳动，则不属病象，跳久不止者，此方主之。以下诸方，亦可对证选用。

【常用成方】**十全大补汤**（《太平惠民和剂局方》） 白茯苓、白术各 15g，桂心 6g，川芎、当归身、人参各 9g，炙黄芪 18g，白芍、熟地黄各 15g，炙甘草 6g，生姜 3 片，大枣 5 枚。1 剂药煎 3 次，药汁混合一处，分多次温服。功能补气养血。主治气血两亏，经络失于润养，而致眴动不休等症。

十味益营煎（《目经大成》） 人参 12g，黄芪 18g，五味子 6g，酸枣仁、当归、地黄各 12g，甘草 6g，山茱萸、山药各 12g，肉桂 3g，水煎温服。功能、主治基本同上方，但益气养血、滋补肝肾之功优于上方。

驱风散热饮子（《审视瑶函》） 连翘、牛蒡子（炒）、羌活、薄荷各 9g，大黄（酒炒）6g，赤芍、防风、当归尾各 9g，甘草 6g，山栀子、川芎各 9g，水煎，食远热服。足少阳肝胆经郁热加柴胡；手少阴心经火旺加黄连；风盛倍羌、防；热盛倍大黄。功能疏风清热，活血通络。用于目眴跳动不止，心烦口苦，便秘尿黄，肝胆心火偏旺，风热搏结，或伴目赤头痛实证者，以驱风泻热，邪去正安，跳动自解。

赤脉传睛，三焦壅热，泻心汤加味

组成：黄连 9g，连翘、黄芩各 15g，大黄 9g（后下），荆芥、赤芍各 15g，车前子 30g，薄荷、菊花各 15g（《银海精微》方），加朱灯心 3 ~ 6g，淡竹叶、牡丹皮各 15g，生地黄 18 ~ 30g。1 剂药煎 2 次，药汁混合一处，分次温服。药渣再煎，加陈醋半斤，适温泡足。保持饮食清淡，心情平和，睡眠充分，谨防外感。

功能：清热泻火，凉血活血。主治：赤脉传睛，色红而粗，痒涩刺痛，眵泪干结，头痛烦热，舌红脉数，属于心火亢盛、三焦壅热之证。

【常用成方】**七宝洗心散**（《银海精微》） 当归、赤芍、大黄各 30g，麻黄 60g，荆芥 2g，黄连、栀子各 30g，共为粗末，每服 12g，水煎，食后服。功能清心泻火，散瘀退赤。主治同上方。

导赤散（《银海精微》） 木通 12g，甘草 6g，栀子、黄柏、生地黄、知母各 12g，共为粗末，每服 15g，入竹叶、灯心草各 15g，同煎食后服。热甚加入三黄汤（黄连、黄芩、大黄各9g）；目赤肿痛加蝉蜕、决明子、白蒺藜各12g；头痛加蔓荆子15g，藁本9g。

消毒三棱针点刺内迎香穴出血少许，用夏枯草、鲜竹叶、车前草、野菊花、青葙子各15～30g，开水冲泡当茶频饮，忌烟酒辛辣上火之物，适当休息，亦可迅速减轻赤热肿痛。或单用黄连6～12g，开水泡饮，并用少量洗眼，亦可泻火解毒，消肿止痛。或野菊花、薄荷、栀子各15g，服用法、作用同上方。

赤脉传睛，微痒不痛，补心汤为主

组成：知母12g，当归15g，桔梗9g，人参、连翘、远志各12g，黄芪24g，甘草6g，生地黄18g，麦冬15g，水煎，加黄酒一小杯，食后温服（《银海精微》方）。饮食温和，劳逸适度，谨防感冒。

功能：滋阴益气，降火养血。主治：赤脉传睛虚证，丝脉淡红而细，微痒不痛，甚则怔忡不寐，眩晕心烦，舌绛少苔，脉象细数。

【常用成方】得效补心丹（《世医得效方》）　生地黄（酒炒）120g，人参、玄参、丹参、桔梗、远志（去心）各15g，炒酸枣仁、柏子仁（炒研去油）、天冬（炒）、麦冬（炒）、当归（酒洗）、五味子（炙）各30g，为末，蜜丸，弹子大，朱砂为衣，临卧时灯心汤下1丸，或用上方补心汤送服。功能滋阴降火，养血安神。主治赤脉传睛虚证，失眠怔忡，头脑晕眩等症。若兼见耳鸣咽干，腰酸膝软，梦遗失精，夜寐盗汗等症，则宜滋补肾水而泻阴火，用六味地黄丸或知柏地黄丸，补心汤下。

冷泪时下，迎风更甚，菊精丸为主

组成：甘菊花（去净梗、叶，炒）120g，巴戟肉30g，肉苁蓉（酒洗去皮，切片，炒）60g，枸杞子（捣，焙）90g（《审视瑶函》方），共为细末，炼蜜为丸梧桐子大，每服9g，温酒或淡盐汤空腹食前送下。

功能：补益肝肾。主治：眼睛不红不肿，泪下无时，迎风更甚，泪水清稀，日久视物昏花不清，寒凉时加重，温暖则轻等症，属于肝肾两虚，精血不足，复因风寒侵袭，或悲伤过频所致者。下列诸方，俱可选用。

【常用成方】左归丸（《景岳全书》）　熟地黄240g，山药、枸杞子、山茱萸、菟丝子、鹿角胶、龟甲胶、牛膝各120g，共为细末，水泛为丸梧桐子大，每服6～9g，食后淡盐汤下。功能补益精血，主治近同菊精丸。

河间当归汤（《审视瑶函》）　焦白术、白茯苓各 12g，干姜、细辛各 3g，川芎、白芍各 9g，炙甘草 6g，官桂 3g，陈皮 9g，当归身（酒洗）12g，人参 9g，生姜 3 片，大枣 5 枚，水煎温服。功能补气养血，兼去风寒。用于冷泪时下，气血不足，兼有风寒者。气血亏甚者，可用十全大补汤（方见胞轮振跳下）。

热泪时下，眵泪头痛，羚羊角散调治

组成：羚羊角（锉细末）、羌活、玄参、车前子、栀子、黄芩、瓜蒌各 15g，胡黄连、白菊花各 9g，细辛 3g。共为细末，每服 6g，食后竹叶煎汤送服。

功能：平肝祛风，清热止泪。主治：热泪时下，内因肝火炽盛，外因风热侵袭，畏热羞明，眵泪稠黏，日久视物昏糊等症。以下诸方，均可对证选用。

【常用成方】白蒺藜散加减方（经验方）　白蒺藜、菊花、蔓荆子、草决明、连翘、薄荷、蝉蜕、车前子、青葙子、木贼、黄芩、牡丹皮各 12 ~ 18g，甘草 3 ~ 6g，水轻煎，饭后温服。第三煎宽水，煎开后加陈醋半斤，泡足半小时，以助引热下行。功能疏风清热，退翳明目。主治肝肺风热上行，双目红赤多泪，畏热羞明，头脑胀痛等症。加减：肝阳上亢，目赤脑胀者，加地龙、石决明、白芍；肝经血热，目赤鼻衄者，加生地黄、大蓟、栀子；肝经风热，迎风流泪者，加桑叶、防风、密蒙花；肝风上扰，目赤眩晕者，加天麻、钩藤、羚羊角；血热目赤，赤丝横布者，加生地黄、赤芍、红花；溺赤便秘，烦闷脘胀者，加大黄、木通、枳壳；肾阴不足，腰酸尿黄者，用此方煎汤送服六味地黄丸，1 次 6 ~ 9g。余随症加减。

迎风流泪验方（经验方）　霜桑叶（即喂蚕之桑树叶，霜降后采收，阴干备用）30g，软防风 18g，甘菊花 24g，蝉蜕、僵蚕各 15g，石斛 18g，生地黄 30g，牡丹皮、甘枸杞、密蒙花各 18g，甘草 6g，水煎 2 次内服，药渣宽水再煎，外用熏洗双目，然后加热泡足。尽量饮食清淡，保障睡眠，心情平和，劳逸适度。功能疏风清热，养阴止泪。用于肝经风热或肺肾虚火上炎，以致迎风流泪，目涩干痛，视物不清等症。口感适宜，熏洗不难，非但效果明显，且无任何不良反应，实为清肝明目止泪良方。

桑叶甘寒，凉血润燥；防风微温，搜肝泻肺；甘菊花性凉，清肝明目；蝉蜕、僵蚕辛凉，疏风清热；生地黄、牡丹皮凉血养阴，清热泻火；石斛甘淡，滋阴清热；枸杞子甘平，清肝滋肾；密蒙花甘寒，退翳止泪；甘草清热，调和诸药。诸味和合，以成滋肾清肝、疏风止泪之功。

止泪方（经验方）　生石膏 30 ~ 90g，黄芩、瓜蒌仁、甘菊花、薄荷、蝉蜕、栀子各 9 ~ 12g，酒炒黄连 6 ~ 9g，车前子 15 ~ 30g，水煎温服，末煎药渣宽水，煎开后加陈醋半斤泡足。功能清热泻火，主治目赤多泪，畏热羞明，甚至头痛心烦等症。

洗眼方（经验方）　霜桑叶、杭菊花、防风、蝉蜕、牡丹皮、黄连各 3 ~ 6g，煎水先熏后洗双目。或宽水煎开，部分熏洗，其余代茶饮，有疏风清热、泻火明目作用。

无论冷泪、热泪，都可配合针灸治疗，则收效更速。除服药、针灸治疗外，自我调养也很重要。尽量保持心情平和，劳逸适度，保障睡眠，饮食温和，减少烟酒、辛辣、荤腥等助湿生热之物的刺激，则不难治愈。

暴风客热，白睛红赤，泻肺汤加减

组成：石膏 30 ~ 60g，赤芍、黄芩、桑白皮、荆芥、防风、蝉蜕、僵蚕、薄荷叶、白芷、连翘、木通各 9 ~ 15g，甘草 3 ~ 6g，水煎温服（《眼科纂要》方）。三煎药渣宽水，煎开后加陈醋半斤，适温泡足。需要注意休息，饮食清淡，心情平和。

功能：疏风清热，泻火解毒。主治：暴发火眼，突发白睛红赤，热泪流淌，羞明隐涩，甚至胞肿如桃，眼珠剧痛，坐卧不宁等症。

若在野外自救，速用较硬竹叶尖刺破内迎香穴（两鼻翼内侧，容易刺破），令出热血，并适当饮水及休息，片刻即可减轻暴赤目痛，接服上药，多可速愈。

若是电焊刺激，可用人乳点眼，一般 24 小时后即可消退。在服汤药前，可用野菊花、薄荷、鲜竹叶（淡竹叶亦可）、桑白皮、车前草各 15 ~ 30g，开水冲泡，微温频饮，亦能迅速减轻症状。

【常用成方】凉膈连翘散（《银海精微》）　连翘 9 ~ 15g，大黄（后下）、黄连各 6 ~ 9g，薄荷、栀子各 9 ~ 15g，甘草 3 ~ 6g，黄芩 9 ~ 15g，朴硝 6 ~ 9g（分 2 次冲服），或加野菊花、白蒺藜、蝉蜕、僵蚕、淡竹叶各 9 ~ 15g，以增强清肝泻火、速退目赤之功。水煎温服。功能清热泻火，清肝明目。主治暴发火眼，目赤肿痛，热泪流淌，或兼头痛恶热，便秘溺赤，心烦不宁等症。

【小单方】白蒺藜、桑白皮、栀子各 6 ~ 15g，开水冲泡当茶饮。或野菊花、赤芍、鲜竹叶（淡竹叶亦可）各 9 ~ 24g，服法同上。或霜桑叶、决明子（微炒打碎）、密蒙花各 15 ~ 30g，水煎温服。三方均有清泻肝火、明目退赤功效。暴发火眼或天行赤眼（俗称红眼病，有传染性），都可用以辅助治疗及预防。

天行赤眼，赤肿痛痒，泻热黄连汤加味

组成：黄连（酒炒）9g，黄芩（酒炒）、龙胆草各15g，生地黄（酒炒）18g，升麻、柴胡各9g（《东垣十书》方），加大青叶18g，薄荷15g，蝉蜕12g，车前子30g，野菊花、牡丹皮各15g，水煎温服。

功能：清热泻火，解毒消肿。主治：天行赤眼，红眼病流行，时气邪毒所侵，肿胀眵泪，痛痒交加，畏光羞明，沙磨难睁，睡起时睫毛与两睑黏封，有先患一眼，而后两眼齐发，亦有一眼初愈，另一眼又起，速愈则良，持久者须防黑珠生翳。

加减：胃火炽盛，心烦口渴者加生石膏30～60g；大便秘结者加酒炒大黄9～15g，以大便通畅为度；小便黄短或涩痛者加淡竹叶9～24g，川木通9～15g；红肿甚者加金银花15～30g，连翘9～15g；头痛加蔓荆子15g，羚羊角粉3g（分2次吞服）。余随症加减。

治法方药与暴风客热赤眼大致相同，但须注意预防，个人用具如手帕、面巾、脸盆等，都要进行严格消毒，健康人最好不要使用，等等。

【小单方】初起时即用鸡蛋清加黄连细末放碗中，用筷子搅打至泡起，取浮沫点眦内（大、小眼角俱可），清热解毒效果甚佳。或用蒲公英鲜品120g（勿用带残花及花絮）或干品60g，霜桑叶30g，野菊花15g，板蓝根或大青叶15～30g，水煎两大碗，一碗分2次温服，一碗趁热熏洗双目，也有一定效果。暴发火眼下二方，亦可选用。饮食清淡，注意休息，心情平和等，均较重要。

赤丝虬脉，微痛微痒，退赤散为主

组成：蜜炙桑白皮、甘草、牡丹皮（酒洗）、黄芩（酒炒）、天花粉、桔梗、赤芍、当归尾、瓜蒌仁（去油，为霜）各等份，共为细末，每服6g，麦冬去心煎汤送服。

功能：清热活血。主治：白睛表面赤脉纵横，虬蟠旋曲，丝脉粗细疏密不等，或伴羞明流泪，微痛微痒，属于血热蕴伏血络者。

【常用成方】退热散（《审视瑶函》）赤芍、黄连（酒炒）、木通、生地黄、山栀子（炒）、黄柏（盐水炒）、黄芩（酒炒）、当归尾、甘草梢、牡丹皮各等份，共为细末，每服15g，水煎热服。功能清热散瘀。主治虬脉粗赤，黏涩紧痛，羞

明眵泪等症。

蒙花散（《眼科纂要》）　密蒙花、木贼草、白蒺藜、地骨皮、桑白皮各 15g，蝉蜕、连翘各 12g，石决明 18g，青葙子、菊花各 15g，水煎温服。三煎药渣宽水，煎开后加陈醋半斤，适温泡足。先服上方，继服此方，主治赤丝虬脉，涩紧不爽，微痒眵泪，视物不清等症。待赤丝退后，续服石斛夜光丸或杞菊地黄丸，用密蒙花煎水送服，以滋肾养阴，清肝明目，巩固疗效。并加以自我调养，饮食温和，节酒戒烟，少食荤腥厚味之物，保障睡眠，劳逸适度，勿在强光下用眼劳作，以防反复复发。

白睛溢血，界限分明，退赤散加减

组成：桑白皮 15g，天花粉、黄芩、牡丹皮、当归尾、赤芍各 12g，生地黄、玄参各 18g，栀子、薄荷各 12g，甘菊花 15g，甘草 3g，水煎温服。

功能：清热凉血，活血止血。主治：白睛溢血，界限分明，不痛不痒，视物亦无明显影响，多因热客肺经，血热妄行，或因剧烈咳嗽、呕吐、酗酒过度及妇女逆经、轻度磕碰等引起，一般都能在 5 天左右自行消退，若不消退，可用本方调治。预后较好。

云雾移睛，或称飞蚊，明目地黄丸调治

组成：熟地黄（焙干）120g，生地黄（酒洗）、山药、泽泻、山茱萸（去核，酒洗）、牡丹皮（酒洗）、柴胡、茯神（乳汁浸蒸，晒干）、当归身（酒洗）、五味子（烘干）各 60g，共为细末，炼蜜为丸梧桐子大，每服 9g，空腹淡盐汤下（《审视瑶函》方）。

功能：滋养肝肾，补益阴血。主治：用于眼前出现幻象，形如黑花、蛛丝、蚊、蝶、蛇、旌旗等象，空中荡漾，隐现不定，色泽以灰黑为多，光线暗时较为明显，随视线动而动，一般不影响视力，心情平和，身体健康时多能自行消失，情绪低落、肝肾亏虚时明显加重等症。

如久不痊愈者，明目地黄丸、杞菊地黄丸、石斛夜光丸、羊肝丸、猪肝丸等中成药，亦可对证选用，均有滋养肝肾及明目之功。症状轻者，每日用枸杞子、甘菊花各 9 ~ 15g，煎水送服六味地黄丸适量，并加以养护眼睛，勿熬夜饮酒，精神减压，劳逸适度等，此症不难治愈，也无明显不适及后遗症。

【常用成方】**镇肝散**（《秘传眼科七十二症》）　当归、赤芍、白芍各 15g，羌

活、柴胡各 9g，知母 18g，防风、荆芥、薄荷、黄芩、川芎、桔梗各 9g，甘草6g，石膏 30g，滑石 15g，加枳壳 12g，黄连 6g，白水煎，食后热服。用于因肝脏劳热，眼前常见黑花等症。

地黄丸（《秘传眼科七十二症》）　熟地黄 60g，当归、赤芍、石斛、藁本、夏枯草、楮实子、青葙子、蔓荆子、草决明、龙胆草、白芍、黄芩各 30g，远志（去心）、黄芪各 15g，共为细末，炼蜜为丸梧桐子大，每服 30 丸，食后，日进三服。主治头眩脑痛，眼涩生花，往来昏黑，因于房事不节，肝肾虚劳，致使头脑诸部，骨节皆痛，速用蒙花散（见上赤丝虬脉下）、镇肝散、地黄丸治之，以防瞳孔散大难治。

眼科病症仅《秘传眼科七十二症》就有 72 种之多，《审视瑶函》《银海精微》等专科名著都有详细记述，事眼科者自然熟谙。个人受家传影响，并未专事此科，故仅就自己试验过的常见病症用方，暮年小结于此，权作小结而已。凡未试验方药，概未纳入，以免牵强附会，自误误人。

喉痹肿痛，吞咽不利，清热利膈汤加减

组成：荆芥、防风、连翘、栀子、黄芩、薄荷（后入）各 9 ～ 15g，牛蒡子 12 ～ 18g，玄明粉（冲服）6 ～ 9g，桔梗 9 ～ 15g，金银花 15 ～ 30g，玄参9 ～ 18g，甘草 3 ～ 6g，僵蚕 6 ～ 12g，淡豆豉 9 ～ 18g（《喉科紫珠集》方，原方去大黄、黄连，加僵蚕、淡豆豉，为个人常用量，热甚者复入二黄）。1 剂药水煎 2 次，药汁混合一处，分 2 次食后温服。三煎药渣宽水，煎开后适温泡足。暂勿饮酒，饮食清淡，劳逸适度，谨防感冒。

功能：疏风清热，解毒消肿。主治：喉痹因于风热，咽喉干燥，微红微肿，吞咽不利，感觉微痛，日渐加重，或伴咳吐黄痰，声音沙哑等症。

加减：大便秘结者复入原方大黄、黄连；小便黄短者酌加淡竹叶、木通；心烦不寐、口渴欲饮者加麦冬、天花粉、朱灯心量，并加用外吹药（见下）、针刺、漱口及参考相应方对证调治。

喉痹起病较急，及时对证治之，亦易速愈。但要如方下所嘱，配合治疗。初感咽喉微肿微痛，即用加味玄麦甘桔汤（玄参、麦冬各 15g，甘草 3g，桔梗12g，金银花 15 ～ 30g，连翘、僵蚕各 9 ～ 12g），水轻煎，代茶饮，或用冰硼散吹喉，多可速愈。

【**常用成方**】六神丸（雷氏方，中成药，配制较难，药房有售）　每日 2 次，

每次 6～10 粒（极小丸，比油菜籽还小），温开水送服，含化效果较佳。功能清热解毒，消肿止痛。主治咽喉红赤肿痛，甚则吞咽困难，语言难出，声音沙哑。

冰硼散（《外科正宗》）　玄明粉（风化硝）15g，朱砂 2g，硼砂 9g，冰片 1g，共研极细粉，吹于喉部患处，或用吹药器喷入，一日五六次。有清热解毒、消胀止痛之功，用于喉痹咽喉肿痛。玄明粉破结消肿，二砂清热解毒，冰片消肿止痛，故为咽喉肿痛常用外吹药之一。

冰麝散（《中医喉科》）　黄柏、黄连各 3g，甘草 2g，鹿角霜（刮去皮髓）9g，玄明粉 3g，明矾 2g，硼砂 7.5g（炒），冰片 2g，麝香 0.3g。先研黄连、黄柏、甘草三味，再加入其他各药，共研极细粉，用吹药器吹入患处。功能、主治同上方，其清热解毒、消肿止痛作用优于冰硼散。

复方开口箭散（经验方）　开口箭根、白蚤休各 15g，冰片 2g，金果榄 30g，生甘草 3g。上药 5 味，除冰片另研外，余药共研极细粉，和入冰片再研极匀，瓷瓶密贮备用。每用少许，吹于患处，日三四次，红肿甚者，日五六次。或用蜂蜜和药末为丸莲子大，含于口中，缓缓咽下。功能清热解毒，消肿止痛。主治咽喉肿痛，因于素体肺胃积热，或因外感发热诱发喉痹，红肿疼痛，口干口渴，甚至声音沙哑，红肿溃破等症。或单用金果榄 1 日 6～9g，水煎温服；或研细末，用开口箭 6～9g 煎水，调服金果榄粉，1 次 3g，1 日 2～3 次，均有显著消肿止痛作用，对于风火实证引起的咽喉肿痛等症，屡用皆验。肾阴不足、虚火上炎所致咽喉肿痛，尿清便溏，症状不重，缠绵日久者，以上诸方慎用。

漱口方（经验方）　防风、甘草各 6g，金银花 15g，连翘、薄荷、荆芥、白芷各 3g，加水两大碗，煎取一碗，微温不计时漱口。功能疏风清热，解毒止痛，去除口中异味，保持口腔清洁。

肺肾阴虚，咽干颧红，二阴煎加味

组成：酒炒生地黄 24g，麦冬、玄参、酒炒知母各 15g，黄柏（盐水炒）、牡丹皮、桔梗、胖大海各 12g，石斛 18g，甘草 6g，水煎温服。四煎药渣宽水，煎开后加陈醋 3 两，适温泡足。需要饮食温和，勿熬夜饮酒，劳逸适度。

功能：滋阴降火，润喉止痛。主治：阴虚火旺，咽喉微红微肿，吞咽微痛，甚则咽喉糜烂，出现白色溃点，早轻晚重，至夜更甚，或兼咽干舌燥，颧红，手足心热，精神疲倦。肺肾阴虚，忌过用苦寒泻火，以防阴虚愈甚，虚火愈旺。

【常用成方】**八味长寿汤**（《医级》）　熟地黄 24g，山茱萸、怀山药、牡丹皮、茯苓、泽泻、麦冬各 15g，五味子 6g，水煎温服。功能滋肾养阴。主治肺肾阴虚，咽喉微肿微痛，口干口渴等症。

甘露饮（《太平惠民和剂局方》）　鲜枇杷叶（去净毛）、干地黄、生地黄、天冬（去心，焙）各 15g，枳壳（去瓤，麦麸炒）9g，茵陈（去梗）、麦冬（去心，焙）、石斛各 15g，炙甘草 6g，黄芩 9g，水煎温服。或各加量两倍，或熬膏和熟蜜适量温服。功能滋阴清热，生津止渴。主治基本同上方，生津止渴作用较强。

一阴煎（《景岳全书》）　生地黄 18g，白芍 15g，麦冬 18g，丹参 24g，甘草 6g，牛膝、熟地黄各 15g。功能、主治同上二方，且能引热下行。

【小单方】麦冬、石斛、胖大海各 6 ~ 15g，为 1 日量，开水泡饮，亦能清热养阴，生津润喉。小方常饮，可治咽干微痛。或用沙参 15g，桔梗 6g，罗汉果半个，服法、功用同上方。

病久阳虚，咽喉微痛，八味丸引火归原

组成：熟地黄 30g，山茱萸、怀山药、牡丹皮、茯苓、泽泻各 15g，黑附片（先煎）、上肉桂各 3 ~ 6g。1 剂药文火缓煎 3 次，药汁混合一处，分多次食后冷服或微温服。注意保暖，谨防感冒，忌寒凉、温热饮食，总以温和为要。

功能：扶阳温肾，引火归原。主治：喉痹病久，或因过用苦寒之味伤阳，以致咽喉微痛缠绵，面色苍白，声音低微，小便清长，大便溏稀，甚至四肢不温，畏寒怯冷等症。

此证型少见，偶尔遇到，忌用表散及苦寒泻火之味，以防续伤气阳，而使病情加重。但若不是真虚寒证，此方亦不可轻用，否则"火上添薪"，险象立见。故对证用药，始终不能忽略。面白不渴，四肢畏寒，小便清长，大便溏稀，即是阳虚之征，当用此方，以六味地黄汤滋肾养阴，附、桂引火归原。或用蜜炙附子口含，缓缓咽下汁液，以驱散咽中之寒，而作应急辅助之用。

若属脾肾阳虚者，下列诸方，可对证选用。

【常用成方】**附子理中汤**（《证治准绳》）　附子、干姜各 6g，白术、人参各 15g，甘草 6g，水煎，冷服。主治喉痹日久，或误用苦寒伤阳，以致脾肾虚寒，尿清便溏，四肢不温，畏冷怯寒，咽喉微肿微痛，缠绵不愈。

加味四君子汤（经验方）　人参、白术、茯苓各 15g，甘草 6g，黄芪 30g，大枣 5 枚，山药、黄精、石斛、玉竹、百合各 15g，水煎温服。功能益气养阴生津。主治喉痹日久，肺气津液两伤，食少困倦，乏力懒言，动则气喘。

加味四物汤（经验方）　当归、熟地黄、川芎、白芍、制何首乌各15g，阿胶12g（烊冲），胡麻仁、麦冬、小黑豆各18g，水煎温服。功能补血润燥。主治喉痹日久，或因思虑劳伤，阴血亏乏，唇淡无华，头晕目眩，便秘消瘦等症，并可与下方琼玉膏相兼服，以养阴益气。

琼玉膏（《洪氏集验方》）　生地黄300g，茯苓、人参各90g，白蜜120g。先将生地黄熬汁，去渣，入白蜜炼稠，茯苓、人参为细末和入，瓷罐封，隔水炖半日，每服一二匙，日服二三次。功能、主治同上方，兼能补脾益气。可与一阴煎相兼应用。

喉痹为咽喉肿痛诸症之总称。属外感者，风热居多，风寒少见；属内伤的，阴虚者多见，阳虚的少见。喉痹诸症，病机复杂，外感所致，起病较速，红肿明显，一般病程较短；内伤引起，起病较慢，劳倦后病情加重，且红肿不甚，兼有咽干等症，一般病程较长。所谓"慢性咽炎"，不但病机复杂，而且缠绵难愈。虽不为大病，但反复无度，亦颇为烦人。医者辨证要细，用药无误方效；患者需要配合，养护忌口，不能稍息。能做到如此，治愈者仍为多数。

乳蛾急促，内外兼治，内服清咽利膈汤

组成：防风、荆芥、薄荷、桔梗、黄芩、栀子、连翘各12g，玄参、牛蒡子各18g，甘草6g，金银花24g，鲜竹叶15g（《证治准绳》方），水煎温服。成人药渣宽水再煎，加陈醋适量泡足。饮食清淡，谨防感冒，劳逸适度，保持口腔清洁。

功能：疏风清热，消肿解毒。主治：风热邪毒所侵，咽喉两侧，或单或双，突起血疱，形如乳头，或如蚕蛾，高肿根脚收束，色泽深红或瘀暗，影响呼吸，甚则憋闷烦躁，面色通红，堵塞呼吸，情形危急等症。

每遇此患，急用消毒长三棱针，对准血疱（乳蛾），轻轻刺破，令恶血流出吐之，以微温淡盐开水漱口，随用冰硼散少许吹于患处，即刻（3分钟以内）便能获安。10岁以下小儿无外感发热及其他疾病，而突发此患者，刺破乳蛾出血，少吹冰硼散即愈，多数无需服药。成人素体肺胃积热，或因外感时邪引起的，应急速处置，首先针刺乳蛾（血疱），速令恶血流出，继刺手、足十宣穴出血，使热随血解，速缓其急；而后用清咽利膈汤对证加减内服，以疏风解表，清热解毒。平素嗜食煎炙厚味，或熬夜饮酒，肺胃热盛，胃燥口臭，便秘尿黄者，方中加黄连、大黄、石膏、知母、木通；烦渴引饮，饮不止渴者，加麦冬、天花粉、

鲜芦根、石斛，大多都能速愈。以下二方，均可选用。

【常用成方】喉痹红肿下六神丸等方，亦可相互应用。

清咽双和饮（《喉科紫珠集》） 桔梗 9g，金银花 15g，当归尾、赤芍各 9g，生地黄、玄参各 15g，赤茯苓、荆芥穗、牡丹皮、川贝母各 9g，甘草 6g，葛根、前胡各 12g，水煎温服。功能清热化痰，解毒消肿。用于单双乳蛾，咽喉肿痛，口渴痰黄等症。

加味玄麦桔梗汤（经验方） 玄参、麦冬各 12 ~ 24g，桔梗 9 ~ 15g，甘草 3 ~ 6g，金银花 15 ~ 30g，连翘、木蝴蝶各 9 ~ 15g，宽水轻煎，微温当茶饮。功能清热利咽，消肿止痛。主治咽喉红肿疼痛，干咳喑哑等症。

单用开口箭、金果榄、胖大海、罗汉果、金银花、麦冬、玄参、白蔹休、鲜茅根、鲜芦根等味一二种，开水泡饮，亦有清热利咽、消肿止痛功效。用于病情不重者，可作小方辅助治疗。除针刺、药物治疗外，饮食清淡、心情平和、谨防感冒等，对治疗效果及预后都至关重要。

至于发生在喉间及其附近部位的喉痈（总称）、喉关痈、上腭痈等，其症状多为红肿焮痛，以致溃破出脓，偶有发热等全身症状，病情发展与乳蛾相近，性质亦属热毒为患，发展较为迅速，治法与外科痈毒及乳蛾、喉痹近同，都需要及时治疗，方药可参照喉痹辨证施治。必要时尽早住院治疗，以防发生《灵枢·痈疽》所说"痈发于嗌中，名曰猛疽，猛疽不治，化为脓，脓不泻，塞咽，半日死"的严重后果。痈属阳实证，病情发展迅速，治疗必须及时，虽然势猛，但较容易治愈，预后多良，用药不可过于寒凉。疽多属阴，虽然发展较慢，更应引起重视，因为治不对证，往往久治不愈，且预后多不良。

喉风发病也很迅猛，一日之间即可出现呼吸困难，痰涎壅盛，语言难出，甚至牙关噤闭、神志不清等危急症状。其名目繁多，各说不一，如紧喉风、锁喉风、烂喉风、缠喉风等，若非专事喉科医者，不知应用多种方法综合治疗，稍有失当，将会贻误病机，病情迅速恶化，甚至无法挽救。我非专事此科，故不敢揽治险候，所整理方药，皆为治疗常见咽喉病症，且都经过反复治验，方纳入书中。至于疫疬时气所致的传染性喉病，如白喉、疫喉痧等疾患的治疗方药，不予纳入，因为自己未曾经历及治验，需要者请查看相关专书。

喉痈如豆，潮红疼痛，解毒消痈汤治之

组成：金银花 15 ~ 30g，连翘 9 ~ 12g，蒲公英、紫花地丁各 15 ~ 24g，

生地黄、赤芍、牡丹皮、玄参各 9 ～ 15g，生石膏 30 ～ 60g（先煎，去浮沫），知母 9 ～ 18g，生甘草 3 ～ 9g，水煎温服。四煎药渣宽水，煎开后取少量微温漱口，其余适温泡足。需要饮食清淡，保障睡眠，谨防感冒，劳逸适度。

功能：清胃泻火，解毒消肿。主治：喉疳属于胃热，初起喉关微痛，继而溃烂，多在一侧，大小不一，腐肉较厚，其色灰白，不易脱落，气味恶臭；毒火盛者，容易出血，或偶伴发热、便秘、食少等症。若与走马牙疳并发者，每因邪盛正虚，不易治疗。初起胃火炽盛，速用此方治之，以图热毒清解，喉疳消散。

加减：大便秘结加酒炒大黄 9 ～ 12g（以大便通畅为度）；小便黄短加淡竹叶、川木通各 9 ～ 15g；纳差食少加漂白术 15g，陈皮 9g。

若属外感发热引动胃热、风热相搏，灼伤咽喉而生喉疳者，用下方疏风清热汤为主以清解之。

【常用成方】疏风清热汤（经验方）　薄荷 15g，蝉蜕、僵蚕各 12g，荆芥、防风、牛蒡子各 15g，金银花 24g，连翘、桔梗、浙贝母各 12g，黄芩、牡丹皮、玄参各 15g，板蓝根 18g，甘草 6g，水煎，食后温服。四煎药渣宽水，煎开后加陈醋 3 两，适温泡足。功能疏风清热，消肿解毒。用于喉疳初起，风热搏结，咽干灼热，喉关外上腭或悬雍（小舌）两旁、喉底（咽后壁）潮红疼痛，或生水疱，大如赤豆，小似芥子，根脚有红晕，红肿微痛等症。温毒甚者，红肿疼痛较甚，可加鲜生地、紫草、马勃等味各适量，以增强清热解毒功效，其余加减同上方。外用方同喉痹下备选方。

喉癣微痛，红白斑点，知柏合四物汤加减

组成：生地黄 24g（酒炒），怀山药、牡丹皮、山茱萸、白茯苓、泽泻各 15g，肥知母 18g（盐水炒），川黄柏 9g（酒炒），白芍（酒炒）、当归各 12g，麦冬、沙参、百合各 18g，水煎温服。勿熬夜，戒烟酒，饮食温和，劳逸适度，心情平和，谨防感冒。

功能：滋阴清热，生津润燥。主治：喉癣，因于阴虚劳损，肾水亏耗，虚火上炎，肺金受刑，津液被灼，失于濡润，以致咽喉干燥，微痛色暗，红白斑点，满绕红丝，日久渐烂，喉间干痒疼痛，入夜更甚，声音沙哑，夜寐盗汗等症。

加减：脾虚气短加人参、黄芪；肾虚精乏加制何首乌、枸杞子；血虚加阿胶、桑椹；干咳加川贝母、桔梗、海蛤壳（打碎）。

【小单方】外治单用柿霜一味，时时取少许含于口内，以润肺生津，止咳化

痰。或用玄麦甘桔汤加味（玄参、麦冬各 12g，桔梗 9g，甘草 3g，胖大海、木蝴蝶、玉竹各 6g），开水冲泡当茶饮，以清热润肺，生津润喉。

飞扬悬旗，猝生血疱，黄连解毒汤加减

组成：黄连 9g（酒炒），黄芩、黄柏（盐水炒）、栀子各 12g，生地黄（酒炒）18g，玄参 15g，连翘、牡丹皮、桔梗各 12g，牛蒡子 15g，金银花 24g，甘草 6g，水煎温服。四煎药渣宽水，煎开后加陈醋半斤，适温泡足。饮食清淡，忌食海鲜及一切辛辣干燥之物，勿近烟酒，心情平和，保障睡眠，适当休息，谨防感冒。

功能：清热泻火，凉血解毒。主治：口腔内猝生血疱，生于上腭的名"飞扬喉"，生于悬雍垂下端尖头处名"悬旗风"。因于阳盛火旺体质，或嗜食辛辣厚味，脾胃积热，以致血分热邪上充，或被食物擦伤，或咯吐、呛咳刺激，突生紫色血疱，迅速胀大，形似黄豆、龙眼，甚至大如桃李，胀痛难忍，严重的舌不能伸，口不能言等症。

此症多发于阳盛实热体质，治法与乳蛾相近，首应用消毒三棱针尖刺破血疱，流出紫色瘀血，再用金银花、甘草适量煎水漱口，清除瘀血，续以朱黄散或冰麝散（方见喉痹下）吹患处，以化腐生新止痛。飞扬喉生于悬雍垂外面，由于血疱过大，多数可以自溃，但有些悬旗风不能自溃，需用针刀刺破。针刀刺时，要用压舌板将悬雍垂（小舌）托住，小针刀轻轻刺破表皮，放出瘀血即可，切勿向内刺，严防出血不止，出现危险。

【常用成方】朱黄散（《中医喉科学》经验方）熟石膏 15g，雄黄 6g，煅人中白 9g，炒硼砂 15g，飞净朱砂 1g，冰片 2g，共研极细粉，用喷药器喷入患处。功能解毒收敛。主治乳蛾、飞扬喉、悬旗喉、喉疳等症溃后不敛。

加味甘桔汤（《外科真铨》）生地黄、玄参各 15g，枳壳、桔梗、牛蒡子、防风各 9g，金银花 15g，连翘、牡丹皮各 9g，炙穿山甲 3g，蒲公英 15g，甘草 6g，水煎温服。功能清热解毒，散瘀消肿。主治喉痹红肿，乳蛾瘀积、飞扬喉、悬旗风热毒壅滞，肿胀瘀积等症。

喉疔如钉，麻痒肿痛，清营地丁饮调治

组成：水牛角片 15～30g，生地黄、玄参、淡竹叶、牡丹皮各 15g，黄连 9g，金银花 30g，连翘、紫花地丁、野菊花、蒲公英、紫背天葵各 15g，甘草

6g，水煎温服。四煎药渣宽水，煎开后加陈醋半斤，适温泡足，以辅助引热下行。饮食清淡，忌食一切荤腥油腻、辛辣热燥、上火发病之物，心情平和，劳逸适度，谨防感冒。

功能：清热泻火，解毒消肿。主治：邪热胃火搏结，上攻于咽喉，初起咽关麻痒，继而红肿热痛，重者兼见恶寒发热头痛，红肿增剧，语言、吞咽困难，高热口渴等症。

加减：口渴加麦冬、天花粉各 15g；便秘加酒大黄 9g。症状重者送服梅花点舌丹 3g。高热烦躁不宁者送服紫雪丹或牛黄清心丸、安宫牛黄丸。

疗色鲜红者轻，紫暗者重，暗黑者最重。结肿不散，顶突则有作脓趋势，破后脓出，症状减退，此为顺证；根脚走散，其势漫肿，或软陷腐烂，心烦躁，脉细肢冷者，则属逆证。此患证属热毒，舌质红绛，舌苔黄厚，脉象浮数洪大有力者，则脉与证一致。初用本方水煎内服外，尚要配合其他疗法，从速治之，谨防毒邪深入，警惕"疗疮走黄"，发生严重后果。若疗头小而软者，可用消毒三棱针刺破排脓。若见疗疮走黄征兆，可应急针刺少商、商阳二穴出血以泻热，针合谷、委中、灵台等穴，以疏解热毒，并用下方青果散吹喉等治法。中西医结合治疗，以防疗疮走黄而出现危象。

【常用成方】单味野菊花方（《验方新编》） 野菊花（无花用全株连根，洗净泥土，甩去水气，捣融取汁半碗，食后温服。体外疗疮，渣敷患处）。或用干野菊花 30g，山慈菇 15g，水煎温服。或用野菊花、紫花地丁、蒲公英各 15～30g，水煎温服。均有清热解毒、消肿散结功效，但仅可用于热毒为患之疗疮及阳实热证疮痈。

青果散（《中医喉科学》） 青果（晒干）6g，壁钱 30 个（炙焦），牛黄、冰片、青黛、人指甲（炙酥）、珍珠粉各 0.2g，共研细粉，瓷瓶密贮，勿令泄气。每用少许，吹于喉中或患处。功能祛风清热，解毒排脓，生肌收敛。主治喉疗、飞扬喉等症溃后，用以清解余毒，去腐生肌。

梅花点舌丹（《外科症治全生集》） 沉香、乳香、冰片、硼砂、破大珍珠、腰黄、没药、熊胆、葶苈子、血竭各 3g，蟾酥、麝香、牛黄、朱砂各 6g，各药精制，各研极细粉混合均匀，黄小米煮糊为丸绿豆大，金箔为衣（自己配制麻烦，有成药出售）。初起服之可消，已成服之解毒消肿。初起每服 1 丸，以葱白包裹打碎，陈酒送服，盖被取汗（诸书皆云"酒送使醉，盖被取汗"。但各种疗疮皆属热毒所致，最忌饮酒，我遇此患，俱严禁饮酒，皆如期治愈。原方记述，仅存备考）。外用以白酒或陈醋磨汁，涂敷患处周围留头，以解毒消肿止痛。

此丸用清营地丁饮煎汤送服，1 次 1～3g，1 日 2 次，食后温服，比单服汤药效果明显为佳。加以酒化涂敷患处，其消肿止痛作用更速，身体其他部位生疗，治法及注意事项基本相同。正气不足者用下方扶正祛邪。

扶正托毒饮（经验方） 生黄芪、金银花各 15～30g，天花粉 9～12g，当归、玄参、连翘各 9～15g，桔梗 9～12g，陈皮、甘草各 6～9g，水煎温服。功能扶正祛邪，解毒消肿，排脓生肌。用于疗毒正气不足，初起肿难消散，溃后不易收敛等症。气虚脾弱者加人参 6～12g，白术 9～15g；坚不易溃者加炙穿山甲、白芷、皂角刺各 3～6g；口渴心烦者加朱灯心 6g，麦冬 18g；小便黄赤加淡竹叶、栀子各 9～15g；大便秘结加酒大黄 6～12g（后下），瓜蒌仁 15g。余随症加减。

较小骨鲠，吞咽不顺，速用威灵仙煎汤含咽

组成：威灵仙 30g，清水、陈醋各半煎汤，含于口中，缓缓咽下，用于较小的鸡、鸭、鱼刺骨鲠于喉中不下，吞咽不顺，梗阻不舒，甚至红肿疼痛等症。此方含咽，多在半日内其骨即可软化、咽下，不适症状随之消除。续用金银花 15g，桔梗 9g，玄参、麦冬各 15g，甘草 3g，开水冲泡饮之，以防溃破后感染，腐烂化脓等症。屡用屡验，效果稳妥。但较大骨鲠，应考虑尽早手术取出。

【常用成方】双砂汤（《外科症治全生集》） 威灵仙 15g，砂仁、草果各 9g，白砂糖适量烊冲，水煎，食后温服。主治鸡鸭鱼刺骨鲠喉中不下。

【小单方】 威灵仙 15～30g，桔梗 9～15g，宽水煎汤，加入熟蜂蜜适量，微温频饮，功能软化骨刺，清润咽喉，主治同上方。

口疮实证，色红顶黄，导赤散加味

组成：生地黄（酒炒）18g，玄参、淡竹叶各 15g，木通、栀子各 12g，朱灯心 6g，桔梗、黄芩（酒炒）各 12g，黄连（酒炒）9g，金银花、白茅根各 30g，甘草梢 6g，水煎温服。饮食等注意事项同喉疗。

功能：清热泻火，解毒消肿。主治：口舌生疮，属于脾胃积热，热盛化火，上攻于口舌，肿粒如豆，溃破成片，红赤疼痛，心烦溺赤等症。

加减：大便秘结加酒炒大黄 9～12g，以大便通畅为度，不通适当加量。

溃破后可用朱黄散（见飞扬喉下）吹患处，以败毒去腐，生肌收敛。同时

需要保持口腔清洁，饮食清淡，以配合治疗，寄希短期内治愈。治愈后续用金银花、玄参各 15g，桔梗 6g，甘草 3g，泡水饮。红肿疼痛者用下方含咽，并继续饮食注意及自我调养，以图减少复发。

【常用成方】复方金果榄散（经验方） 金果榄 30g，薄荷 9g，冰片 3g，玄明粉、硼砂、青果、绿豆皮各 6g，上药共研极细粉，瓷瓶密贮。用时以药粉少许吹患处，或涂于患处含之，一日三四次。或用蜂蜜拌和，做丸如芡实大，含于口中，缓缓咽下。忌食辛辣刺激、温热上火之物。功能清热解毒，消肿止痛。主治咽喉肿痛，口舌生疮，以及所谓'急慢性咽炎'，口腔干燥不适等症。

金果榄清热解毒利咽；薄荷疏散风热利咽；冰片清热开窍止痛；玄明粉消肿散结去垢；硼砂甘凉，治口齿诸病，软坚散结；青果清咽生津，除烦醒酒；绿豆甘寒，行十二经，解百毒，其功在皮，合于诸药，以清热解毒，消肿利咽，而治咽喉红肿疼痛或溃破等症。

口疮虚证，虚火上炎，加味知柏地黄汤

组成：生地黄（酒炒）24g，牡丹皮、泽泻、茯苓、山茱萸、山药、知母（盐水炒）、黄柏（酒炒）各 12g，地骨皮 15g，玉竹、沙参、石斛各 24g，桔梗 12g，水煎温服。饮食勿进辛辣干燥耗阴之物，勿熬夜饮酒，精神减压，劳逸适度。

功能：养阴清热。主治：阴虚火旺，口舌生疮，此愈彼起，缠绵日久，疮点由一个至二三个不定，表面黄白色，周围淡红，甚则舌质光红，舌面裂纹多寡深浅不一，口干不渴，脉细微数，肾水不足，虚火上炎之证。

若津液不足夹血虚，溃疡色淡，不易收敛的，可用下方对证内服、外敷，或用朱黄散（方见飞扬喉、悬旗喉下）吹患处。

【常用成方】黄连阿胶鸡子黄汤（《伤寒论》） 黄连 9g，黄芩、白芍各 12g，鸡子黄 1 枚，阿胶 9 克（烊化）（后二味入汤药和服）。治真阴亏损，血少火旺，心烦不得卧，舌光红现龟纹，用此方以清热滋液。

四物汤加减（经验方） 生地黄（酒炒）24g，当归、白芍（酒炒）、玄参、紫草各 9～15g，沙参、麦冬、金银花、生黄芪各 15～30g，生甘草 6g，水煎温服。功能滋阴养血，托毒敛疮。主治阴虚血虚，口疮色淡，久难收敛等症。

柳花散（《医宗金鉴》） 黄柏 30g，青黛 9g，肉桂 3g，冰片 1g，各研细粉，混合均匀，搽在口内疮面，以清热解毒，辟秽通脉。

若为阳实热证，可照喉痹热毒实证外用方如冰硼散等，涂搽或吹于患处。

口糜口臭，糜烂异味，连芩导赤散调治

组成：黄连9g，黄芩15g，金银花24g，牛蒡子、玄参各15g，桔梗、薄荷各12g，泽泻、茯苓各15g，生地黄（酒炒）24g，木通12g，淡竹叶15g，生甘草6g，水煎温服。三煎药渣宽水，煎开后取少量清澈液漱口，其余加陈醋半斤，适温泡足。

功能：清热利湿，解毒消肿。主治：嗜食厚味，湿浊化热，上及口腔而为口糜，牙龈、颊内、唇、舌等处红肿溃烂而痛，状若糜粥状，唾多稠黏，口中有异常臭味，妨碍饮食，偶见疼痛等症。

加减：大便秘结加酒炒大黄9g（后下），不通适证加量；口渴引饮加麦冬15～30g，天花粉9～15g；食少加漂白术15g，陈皮9g。余随症加减。并配合下方内外兼治，饮食需要清淡，切勿熬夜饮酒，注意感冒，劳逸适度。

【常用成方】青吹口散（《包氏喉证家宝》）　煅石膏、煅人中白各9g，青黛3g，薄荷、黄柏、黄连各2g，炒硼砂9g，梅片3g，共研极细粉，瓷瓶收贮。每用适量，用药管吹敷患处，一日七八次。功能清热解毒，祛腐止痛。

漱口方（见喉痹下）　可经常用以漱口，以保持口腔清洁，并能驱除异味。

连理汤（《医宗金鉴》）　白术、人参、茯苓各12g，黄连、干姜、甘草各9g，水煎温服。功能健脾燥湿止泻，去除口中异味。用于脾虚夹湿，泄泻口臭等症。

少阴甘桔汤（《重楼玉钥》）　甘草、桔梗、川芎、黄芩、陈皮各9g，玄参15g，柴胡、羌活、升麻各9g，葱白1茎，水煎温服。原方用治慢喉风症。今用于治疗口腔糜烂延及咽喉，朝轻暮重者，分量可根据病情轻重而定，亦可加知母、黄柏、生地黄、地骨皮、白芍等味各9～12g同煎服。咳嗽加木蝴蝶、川贝母、蜜炙紫菀等味同煎服。

以上为部分常见喉科疾患及一般治疗方药小结。至于白喉、疫喉痧、喉瘤、喉菌、喉息肉、骨槽风等较为少见、难治、传染、甚至容易癌变的症候，由于自己未有治验，故皆未纳入，需要者请参看相关专书。

附方

胃火牙痛经验方　生地黄24g，麦冬18g，石膏60g，知母15g，牡丹皮15g，地骨皮15g，川牛膝18g，薄荷15g，细辛5g，白芷12g，川椒5g，甘草6g，水煎温服。三煎药渣宽水，煎开后加陈醋半斤，适温泡足。生地黄清热养阴；麦冬生津止渴；石膏清泻胃火；牡丹皮清热凉血；地骨皮滋阴退热；川牛膝引热下

行；薄荷疏散风热；细辛、白芷、川椒辛散止痛；甘草清热和药。诸味相合，功能清热泻火，消肿止痛。用于胃火牙痛，龋齿牙痛、虚火牙痛亦有止痛效果。水煎，饭后温服。饮食等注意事项同喉痹、乳蛾。

牙痛外用经验方 甘松、荜茇、白芷、防风、细辛、薄荷各15g，川椒、冰片各3g，青盐6g，高度白酒1斤，共纳入玻璃瓶中浸泡15日，每日摇荡之，务使药性均匀。用时以药棉蘸酒，含于牙痛处，或塞入蛀牙孔中，有辛散化浊止痛作用。牙痛原因较多，一般治法也都是暂时止痛，还会经常复发。欲求根治，须由牙科医生彻底治疗。

耳鸣耳痛验方 薄荷、僵蚕、蝉蜕、金银花、连翘、黄芩、磁石、生地黄、玄参、牡丹皮、龙胆草、通草、川木通、甘草各6g，煎服法同胃火牙痛方。功能清热泻火，镇逆止鸣。主治肾水不足，风火上扰，耳内响鸣肿胀，甚至流出脓血，半边头痛，心烦溺赤，夜寐不安等症。薄荷、僵蚕、蝉蜕疏散风热；金银花、连翘、黄芩清热解毒；磁石、生地黄、玄参养阴镇鸣；牡丹皮、龙胆草、通草、木通泻火利水；甘草调和诸药。

有叫"聤耳草"和"虎耳草"的两种草药，生于阴暗潮湿处，如山间有水处、井内壁缝中、水泉边缘等处多有生长。民间用此草任何一种不拘多少，去净杂质泥土，揉取自然汁，少加冰片融化，滴入耳内，轻者用之即刻有凉爽止痛作用，流脓血者亦有明显减轻症状功效，配合内服药，多能治愈。

治聤耳家传方 把蛇蜕皮装入蚕茧内，以棉线缝蚕茧口，勿令蛇蜕皮露出，放木炭火中（不可放于明火上），最好用旧瓦片（洗净泥土）将蚕茧放于瓦片上，缓缓煅至焦枯透，取下蚕茧冷透，研为极细粉，3g蚕茧蛇蜕粉，加1g冰片，再研极细匀，芝麻油调成稀糊，将耳内用淡盐水洗净，再用棉签蘸药糊涂于耳中，一日五六次。功能收敛脓水，消肿止痛。若患耳感觉奇痒，此方用之效果欠佳时，可加入枯矾、明雄黄各1g研极细粉，和入同研极匀。流脓水者，淡盐水洗净患处，干撒药粉；干燥痛痒的，麻油调涂。忌食腥辣油腻及一切发病之物，勿熬夜饮酒。用之屡验。

卷六　医苑杂谈

药效概论

　　药有寒热温凉平之性，酸苦甘辛咸淡之味，升降浮沉之能，厚薄轻重之用，或气一而味殊，或味同而气异。合而言之，不可混用。分而言之，各有所能。辛甘发散为阳，酸苦涌泄为阴。气为阳，气厚为阳中之阳，气薄为阳中之阴。薄则发泄，厚则发热。味为阴，味厚为阴中之阴，味薄为阴中之阳。薄则疏通，厚则滋润。轻清者升，重浊者降。知乎此，药性明矣。然明乎药之性，必晓药之情。病有外感内伤，在表在里，或虚或实，或寒或热，属阴属阳之分。更有疑似，甚者关格，不可不明也。断病无漏，须明四诊，望闻问切，不可偏废。然析隐察微，虽难而不可忽。断病辨证，两必相济。合而言之，知药之性，合病之情，豁然贯通，始可以言医矣。人徒知药之神者，乃药之力也，殊不知乃用药者之力也。药之真伪优劣，又直关疗效。明辨四百味真伪，可谓难矣，辨道地药尤难也，辨珍贵药则难上难矣，如麝香、牛黄、虎骨、犀角、西红花、冬虫夏草、龙眼肉等。但常用药如五加皮以香加皮代之，桑寄生以槲寄生代之，当归身、当归尾、酒制当归等均以全当归与之。凡此种种，岂不有碍疗效？故今人每论及中药时，众皆曰："效不如往。"加之医不深究药之性能，病不辨阴阳虚实，成方弃之不用，任意用药，方中无法，寒热错杂，补泻兼有，一方三五十味者，比比皆是。问其何意，指鹿为马；问捕何鱼，一网打尽！结果如何？轻者无功，重者增弊！今药本已质劣，复被滥用，其效不如往，所言诚不虚矣。我常曰：为医当与山有素，运用方能辨伪真。若求实效，必先自责。自责者，熟谙诸药之本原，及性味功能炮制，明先贤组方之奥义是也。然后责药之优劣，优者取之，劣者弃之。若优劣混杂，功效必然悬殊，故不可不知也。

　　先论道地药，道地即今谓之产地也。如处方中写"云茯苓"，即云南产之茯苓也；写"川牛膝"者，即四川生之牛膝也，等等。然今之中药，十有七八为种植。南药北种，东药西种，甚至异国之药引入种植者有之，如西洋参、水飞蓟等。道地之药固然效佳，野生之药更良，但因其产量小而不足所需，故无奈也，此药之效验今不如古之一也。

次论采集，自《神农本草经》始，凡言本草书，无不讲究采集按时，去留有部，花草根子，各有训嘱。然今人多为不然。如生长须 5 年者，施上化肥，促其速长，不及 2 年即挖之。如此牟利者，比比皆是。又采根茎者，无论春秋，如丹参、桔梗、百合、柴胡等多年生用根之药，常见今人竟在盛花期掘之，功效有乎？盖植物在开花结籽期，营养几乎全为传宗接代而耗，所以根中药效大失，不得复言也。如此等等，不胜枚举。《新修本草》序曰："窃以动植形生，因方舛性；春秋节变，感气殊功。离其本土，则质同而效异；乘于采摘，乃物是而时非。"言药离开原生地，功效已变，再加采摘不按时，虽物是而时非，效不保矣。此药效之减二也。

再叙炮制。药须制之，兵必练之。不然，用之无功矣。自《雷公炮炙论》而今，制药之法，历有规矩，然今制药，法多粗陋，姑不言以药制药之复杂，如七制香附，九制大黄等。仅言常用之药如何首乌，刀切厚块，铁锅中大火炒至焦黑，或少加黄酒喷洒一二遍，即当制品，即使废除黑豆汁或黄酒拌、九蒸九晒之烦琐，亦要用黑豆汁或清黄酒拌浸透，焖蒸 40 小时以上，才有补肝肾、乌须发之功。又乳香、没药，旧法用灯心草同炒至烟尽，去其油也，今则不然，放锅中急火炒少时，无论油去未去，即谓制之，其甚者，直接生用，以致使人呕哕烦闷，甚者服下即吐。如此种种，难以尽举，敢言药之性能正乎？此药之劣变三也。

复言储存。中药储存，若能使其色、味、性长久不变，功效不减，难矣！故 20 世纪 50～60 年代以前有声望的药铺，植物药 3 年不用即弃之换新，恐其效减也。而今则多不然，无论何药，放 5 年、10 年者有之。如龙眼肉、枸杞子等含糖易霉之味，霉则洗之，再霉再洗，霉已变质，性味早失矣。况反复洗之乎？更为常见者，虫蛀、腐朽、鼠虫污染等，仍续用之，尚有何效？非毒无二也！造此境况，无外乎保管不善，责任心废，只图财利，而忽药效所致也。医者见此，患者知此，谁不骇然！此药之劣四也。

续论调剂。调剂，俗称抓药也。调剂者能辨药之真伪、优劣，知炮制之是否合规，并熟药性之畏恶反忌，然后可以按方与药，并嘱先煎后下，另包冲服，炖化兑服，药引自备，以及火候大小，煎煮时间，煎取多少，饭前饭后，服药宜忌等，并一一向患者交代，如此则无误也。然而今人多不然，将广玉兰花蕾当辛夷，野李子作乌梅，柴胡秸秆当根用，赤百合、赤商陆等照常入药，岂不为无知乎？更甚者香附、乌附不分，霉变腐烂无睹，最甚者任意改方，随心换药，患者服之，轻则无效，重者吐泻，至于中毒住院抢救者亦有之！更为可耻者，善用偷梁换柱法，贵重药扣其量半，便宜药增量过倍，患者服之效验全无，甚者益疾。合而言之，卑劣之为，仁德者耻之！而精于术业，有恻隐心者决无此弊！此今药之效不如往五也。

再论煎药法。古人煎药所用水、薪亦多讲究。如用急流水，取其流通之性，以煎风湿痹痛药为宜；甘澜水，用流水以瓢扬万遍，取其甘而轻，以利煎治伤寒药。用阴阳水，即开水、井水各半，或井水、长流水各半，以和阴阳，止吐泻，用治暑湿秽气所伤，而致阴阳不分，霍乱吐泻等。又治中风偏瘫及痹痛，宜用桑柴煎，以疏风利筋骨也；以槐为薪，可以祛风止痒；以炭火煎，取其缓也，宜煎滋补剂等。而今则不然也。多以自来水或井水煎之，火以煤、电、气为主，水沉而硬，火急而速，自相悖也。欲其与药与病相宜之助难矣！此又碍药之功效者六也。

论禁忌。禁忌与药效颇为紧要，如消渴病忌食甘温，胀满忌食蚕豆、豌豆等作气壅滞之味，诸疮疖疔忌食鱼虾、辛燥等发病之物，肝胃诸病忌饮酒、腥腻，等等。然时有患者视医嘱为戏言，病脂肪肝、高血脂、动脉硬化、胃溃疡，医再三嘱忌口，猪油、肥肉、酒及一切辛辣刺激之物不能食，患者反曰：吃喝乃我工作，尔要我失业乎？又有患者喘嗽不已，呼吸气促，嘱其勿吸烟，患者嬉戏答：除非我死了！尔绝我衣禄耶。故常见病湿毒瘙痒者，鱼虾照食；病咽喉肿痛，甚至溃疡者，白酒照饮；烦躁不寐者，吸烟、饮酒、打牌不知昼夜。如此等等，举不胜举。此等患者，求愈心切，又不听医言，故药效大减七也。

论医巫乱投。城里乡下，乱信巫医者时有之。屡见人病起陡然，便疑"撞鬼""闯神"，首请巫婆，滥弄一通，烧香焚纸，不见病愈，以致肠痈（急性阑尾炎）化脓；病扭挫伤肿，也疑"撞神"，一如上法，时延日久，肿之愈肿，痛不见轻；最多见者，卒患癫狂，或郁闷不语，家人见此，更不信医，于是乎巫医纷至，却是病不见轻；甚至巫医大夸海口，包治癌症，竟有人信之。如此等等，不胜枚举。尚有自称"懂医"者，病喉干咽肿，发热头痛，自谓"受寒"，便以葱、姜煎水，饱饮发汗，以致烦渴引饮，前症更甚！或自谓"病虚"，消瘦乏力，用大商陆当野人参，更吹牛曰："再好的医院也没有我这么大的野生人参！"炖肉熬汤，频频服食，先是尿多便溏，接之尿量大增，大便频泻，不数日，神情委靡，飘飘欲仙，落入医院躺下！此等患者，病不在病，而在自愚，必小疾弄成大患，然后求医，医之必求速愈，稍缓便责医道："两剂药病未愈，尔误我时也！"更有患者，病风湿痹痛，嫌医药效缓，自将生草乌加入剂中同煎，服下喉麻肢强，欲言不出，家人恐慌，责医用药舛错！笔下至此，不再例举也，再述则我心颤耳。此碍药效八也。

以上八端，乃举其大概，述其粗略也，我五十余年亲历，拙笔于此，意在警医者、病者，审视药之优劣，谨慎药勿滥用。病须正道早治，以免遗患也。明乎此，药之效力不可忽视也。

浅说小方

小方，只能理解为所用药味不多，绝不可以认为是"偏方"、"单方"、功效不大的方。因为《伤寒》《金匮》书中的方，药味组成大都不多，那可都是经典之方，谁敢说它是"小方"！《伤寒明理药方论》说："自古诸方，历岁浸远，难可考评。惟张仲景之方一部，最为众方之祖。是以仲景本伊尹之法，伊尹本神农之经，医帙之中，特为枢要。参今法古，不越毫末，实乃大圣之所作也。"其中麻黄汤、小青龙汤、四逆汤、小柴胡汤、理中汤等，药味都不多，却都是千古经典名方。但能脉证无误，用之皆都如羿射日，有的放矢，药到病轻，灵验无比。甚至不用再剂，其病痊愈。如治小儿脾肾虚寒泄泻不止，方用附子理中汤浓煎，多次少量喂服，1剂药尚未尽剂，其泻即止；又小儿发热，四肢不温，甚或乳食不进，时欲呕吐，甚至服药、输液热不能退，神情委靡者，方用四逆汤煎服，屡收药到呕止、热退，亦不过1剂药治愈；又肺寒胸痹，咳吐痰多，诸止咳药乏效，久嗽不愈之时，方用苓甘五味姜辛汤或二陈汤加干姜，服之立验。如此等等，皆不为"大方剂"，而只求对证用药，所以效验非常。又如阳痿早泄，医者竟用附子、肉桂、鹿茸、海马、人参、黄芪、淫羊藿、雄蚕蛾、锁阳、阳起石等壮阳之味多达40味以上，用量至30～60g，1剂药费用高达千元，这是治病的，还是卖药的？患者服下，偶可满足一时之快，而转瞬阳痿更痿、射精更早，严重者早泄成为滑泄，甚至滑泄不禁，腰酸膝软，眼冒金花，致使配偶离异，再续身体不许者，可谓屡见不鲜。这种"大方剂"作用就"大"吗？说大也大，大耗材、大伤身！而用金锁固精丸方对证略作加减，不过6味药左右，服之即验，续而调之，并可恢复正常。而那些"大手笔"者，一味追求兴阳助欲，不知是"助纣为虐"，还是"大发横财"？其甚者，当早泄治成滑泄不止，工作难以胜任，患者迷茫无奈之时，诚恳问道："我的病能治好吗？"而"大手笔"者却言道："等你到了七八十岁以后，无精可遗就好了！"不说是"大家"，就是再普通的医者，也不能如此胡言乱语啊！又有挂号费上千元，竟然治疗小儿腹泻数月不愈，而从不要挂号费，三两块钱 1 剂药即将 3 岁小儿数月腹泻治愈，甚至仅用三两味药，如红药子 3 ~ 6g，煨姜、粳米各 3g，水煎温服，也不过 1 剂药即治愈小儿久泻。我用此方治腹泻，常常不取分文，因为我就是费点力气采挖回来。又如妇女崩漏出血，大方剂治之不愈，而仅用断血流或红药子各 30 ~ 90g，水煎服，或二味合用，皆能迅速止血调经，且不留后患。

为医当能治急症

先父在时，常教诲曰："为医不能治急症，若在穷乡僻壤无医之处，遇人患病危急，欲救无术，必误人而愧疚矣。"遵父言，先学"翻病""痧症"治法，继而读《内经》《难经》《伤寒论》，后学诸家治法，以备缓急能济，以应仓促间急症，随手奏效，大病则按法治之，虽不敢称良医，亦不为庸医矣。良医遇大病不乱，遇急症不慌，辄能一一处之，患者不受医之冤苦，缓病急病，皆得适时而愈者是也。今列举急症数例，以证其验，或作行医之路回眸也。

冯姓女童，10 岁，其父夜半叫门甚急，开门视之，患儿满面通红，欲言无声，烦闷急躁，以双手频频指其喉处，嘴闭难开。我首思之为"喉痹"，急以双筷撬口，见喉两旁血疱堵塞，"呼呼"气急，用三棱针刺破血疱，吐出紫红色血，随之能出声，复以喉药"绛散"吹于患处，再令饮金银花水数日，以清热解毒。随访 10 年，其病未作。

曾姓儿，2 岁，出麻疹不慎，复感风寒，大热惊厥，抽搐不止。其父在寒冬夜半叫门，料必急病，开门询之，如上所述。我往视之，患儿抽搐已久，我到已不动矣！视之如死状，牙关噤闭，四肢内勾，听其喉中噜噜作声，急用手掐人中、合谷，不应；继以针刺十宣，仍不应；再用麝香线焠人中、地仓、颊车，线已焠完亦不应。患儿祖父母、父母两代四口放声大哭。我令速找灯芯、麻油！以灯芯蘸麻油，干湿得宜，焠儿百会、涌泉两穴，患儿"哇"一声醒来。此时患儿四肢已冰冷，吓我一身冷汗！后以治麻疹法，调理数日而安。患者今已三旬有零，身体康健。

我长子小时，每发高热便惊厥，家人骇然。但在初作，以手指甲掐之便醒；久之，又须针刺十宣穴方醒；愈久，发时须焠灯火方应；再久之，上法合用方效。后配"急惊散"，发高热时服少许，三服后未再作也。

我次子发热数日，忽于傍晚大叫一声，随之抽搐不止，手掐、针刺皆不应，急焠灯火，不慎连头发燃着，仍不醒，此时已不再动，紧紧握拳，牙关紧咬，喉中有呼呼声。我忽想起急惊散，忙撬开嘴，灌下少许，药到人醒，后未再作。乃急惊散之力也。急惊散方中主药有真牛黄、真麝香、真金箔、石菖蒲、黄芩等，为细粉，专治高热惊厥闭证，每用少许，温开水送服，退热镇惊之功甚速，每用必验，且服一次，惊厥多不再复发，乃我祖传方也。成人用之，其效亦良，因其药物昂贵，故多用于小儿。

同事刘某，夜半叫门甚急，开门询之，知其儿媳生子，"洗三"不慎，感受暑邪，未半日便抽搐不止，双拳紧握，牙关紧闭，格格作响，全身强硬，双目圆睁，此产后破伤风也。半夜寻药不便，以针刺、焠灯火，良久抽搐缓缓而止。此时四肢冰冷，言语不清，继用生姜、土藿香叶、红糖水缓缓服下，约 1 小时后，诸症悉平。翌日，以黄芪四物汤加全蝎、蝉蜕、僵蚕等味，2 剂，服之痊愈。随访 10 年，健康无恙。

聂某母，年七旬，因与家人怄气，猝然昏倒，牙关紧闭，紧握双拳，呼之不应。前医数人，皆视之而去。此时已发病数小时，状如僵尸。我先针刺内关、章门、膻中，不应，刺百会、涌泉，方醒。醒后以乌药匀气汤数剂调理，并嘱其心胸开阔，少怄闷气，后未复发。此症俗呼"老牛大闭气"，乃气机不畅所致，发时六脉沉匿，面色暗红，牙关紧闭。疏其血脉，开其闭郁，可速愈也。

王某，男，25 岁。新婚数日，夜半突起小腹冷痛，面色青黑，四肢冰冷，小腹板硬，睾丸内缩，十分危急！此寒邪直中三阴也。速用附子末姜汁调糊做饼，厚约 1cm，放脐中、丹田，上以艾火灸之，痛大减乃止。复以附子理中汤，空腹服之，2 剂即愈。

段某，男，素体身弱，因跌仆惊吓，亦如死状，四肢绵软，目闭手撒，口张气出，危急万分，此脱证也。速以人参 15g，附子 3g，炙黄芪 15g，煎浓汁，缓缓灌之，半小时后患者双目徐徐睁开，手指能握，肢体能动。继以十全大补汤调理而安。

王姓儿，7 岁，由其母抱来，只见其抽搐数下便不动，角弓反张，颈项强直，双目半睁，牙关虽闭不紧，喉中响声如雷。问其故，方知癫痫复发，已在两处治之不应，故抱来。我用针刺、焠灯火皆不应，若让其抱走，十里内无医院，路途耽误，命难保矣！我以口对患儿口，运力吸其痰，以手搓揉肢、背，数分钟许，吸出稠痰数口，患儿身体渐软，神志渐清，徐徐醒来。后以祛痰镇痉药调理之，发作减少，未再抽搐如死状，即发亦轻也。

邹某，男，30岁。素来无病，一日晚餐后，如常与朋友闲聊，猝觉胸闷憋气，继之脘胀腹痛，按之腹胀如鼓，胀痛难忍，大呼大叫，卧地乱滚。邀我视之，问不能答，切其脉沉匿，用针刺十宣出血，不应，思俗称"肛风"症，急观肛门，见紫黑血疱堵肛门已满，急以三棱针刺破，挤出恶血，患者连放矢气数次，胀渐消，痛已止，未及半小时，诸症悉除，人复如常也。随访数年，此疾未作，亦无他病。

一李姓女，年三旬余，猝于半夜腹胀难忍，四肢强痛，随之欲吐不得，其胀益甚，面色晦暗，脉象沉伏，背有小红疹数粒，色暗红，此痧症也。急用温水加少许麻油，以细瓷小碗口蘸之，覆刮背及四肢内侧，自上而下，自内而外，刮之数分钟，患者有矢气出，胀痛徐徐减之，心神亦渐定。又刮数分钟，见刮处有紫斑，用三棱针点破出血少许，患者随安矣。

高姓女，年三旬，夏暑之时，猝中秽气，四肢沉重，懒食不语，数医治之皆不应。我诊其脉沉细似无，面色如垢，舌灰苔白，此中秽也，必醒其脾胃乃愈。针刺十宣穴，觉病稍减，继以芳香化浊法，用藿香、佩兰、砂仁、白豆蔻、檀香、降香、薏苡仁、木瓜、车前子等味煎服，2剂病愈。

张某，因酷暑外行，欲饮无水，烦躁难忍，随之鼻孔出血不止，左塞右流，右塞左流。我用小蓟、仙鹤草鲜叶揉烂，双鼻孔塞之，少时即止。此野外应急之法也。后用鲜荷叶、鲜侧柏叶、鲜小蓟、鲜仙鹤草、鲜白茅根泡水代茶，饮数日。随访数年，未再复作。

我于初秋进山采药，进入深山老林，燥热难耐，渴无水饮，小便赤涩，心烦躁急，渐觉双目视物不清，继感热痛。请人视之，双目如血染，状如暴发火眼，故视物昏糊也。用竹叶尖刺破内迎香穴，令出热血，闭目歇息片刻，红渐退而视物能见也。因在深山，复用鲜竹叶、薄荷泡水当茶饮，2日痊愈。

我用简便之法，救治急症危症无数，此略举一二耳。为救人计，诸法皆当习之，随时可用也。故凡刮痧、针刺、掐切、灯火及草药单方，均可救治一时急症，应急之术也。此为常见小病、急症，若遇大病、险症，则必须立即想方设法送大医院诊治，缓则难救也。如心梗、脑梗、脑出血、急腹症、严重外伤及中毒等，俱不可用上法处治！以免延误最佳救治时间。为医者，轻重缓急，不可稍忽！人命所系，敢稍怠哉！

医者不可轻言生死

从《内经》到历代名家，古籍名著中不乏论生死、辨疾危之言。如扁鹊、华佗、仲景、孙思邈等先贤定人生死，绝非草率，我等后辈即使用尽毕生精力、十生精力、百生精力，亦难达其精微之万一，故不可轻言人之生死。在我行医五十余年经历中，遇到过不少"名人""专家"，动则"回家准备后事""至多活不过7天""最多还有3个月时间"，等等，下死定论，结果在我手里，却无一人如其所言，吓得患者全家虚惊一场。如1972年秋治一熊姓寒瘥症患者，一方名医几乎都说他"最长活不过仨月"，而我对证调治半月，又活31年。又一尤某老妇人，当地"绝对权威"下定论："活不到3天"，经我治之，又活5年。一王姓六旬妇人，曾经3次中风偏瘫、冠心病、糖尿病、高血压、胃溃疡加新患"坏死性胰腺炎'"，不能手术，3天耗费4万，昏愦不省人事，某大医院连下3次病危通知书，交代患者家属："最多活不过7日，很有可能随时毙命"，令其速回家准备后事，我用药3剂病有转机，9剂而安，后又活将近6年。有一女婴，患新生儿破伤风，两家医院都说无救，患儿家属要我"死马当活马医"，服药3剂救活，现已22岁，为在校大学生，俊秀健康，学习上乘。又我友余某18岁时，正欲往医院截去大踇趾，并说很有可能截去整足，我用中药内服外敷，调治不足1个月，健康如初，今已58岁，健康无恙。

如此案例，举不胜举，可见"名人""专家""权威"，亦有失误之时，何况我等普通医者，更不能轻易下生死结论，因为人命关天，绝不可刚愎自用！除非有充分依据，经过反复分析，确有把握，方可对患者家人审慎说明。因为每个医者都会遇到此等情况，家人需要"心里有底"，以便做好相关准备。人之常情，当能理解。但绝不可自以为是，轻易定人生死。我五十余年只定人生死2次，结果皆未超过6小时而逝。出于家人诚恳要求，更有充分依据，在确实无力回天之时，不得已而为之。但患者尚有一分希望，医者就要做百分努力，绝不可视患者为草芥，轻易放弃尚有希望救回的生命。作为医者，已经尽心竭力做到"仁至义尽"，纵然未能挽回性命，亦未获罪逝者，更不会留下遗憾。

人们常说"奇迹"，有时还真有奇迹出现。例如癌症，偶亦有奇迹出现，如"活不到仨月"的"胰头癌"，治愈后已经6年健康无恙，反复检查无任何异常；

"回家准备后事"的肺癌晚期，经治疗4个月，又正常上班；年高体弱癌症患者，术后身体更差，未做放化疗，用中药调理，正气恢复也较理想，难道这不算奇迹吗？所以世上没有"绝对"之说。还有"事在人为"一说，更有道理。

仁者海纳百川，慈者尊重万物。医者视生命为至高无上，倍加珍视。只要力所能及，不可瞻前顾后，当以全力赴治；在与死神争斗之时，竭尽所学，拼命救人。能在死亡线上救活一人，其欣慰之感，难以言表。即使未能如愿，亦是无愧于心。此为医者之心声，同道者必有同感。

顽症患者十宜十忌说

十宜

一宜情绪稳定，精神愉悦，放下一切包袱，保持乐观生活态度。

二宜饮食知味，消化正常，不吃有害之物，消化吸收基本正常。

三宜睡眠踏实，少梦滋扰，精神精力充沛，无眩晕倦怠之困扰。

四宜心无旁骛，专心治病，不可朝秦暮楚，以免延误治疗时机。

五宜谨遵医嘱，排除干扰，切勿道听途说，轻易相信巫祝妖言。

六宜适度锻炼，增强体质，少在人车处逗留，多呼吸新鲜空气。

七宜饮食有节，起居有常，保持身心愉悦，切勿暴饮暴食伤胃。

八宜服药应验，持续有效，症状不断减轻，身体日渐恢复健康。

九宜精神日振，癌肿消除，病情明显向愈，癌细胞迅速被消灭。

十宜病愈康复，全身内外，反复检查正常，无其他并发症出现。

十忌

一忌心情烦躁，喜怒无常，精神压力不减，病情反复无度。

二忌饮食无节，饥饱失度，甚至暴饮暴食，病情反复加重。

三忌起居失常，睡眠不足，或者人为熬夜，致使精神精力下降。

四忌劳累过度，上网打牌，介入是非纠纷，或者勉强体劳疲惫。

五忌道听途说，乱投方药，以致病情反复，甚至正气衰败难救。

六忌不遵医嘱，犯禁暴饮，或食发病之物，病情频繁出现反复。

七忌信心不足，悲观消极，精神委靡不振，以致方药百治无效。

八忌傲慢狂妄，自恃聪明，仅凭一知半解，坚信可以自医医人。

九忌心存异想，求巫问卜，以致延误病机，失去最佳治疗时间。

十忌随意停药，前功尽弃，致使症状加剧，甚至病情恶化失控。

以上十宜十忌，是从临证实际经验总结而来。虽然还不够全面细致，但对于医、患两家来说，皆有一定参考意义。作为一个中医，非常重视治疗效果，对于"宜"与"忌"都非常看重，因为它们直接影响到治疗效果。不仅是癌症，包括其他疾病，特别是皮肤病及肝胆脾胃肠等诸病，甚至外感六淫之患，在治疗过程中，"宜"与"忌"都很重要。比如外感发热不能饮酒，皮肤病、溃疡病等岂不都是如此！至于精神方面，对于慢性病、重大疾病来说，更是非常重要。精神是支柱，支柱牢固，大厦稳矣。至于忌口，对很多病都有要求，注意了就痊愈迅速，少反复；大意了病多难治，甚至反复无度。所以流传这样一句话："病人不忌嘴，跑断大夫腿。"现在大夫很少出诊，病人不忌嘴导致病情反复，可要跑断自己腿了。特别是大病、久病、危急病，医嘱千万不能当儿戏！为了自己的健康，也应该体会一下医者的良苦用心。所以医、患两家，对于宜与忌来说，都不可掉以轻心，因为它们直接影响治疗效果，甚至关乎生命安危。

困惑不解的保守中医

一个一字不识的老农民，不知道他是咋会治疗瘰疬的（俗称"老鼠疮"，近似于西医"颈淋巴结核""颈淋巴癌"等患）？无论初起硬核、中期肿胀疼痛、晚期溃烂腥臭，他都能治愈。初起的 1 次治愈，中期者 2 次治愈，晚期者 3 次治愈，而且效果稳妥，几乎从不失手。收费亦很低，在 20 世纪三四十年代，治疗 1 次，仅收费 1 毛，即使是晚期治疗 3 次，总共也就 3 毛钱。但他治疗时间有局限，必须是在农历 2 月末至 5 月初，因为他所采集的草药，都是生长在麦地里，早了没长出来，晚了麦子一收割，种上秋作物如玉米等，他就没法再治。过去虽没有农药，麦地里的野草种类也不会多，但是别人就是学不会，无论咋找药、咋配方，就是不起作用。因为他去找药时是绝不允许有人跟随的，包括他自己的亲生儿女。而且当他拿回来的时候，也不知道是用嘴嚼烂的，还是用手揉融的，只能见到稀糊糊的烂泥般一团青草，直接敷于患处，3 天不能揭掉，初起者肿核消掉，中期的肿胀疼痛消散，晚期的溃烂脓尽愈合。按他的话说："百无一失，治不好的不要钱。"这样简单特效的方药，使得我的祖父、父亲两辈人都羡慕、惋惜不已，常常念叨此事，原因是他死活不传于人！此人和我家还是至亲，祖父、父亲无论用何种方法，他就是秘不外传。当他病危之时，祖父、父亲去看他，每次都是热情接待，但一提到药方，他便立刻"翻脸"，再也不说一句话！就这样一个治病良方，随他生而"生"，跟他死而"死"。每想到此事，总使人感到困惑与惋惜！不知为啥要如此保守？

一个满腹经纶的儒雅良医，可以说是身怀绝技，享誉一方数十年，逝后 50 年人们还在念他的好处，因为他为人正直，心地善良，无论穷富，有钱无钱，都是热情认真地给人治病，所以口碑甚好。据我所知，他接骨续伤有"独门绝技"，无论开放性、闭合性骨折，也不论骨折在何部位，即使是大医院治不好的，他也能如期治愈，并且不留后患。初来时局部肿胀发亮，不能手摸诊断及正骨复位，他用药敷上，不过一日夜即完全消肿。手法正骨后，他说几天后去夹板，再几天后适当活动，再若干天可以功能恢复，等等，几乎未见有过失误。问他："你一个人如何把股骨、胫骨、腓骨接上的？"他回答："我在外地搬回过先人的尸骨，知道骨骼结构；年轻时在少林寺学过武术，知道借力技巧，所以伤者不受大罪，我一个人就能正复各处骨折及理顺筋挛。所用方药，也都是在少林寺学的。"他还能隔墙闻声，单靠望色诊病，治病不用贵药，皆能治愈常见病、疑难病，所以百姓念情至今。像这样一位德艺双馨的老先生，也是保守得令人费解。他的亲生儿子实实在在地想跟着学，他也从未说不教，但总是说："不用急，有的是时间，晚点教你。"在三年困难时期的 1959 年，粮食比金子还贵重，一百块钱可以盖三间大瓦房，他的挚友给他介绍一个徒弟，当时给两斗麦子、三百块钱，他都拒绝接受。就这样，等到他 84 岁去世，依然一个人也没教，包括他自己的儿子，所以一个传人也没有，一身本事就这样随他的生命结束而埋没。可能是选传人的条件过高？生怕活人之方被人拿去当敛财之术，所传非人，坏了自己名声？我不是在论人对错，而是在惋惜，那么好的治病方法就这样一一失去。